Dr. Torsten Pfitzer

SCHMERZEN SELBST BEHANDELN MIT BLACKROLL®

Bibliografische Information der Deutschen Nationalbibliothek
Die Deutsche Nationalbibliothek verzeichnet diese Publikation in der Deutschen Nationalbibliografie.
Detaillierte bibliografische Daten sind im Internet über http://d-nb.de abrufbar.

Für Fragen und Anregungen
info@rivaverlag.de

Wichtige Hinweise
Dieses Buch ist für Lernzwecke gedacht. Es stellt keinen Ersatz für eine individuelle medizinische Beratung dar und sollte auch nicht als solcher benutzt werden. Wenn Sie medizinischen Rat einholen wollen, konsultieren Sie bitte einen qualifizierten Arzt. Der Verlag und der Autor haften für keine nachteiligen Auswirkungen, die in einem direkten oder indirekten Zusammenhang mit den Informationen stehen, die in diesem Buch enthalten sind.

Ausschließlich zum Zweck der besseren Lesbarkeit wurde auf eine genderspezifische Schreibweise sowie eine Mehrfachbezeichnung verzichtet. Alle personenbezogenen Bezeichnungen sind somit geschlechtsneutral zu verstehen.

4. Auflage 2023

Türkenstraße 89
80799 München
Tel.: 089 651285-0
Fax: 089 652096

Redaktion: Melanie Schölzke
Umschlaggestaltung: Manuela Amode, München
Umschlagabbildungen vorn: Nils Schwarz (o.), shutterstock/triocean (u.)
Umschlagabbildungen hinten: Nils Schwarz
Model: Jenny Winkelmann, www.fit-and-relaxed.com
Danke an Lululemon für die Bereitstellung des Titeloutfits von Jenny.

Illustrationen: Martha Kosthorst: 167, 249–255
Alle Fotos im Innenteil von Nils Schwarz, außer:
BLACKROLL®: 44–48; Helena Heilig: 288
iStockphoto: bymuratdeniz: 17; leventina: 20: sciencestock: 13; Tetiana Rostopira: 20
shutterstock: 3DMI: 167, 249–252, 254, 255; Digital Storm: 15, 19, 23; Ewa Studio: 16; GUDKOV ANDREY: 17; laodesign:10; iLight photo: 267; kissmelunastudio: 275; Luis Echeverri Urrea: 282; Microgen: 264; Monticello: 276; Panko: 24; Peangdao: 280; Stihii: 60; Sebastian Kaulitzki: 109; Triocean: 30

Layout: Katja Muggli, www.katjamuggli.de
Satz: Satzwerk Huber, Germering, Melanie Kitt

Druck: Firmengruppe APPL, aprinta Druck, Wemding
Printed in Germany

ISBN Print 978-3-7423-0837-5
ISBN E-Book (PDF) 978-3-7453-0477-0
ISBN E-Book (EPUB, Mobi) 978-3-7453-0478-7

Weitere Informationen zum Verlag finden Sie unter

www.rivaverlag.de

Beachten Sie auch unsere weiteren Verlage unter
www.m-vg.de

Dr. Torsten Pfitzer

SCHMERZEN SELBST BEHANDELN MIT BLACKROLL®

Die effektivsten Übungen für über 50 häufige Beschwerden von Nackenschmerzen bis Fersensporn

riva

Inhalt

Vorwort 7

1 **Wissenswerte Hintergrundinformationen** 11

Das Muskel-Faszien-Netz und seine Bedeutung 12

Welche Rolle Faszie und Muskeln bei der Schmerzentstehung spielen 27

2 **Grundlegendes zur Selbstbehandlung mit BLACKROLL®** 33

Warnhinweise und Kontraindikationen 34

Antworten auf die häufigsten Fragen aus der Praxis 36

Die vier wesentlichen Unterscheidungsmerkmale der BLACKROLL®-Tools und ihre Bedeutung 40

Übersicht zu den verschiedenen BLACKROLL®-Tools 44

Die acht Techniken der Selbstmassage und deren Effekte 49

Die 18 Gebote der Übungsdurchführung 55

3 **Schmerzbilder und deren Selbstbehandlung** 59

Zur Orientierung im Übungsteil 61

Übergreifende Diagnosen 62

Körperbereich Kopf 72

Körperbereich Kiefer 82

Körperbereich Nacken 91

Körperbereich Schulter 108

Körperbereich Arm und Ellenbogen 118

Körperbereich Hand und Handgelenk 133

Körperbereich Brustkorb 142

Körperbereich oberer Rücken 155

Körperbereich unterer Rücken 165

Körperbereich Gesäß, Hüfte und Leiste 177

Körperbereich Oberschenkel und Knie 191

Körperbereich Unterschenkel und Sprunggelenk 214

Körperbereich Fuß 235

Effektivitätssteigerung durch Einbeziehung der Faszienketten **248**
Vordere oberflächliche Kette 249
Hintere oberflächliche Kette 250
Seitliche Ketten 251
Vordere tiefe Kette 252
Vordere Armkette 254
Hintere Armkette 255
Zum Zusammenhang von myofaszialen Ketten und Meridianen 256
SMT-Übungen entlang der einzelnen Muskel-Faszien-Ketten 256
Die Effektivität weiter steigern 262

4 Weiterführende Behandlungsformen **265**
Therapie der Verbindung von Faszie und Psyche 266
Bindegewebsmassage 266
Fascial Manipulation 268
Faszien-Distorsion-Modell 269
Gua-Sha-Schabmassage 269
Myofaszial-Kinematik 270
Osteopathie 271
Rebalancing 272
Rolfing 273
Triggerpunktmassage 274

5 Funktionelle Faszienernährung: Gesundheit von innen **277**
Die Rolle der Ernährung 278
Wasser – Quell des Lebens 278
Proteine – die Allrounder 279
Kohlenhydrate – Energiespender Nummer eins 281
Säure-Basen-Haushalt – das Gleichgewicht macht's 283
Mikronährstoffe – kleine Menge, große Wirkung 285
Abschließende Worte zur funktionellen Faszienernährung 286

Anhang
Autorenvita 288
Dank 289
Weiterführende Informationen 290
Symptom- und Diagnoseregister 291
Übungsregister 296

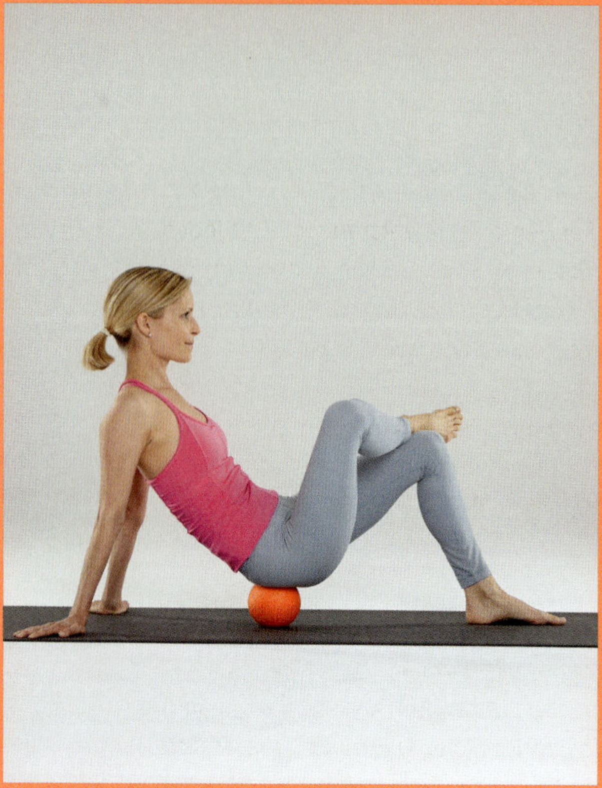
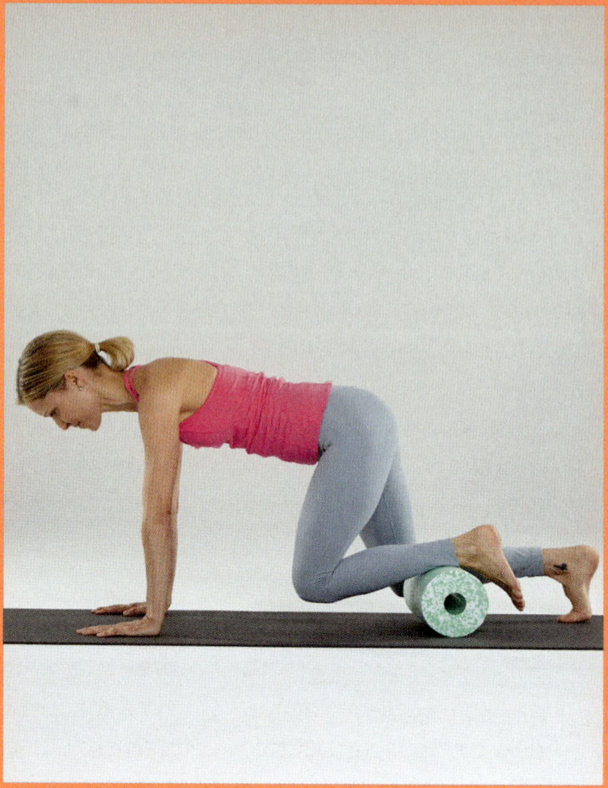
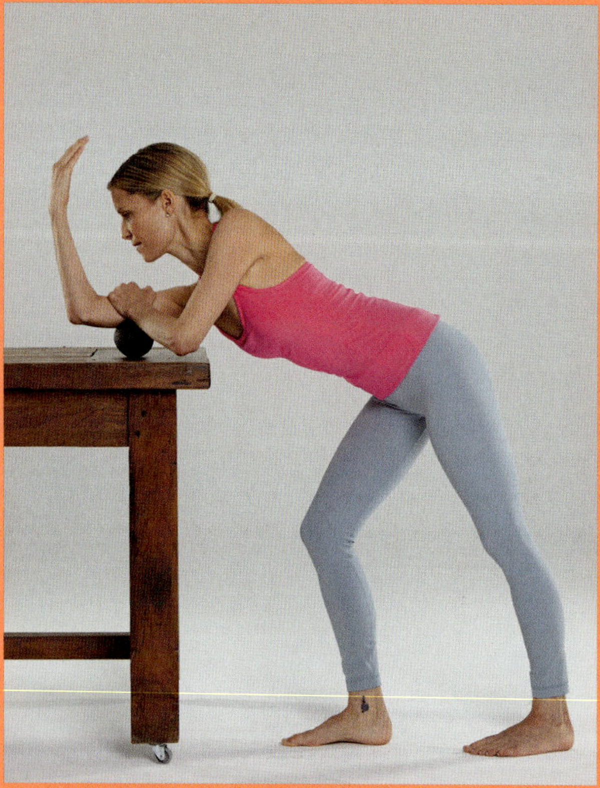
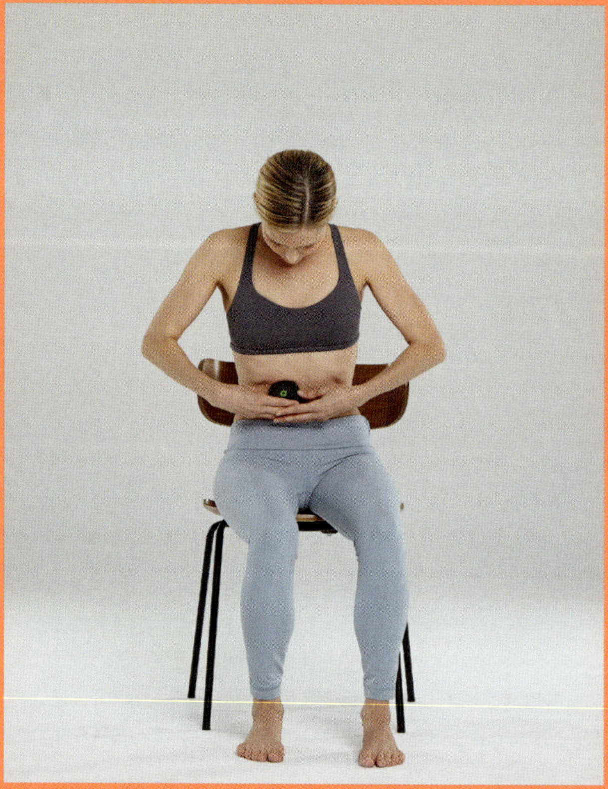

Vorwort

In den letzten Jahren haben sich viele Erkenntnisse über die Bedeutung des Fasziennetzes verbreitet und es ist ein regelrechter Hype um das Faszientraining entstanden. Fast jedes Fitnessstudio hat einen diesbezüglichen Kurs im Programm, Faszienrollen haben sich bei Profisportlern wie bei sportlichen Laien rasant verbreitet. Doch im Unterschied zu manch anderen Hypes gibt es in Sachen Faszien tatsächlich fundierte Gründe für den Erfolg.

Muskel-Faszien-Rollen, Muskel-Faszien-Bälle et cetera können im präventiven Bereich auf sehr sinnvolle Art und Weise eingesetzt werden. Auch über den Einsatz beim Fitnesstraining gesunder Menschen hinaus leisten sie hervorragende Dienste in der selbstständigen Schmerzbehandlung.

Heutzutage ist es unbestritten, dass man den größten Teil der Schmerzen am Bewegungsapparat nicht auf spezifische Schäden zurückführen kann. Es sind also beispielsweise oft nicht etwa Bandscheibenvorfälle ursächlich für Schmerzen, tatsächlich kommen an diesem Punkt die Spannungszustände von Muskeln und Faszien ins Spiel. Denn nur so lässt sich erklären, warum Patienten auch nach einer erfolgten Operation noch an Beschwerden leiden – zu allem Überfluss haben sie oft nach dem Eingriff sogar mehr Probleme als davor.

Bei Schmerzen wird vor allem dem Fasziengewebe eine wesentliche Rolle zugesprochen – besonders bei unspezifischen Rückenschmerzen, die über 85 Prozent der Schmerzen ausmachen. Mit der Vielzahl an Nervenendigungen im Fasziengewebe ist dies zu erklären. Insbesondere ist hier an die sogenannten Thorakolumbalfaszie zu denken, die in unserem Rücken liegt. Wissenschaftler konnten in Forschungsarbeiten zeigen, dass sich in dieser zehnmal so viele Schmerzrezeptoren befinden wie in der Muskulatur.

Sie sehen, liebe Leserin und lieber Leser, dass die Euphorie um das Faszientraining auf einer soliden Grundlage steht. Dennoch gilt es bei aller Begeisterung rund um die Faszien das Muskelgewebe und insbesondere das Zusammenspiel von Muskeln und Faszien nicht zu vergessen. Genau dieser Ansatz steht letztlich im Fokus dieses Buchs. Mit den SMT-Übungen und den unterschiedlichen BLACKROLL®-Tools wie Rolle und Ball können beide Gewebearten hervorragend angesprochen werden.

Die SMT-Übungen in diesem Buch

Dieses Buch fokussiert sich auf die sogenannten SMT-Übungen (Self Myofascial Treatment = myofasziale Selbstbehandlung), da es besonders in Schmerzsituationen das Wichtigste ist, dass Sie zunächst einmal erhöhte Spannungen durch Verklebungen und Verhärtungen des Gewebes lösen, und genau da setzen die SMT-Übungen an. Denn Heilung findet nur in der Ent-Spannung beziehungsweise Regenerationsphase statt.

Neben den strukturellen Veränderungen, die durch die SMT-Übungen erreicht werden, kann auch das Gefühl – vor allem bei chronischen Schmerzen –, in gewissem Maße wieder die Kontrolle zurückzugewinnen, den Teufelskreis aus Schmerz und psychischer Belastung unterbrechen. Der bedrückenden Situation nicht mehr machtlos ausgeliefert zu sein, dieses Bewusstsein führt oft zu enormer Erleichterung und unterstützt den Behandlungsverlauf sehr positiv.

Fragen rund um das Training

Aber natürlich gibt es viele Fragen bei Personen, die mit SMT-Übungen etwas gegen ihre Schmerzen tun wollen, das weiß ich aus meiner Arbeit als ganzheitlicher Schmerztherapeut und Gesundheitscoach. Die Erfahrungen aus fünf Jahren praktischer Anwendung sowie die Rückmeldungen und wiederkehrenden Themen bei Therapiesitzungen, Workshops, Vorträgen und aus dem Internet zeigen, dass vieles oft noch unklar ist – selbst wenn die Personen schon mit BLACKROLL®-Tools wie Rolle und Ball arbeiten. Hier nur eine Auswahl von klassischen Fragen, die mir immer wieder gestellt werden:

- Welche Übungen sind für mein persönliches Schmerzbild die richtigen?
- Was sind die Effekte, also warum soll ich überhaupt rollen?
- Welche Übungen gibt es, wenn ich mich aufgrund meiner Beschwerden schwer tue, auf dem Boden zu rollen?
- Welche Faszienrolle beziehungsweise welches Faszienprodukt ist für mich am geeignetsten?
- Wie verwende ich die Faszienprodukte richtig und effektiv?
- Wann rolle ich am besten? Vor oder nach anderen Übungen beziehungsweise Bewegung? Morgens, mittags, abends?
- Wie oft sollte beziehungsweise darf ich rollen?
- Wie lange sollte beziehungsweise darf ich eine Körperpartie abrollen?
- Wann sollte ich nicht oder nur nach ärztlicher Rücksprache rollen?
- Wann kann ich mit Effekten rechnen?
- Was mache ich, wenn das Rollen mir nicht ausreichend hilft?

Auf diese Fragen, mit Schwerpunkt auf den Einsatz bei konkreten Beschwerdebildern, soll Ihnen dieses Praxisbuch Antworten und überdies eine Anleitung zur Selbstbehandlung geben. Optimalerweise erfolgt die Erstanleitung für SMT-Übungen dabei durch einen entsprechend ausgebildeten Therapeuten, wobei Sie mit diesem Buch in Eigenkompetenz den Heilungsprozess unterstützen oder sogar die Gesundheit wiederherstellen können.

Schon im 16. Jahrhundert hat der Arzt, Mystiker und Philosoph Paracelsus gesagt:

***»Du, Mensch, bist der wahre Arzt,
die Ärzte sind nur Deine Gehilfen.«***

Ich wünsche Ihnen eine erfolgreiche Selbstbehandlung und gute Besserung!

Ihr Dr. rer. nat. Torsten Pfitzer

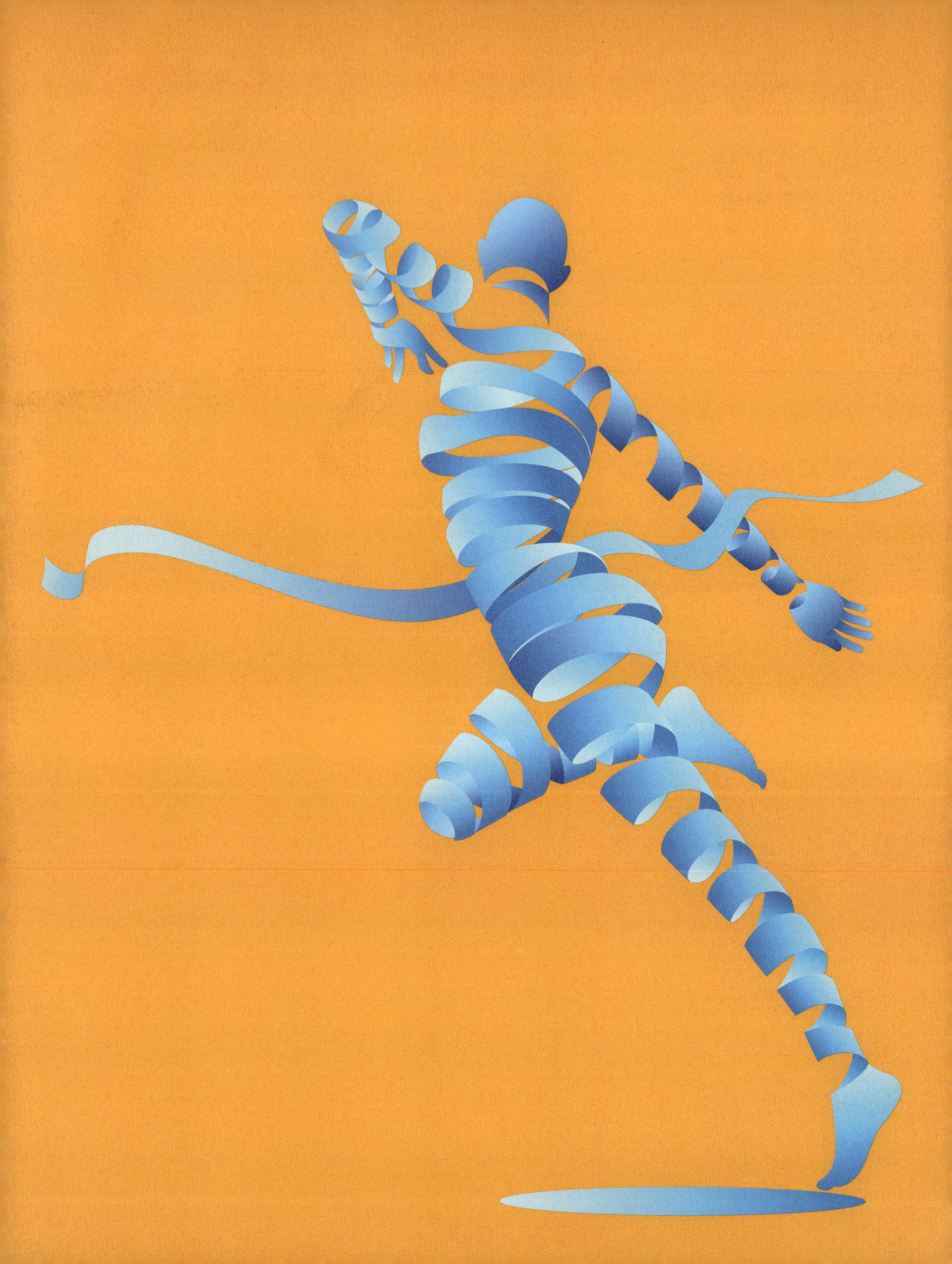

Kapitel 1

WISSENSWERTE HINTERGRUND-INFORMATIONEN

Heute ist es wissenschaftlich belegt, dass Maßnahmen im Bereich Gesundheit höhere Effektivität haben, wenn die Ausübenden über die Hintergründe und Wirkweisen Bescheid wissen, sodass sie sich diese während der Übung vorstellen können. Daher sind für Sie in diesem ersten Kapitel die relevantesten Informationen über das Muskel-Faszien-Netz und dessen Einfluss auf die Gesundheit zusammengefasst.

Das Muskel-Faszien-Netz und seine Bedeutung

Im vorliegenden Ratgeber, in dem es vornehmlich um die Praxis zur Selbstbehandlung von Schmerzen am Bewegungsapparat geht, soll lediglich in relativ kurzer Form auf die Theorie hinter dem Faszientraining eingegangen werden – ich beschränke mich auf das Hintergrundwissen, das für das Verständnis und die Durchführung der Übungen notwendig ist, zumal die Anatomie und Physiologie des Muskel- und Fasziengewebes in verschiedenen Büchern hinlänglich beschrieben ist. Wenn Sie also vertieft in das Thema einsteigen möchten, dann finden Sie Tipps für weiterführende Literatur hierzu am Ende des Buches auf Seite 290.

Der Begriff »myofaszial«

»Myofaszial« – Sie haben den Begriff sicherlich schon öfter gehört oder gelesen. Doch wissen Sie wirklich, was sich dahinter genau verbirgt? In meiner Praxis und Workshops höre ich meistens Antworten in der Art von »irgendwas mit Bindegewebe«, was der Wahrheit schon recht nahekommt. Gleichzeitig liegt die Antwort dennoch neben der richtigen – hier nun die Auflösung, was »myofaszial« tatsächlich konkret bedeutet:

- faszial = auf das Fasziengewebe beziehend, das man übergreifend als Bindegewebe bezeichnen kann
- myo = griechisch für Muskel

Entsprechend bedeutet »myofaszial« also »Muskelfaszie«. Mit ausführlicheren Worten beschrieben, steht »myofaszial« für die Faszienanteile, die mit Muskeln direkt in Verbindung stehen. Gemeint sind Faszienanteile als:

- Umhüllung des gesamten Muskels (dieser Faszienteil heißt Epimysium),
- Umhüllung seiner Muskelfaserbündel als nächst kleinere Einheit (Perimysium) und
- Umhüllung der einzelnen Muskelfasern (Endomysium).

Das sind die drei faszialen Anteile, die in den allermeisten Fällen, in denen Sie das Wort myofaszial lesen, gemeint sind. Diese Umhüllungen vereinen sich am Anfang und Ende des Muskels teilweise zu Sehnen, die an den Knochen ansetzen.

Andererseits zieht die Faszie jedoch auch über Gelenke, sodass darüber Spannungen entlang des gesamten Körpers übertragen werden können (Seite 248, »Effektivitätssteigerung durch Einbeziehung der Faszienketten«). Dieses muskuläre Fasziennetz steht letztlich bei den Übungen in diesem Praxisbuch im Vordergrund.

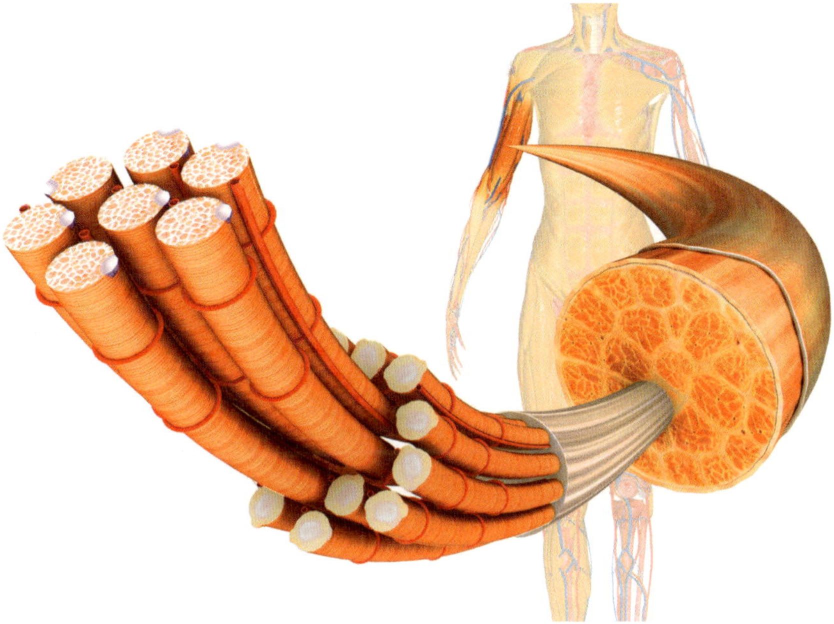

Hier sind die verschiedenen Schichten einer Myofaszie zu sehen.

Eine Vielfalt an Fasziengewebe

Was die Muskelfaszie anbelangt, habe Sie jetzt einen ersten Überblick erhalten. Es gibt jedoch außer der Muskelfaszie noch viele weitere Arten von Fasziengewebe. Allen Arten gemeinsam ist, dass sie als ein Gesamtnetz den Körper durchziehen, ihn verbinden und dass sie auf unterschiedlichste Weise ins Schmerzgeschehen involviert sein können. So gibt es zum Beispiel auch Organfaszien, die unsere Organe umhüllen und diese an anderen Körperstrukturen wie den Muskeln oder der Wirbelsäule »aufhängen«. Zu nennen sind hier etwa der Darm, der durch Spannungsübertragung Rückenschmerzen auslösen kann, oder die Leber, die über die Faszie und Nervenverbindungen für rechtsseitige Schulterschmerzen verantwortlich sein kann.

> Mit den myofaszialen Selbstbehandlungsübungen – oder auf Englisch: Self Myofascial Treatment (SMT) – können Sie Einfluss auf die Muskel-Faszien-Einheit nehmen und Verklebungen und Spannungen lösen.

Zudem wird die sogenannte extrazelluläre Matrix aus heutiger Sicht als Fasziengewebe bezeichnet – die extrazelluläre Matrix ist das »Material«, das den Raum zwischen den Körperzellen ausfüllt und unerlässlich für die Nährstoffversorgung der Zellen sowie die Kommunikation und Informationsübertragung zwischen den Zellen ist. Auch die Lymphbahnen,

Zur Wirksamkeit von Selbstbehandlungen INFO

Zur Selbstbehandlung eignen sich die Muskelfaszien am besten, da sie auch meist von den Verspannungen betroffen sind. Mit den in diesem Buch vorgestellten SMT-Übungen für die Myofaszien wird dann aber ohnehin über den Massageeffekt noch ein positiver Einfluss beispielsweise auf den Zwischenzellraum (die extrazelluläre Matrix) ausgeübt. Dadurch wird über den Lymphfluss der Gesamtstoffwechsel verbessert.

Sollten Sie allein durch die SMT-Übungen keine Besserung erreichen, ist es ratsam, sich ganzheitlicher untersuchen und behandeln zu lassen, beispielsweise auch im Bereich der Organe.

die den Abtransport von Stoffwechselendprodukten erledigen, verlaufen hier. Liegen in diesem Zwischenzellraum Störungen vor, werden diese früher oder später ebenfalls zu verschiedensten Erkrankungen führen.

Ein ganzheitlicher Blick auf das Fasziengewebe

Entsprechend den unterschiedlichen Funktionen der einzelnen Faszienarten werden diese teilweise auch durch verschiedene Faktoren beeinflusst. Dennoch sollten sie alle als ein zusammenhängendes System gesehen werden. Bei einer ganzheitlichen Sichtweise wäre es kurzum ein zu eingeschränkter Ansatz, sich bei Beschwerden am Bewegungsapparat nur auf die Muskelfaszie zu fokussieren. Die Übersetzung von »myofaszial« in einerseits Muskelgewebe und andererseits Fasziengewebe der unterschiedlichen Arten – also übersetzt als Muskel und Faszie – wäre eine offenere Interpretationsmöglichkeit. Sie bezieht übergreifender außer der Muskelfaszie auch die anderen Arten von Fasziengewebe ein, im Sinne von »myo« und »faszial«.

Von der Orange, dem Segelboot und der Tischdecke

Genau genommen, gibt es nur eine einzige Faszie, die als dreidimensionales Bindegewebsnetz den Körper komplett durchzieht – von Kopf bis Fuß (oder Fuß bis Kopf) beziehungsweise in horizontaler Ausbreitung von Hand zu Hand. Genauso wie das Leitbahnsystem der Meridiane, das heute in enger Verbindung zu den Faszienzugbahnen gesehen wird. Die einzeln definierten myofaszialen Ketten werden auf Seite 248 im Abschnitt »Effektivitätssteigerung durch Einbeziehung der Faszienketten« beschrieben.

Funktionell betrachtet, bestehen wir auch nur aus einem einzigen Muskel, der über das eine Fasziennetz in ungefähr 600 Segmente unterteilt und andererseits über dieses verbunden ist. Vielleicht kennen Sie das hierbei gern verwendete Bild der Orange: Die Orange ist hinter der äußeren Schale zunächst rundherum von einer weißen Schicht überzogen. Dann besteht sie aus einzelnen, durch eine dünne Haut unterteilten Stücken, die wiederum etliche kleine, voneinander abgetrennte Segmente beinhalten. Auf den Menschen übertragen, symbolisiert das Fruchtfleisch das Muskelgewebe, das verbundene Netz aus weißen Häutchen stellt das Fasziengewebe dar.

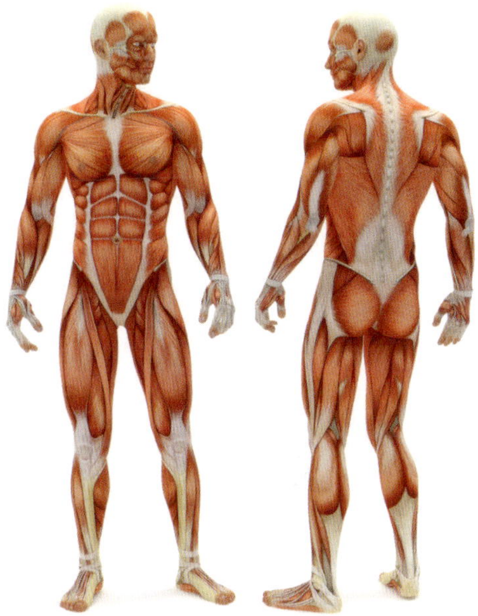

Die oberflächliche Muskelfaszie verbindet die aneinandergereihten Muskeln zu einer funktionellen Einheit.

Doch trotz der vorliegenden Unterteilungen sehen wir üblicherweise die Orange als Ganzes, oder? Und so sollten wir sinnvollerweise auch unseren Körper betrachten – als eine zusammenhängende Einheit.

Der Körper als zusammenhängende Einheit

Um den Körper als zusammenhängende Einheit zu beschreiben, wird der Begriff »Tensegrity« verwendet, der ursprünglich aus der Architektur stammt. Das Wort ist zusammengesetzt aus »Tension« = Spannung und »Integrity« = Verbundenheit und bedeutet folgerichtig so viel wie: Die Spannungen in einem Gesamtsystem sind voneinander abhängig und beeinflussen sich gegenseitig. Harte Elemente (im Körper sind das Knochen und Wirbel) werden durch dieses Spannungsgleichgewicht der Zugelemente (Muskeln und Faszie) optimalerweise stabil an ihrem Platz gehalten. Das Tensegrity-Modell erfüllt die Anforderungen von möglichst hoher Mobilität bei gleichzeitiger Stabilität – für unseren Körper sind das perfekte Bedingungen. Warum dem so ist, das lässt sich mithilfe eines weiteren Bildes erklären, mit dem des Segelbootes nämlich.

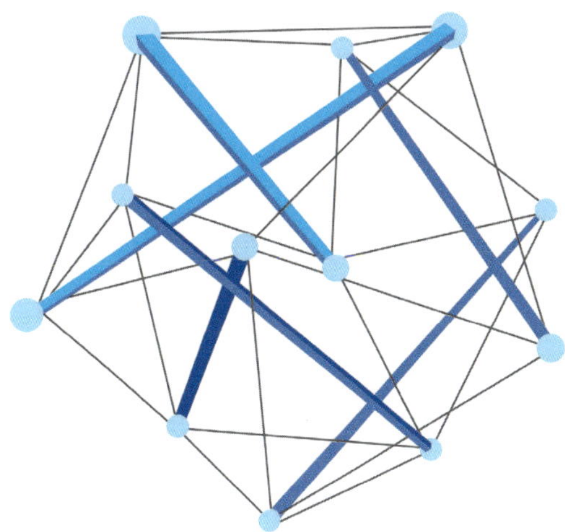

Das Tensegrity-Modell veranschaulicht das Zusammenspiel der menschlichen Körperstrukturen.

Stellen Sie sich folgendes Bild vor: der Mast eines Segelbootes mit seinen Querstreben kann nur aufrecht gehalten werden, solange die Spannungen der Taue, die an verschiedenen Stellen und Seiten angesetzt sind, optimal aufeinander abgestimmt sind. Ist ein Seil defekt, kann diese Spannungsverschiebung eventuell für eine gewisse Zeit durch andere Seile kompensiert werden, wenn sich bei diesen die Spannung verändert. Ist der Schaden jedoch zu groß oder hält dieser Zustand zu lange an, wird der Mast zwangsläufig nicht mehr aufrecht stehen oder kann im Extremfall auch stärkere Schäden davontragen. Die Gefahr ist besonders groß, wenn zusätzlich ein Gewitter mit Sturm herrscht, sprich, widrige Umwelteinflüsse rundherum auf das Konstrukt einwirken.

Das Bild des Segelboots und die Erklärung von Übertragungsschmerz

Übertragen Sie das Bild des Segelboots nun auf Ihren Körper. Das Skelett und seine einzelnen Knochen und Wirbel werden nur durch optimal ausgeglichene myofasziale Spannungs- und Druckverhältnisse an ihrem vorgesehenen Platz gehalten. Eine durch Faszienverklebungen und Muskelverhärtungen verursachte Einschränkung in einem Glied der Kette macht sich durch Missempfindungen bemerkbar, und diese Missempfindungen können auch an ganz anderen Stellen zu finden sein. So kann sich eine Verhärtung an der Fußsohle beispielsweise über die hintere myofasziale Zugbahn (Abbildung Seite 250) nach oben über die Gelenkachsen fortsetzen und über weitergeleitete Spannungen Kopfschmerzen auslösen. Das nennt man Übertragungsschmerz. Hätten Sie gedacht, dass die Zusammenhänge so weitreichend sein können?

Anschaulich wird die strukturelle und funktionelle Verbundenheit der Körperteile auch, wenn Sie als bildhaften Vergleich eine Tischdecke an einer Ecke mit der Hand verdrehen. Es entstehen Falten, die sich über den Tisch bis an die nächste fixierte Stelle fortsetzen – diese Stelle kann zum Beispiel die sein, an der ein Teller steht. Das erklärt auch, warum es wesentlich wirkungsvoller ist, entlang den myofaszialen Ketten zu therapieren als lediglich isoliert an einzelnen Körperteilen. Alles ist mit allem verbunden.

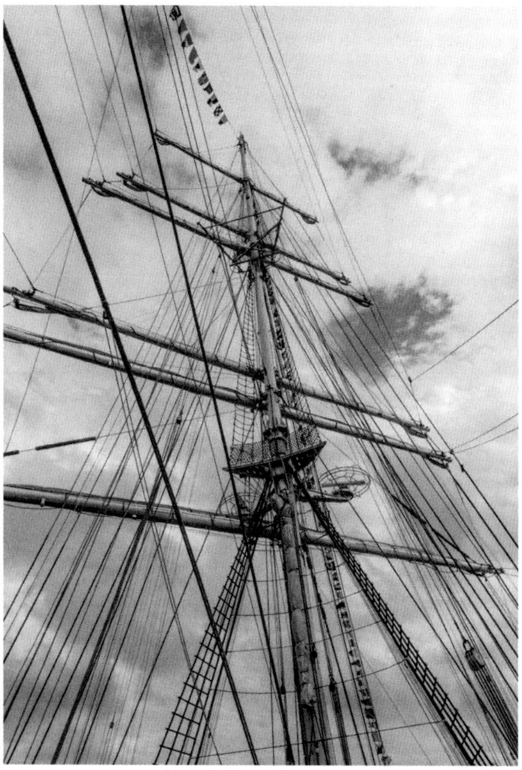

Der verzurrte Mast mit seinen Querstreben symbolisiert, wie das Skelett mit der Wirbelsäule über die myofaszialen Spannungen gehalten wird.

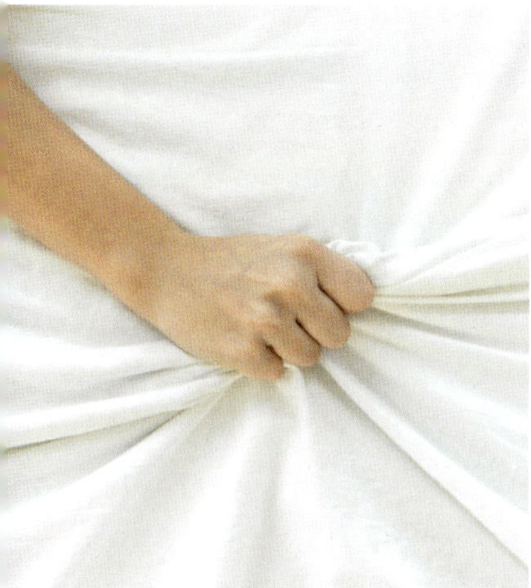

Die Zugfalten dieser Decke verdeutlichen, wie Spannungen und Züge entlang des Fasziennetzes weitergeleitet werden.

Die unterschiedlichen Anforderungen für Muskel- und Fasziengewebe

Funktionell betrachtet, sind Muskel und Faszie immer eine gemeinsam agierende Einheit. Strukturell betrachtet, sind sie jedoch unterschiedliche Arten von Gewebe und benötigen daher unterschiedliche Behandlungsreize, sowohl hinsichtlich der Art als auch der Häufigkeit und Dauer.

Muskelgewebe kann relativ schnell (entsprechend seines – über den Daumen gepeilten – 90-Tage-Zyklus der Zellerneuerung) verändert werden. Bei Fasziengewebe dauert dies wesentlich länger, es geht hier um Zeiträume von bis zu sechs Monaten und teilweise sogar noch mehr. Hier ist also Ihr Durchhaltevermögen gefragt! Die gute Nachricht: Für eine geschmeidige Faszie müssen Sie seltener üben, circa zwei- bis viermal pro Woche stehen hier auf dem Programm, während eine effektive Muskelveränderung üblicherweise eine höhere Häufigkeit erfordert – je nach Trainingsmethode müssen Sie mit mindestens drei- bis fünfmal pro Woche aktiv werden (Tabelle Seite 18).

Für eine geschmeidige Faszie müssen Sie circa zwei- bis viermal pro Woche üben.

Die Faszie liebt und braucht die Vielfalt an Stimulationsformen, um geschmeidig zu bleiben oder zu werden und optimal ihre Aufgaben zu erfüllen. Entsprechend verfügt sie über zahlreiche, verschiedene Rezeptorarten – das sind die Sensoren der Nerven. Wichtige Reize sind Zug, Druck, Scherkräfte und Vibration, sodass hier neben den in diesem Buch vorgestellten SMT-Übungen mit BLACKROLL®-Tools weitere Übungsformen wie federndes Hüpfen, dynamisches Schwingen, gehaltenes Dehnen und vor allem auch Wahrnehmungsübungen (Seite 19, »Faszinierende Aufgaben«) sinnvoll sind. Weiterführende Literatur finden Sie hierzu am Ende des Buchs.

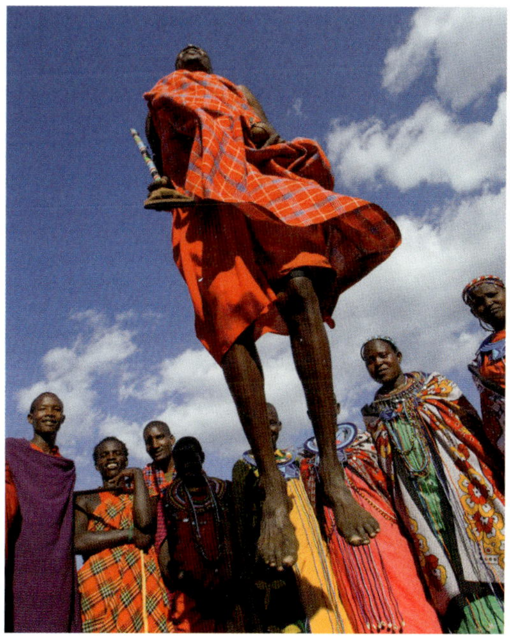

Ein geübter Massai-Krieger hüpft katapultartig wiederholt auf der Stelle, um seine Stärke zu demonstrieren – unbewusst trainiert er so auch das Fasziennetz.

Aspekte für effektive Faszien- beziehungsweise Muskelübungen		
	Faszie	**Muskel**
Effektive Reizarten	Druck, Zug, Scherkraft, Vibration	Muskelanspannung
Effektive Übungsformen	SMT-Übungen langsam durchgeführt, elastische Federungen, Schwingen, schmelzendes Dehnen*, Hineinspüren * Mit schmelzendem Dehnen ist gemeint, dass man nach und nach weicher im Gewebe wird – wie schmelzendes Wachs.	Zur Entspannung des Muskels: SMT-Übungen punktuell/tief Zur Kräftigung des Muskels: Stützkraft-, Längenkraft-, funktionelle Kraftübungen
Notwendige Übungshäufigkeit	circa 2- bis 4-mal pro Woche	3- bis 5-mal pro Woche
Dauer bis zu deutlichen Gewebeveränderungen	2 bis 6 Monate	1 bis 3 Monate

Die SMT-Übungen bieten in folgender Kombination eine hervorragende Stimulation der Einheit aus Muskel und Faszie:

- Betont langsame, tief ins Gewebe vordringende Massage
- Stützarbeit zur Stabilisierung, besonders in Rumpf und Oberkörper
- Konzentriertes Hineinspüren zur besseren Körperwahrnehmung

In diesem Buch konzentrieren wir uns jedoch auf die SMT-Übungen, um durch ein erstes Lösen von Verhärtungen, Verklebungen und Verspannungen der Faszie die Grundlage für Schmerzfreiheit zu schaffen. Heilung findet nur in der Entspannung beziehungsweise in der Regenerationsphase statt, in der der Stoffwechsel gut funktioniert. Auf dieser Basis können später weitere spezielle Übungen zur Mobilitäts- und Stabilitätssteigerung dann auch erst wirklich effektiv ausgeführt werden.

Faszinierende Aufgaben

Das Fasziengewebe hat eine Vielzahl bedeutender Aufgaben – nicht nur für unseren Körper, sondern für unseren gesamten Organismus. Manche Funktionen sind sehr naheliegend: so gibt das Fasziengewebe dem Körper wie eine Hülle seine Form und durch die Netzstruktur Halt. Bei Bewegungen stellt die Faszie als Isolationsschicht und Gleitlager zwischen den Muskelelementen eine adäquate Kraftübertragung sicher. Andere wichtige Aufgaben werden nicht so offensichtlich mit dem Fasziengewebe in Beziehung gebracht, da sie nicht mit der Muskelfaszie in Verbindung stehen, sondern mit den verschiedenen anderen Faszienarten. Dies sind der Stoffwechsel (sowohl die Versorgung der Körperzellen mit Sauerstoff, Nährstoffen und Flüssigkeit als auch der Abtransport von angefallenen Giftstoffen sind hier zu nennen), die Immunregulation über das Lymphsystem und Aufgaben des vegetativen (unbewusst ablaufenden) Nervensystems, wie beispielsweise die Regulation der Verdauung.

Des Weiteren wird die Faszie aufgrund der Vielzahl an Messfühlern heute als Sinnesorgan gesehen, wobei die Kommunikation innerhalb des Organismus, die Verbindung zur Außenwelt und das Zurechtfinden im Raum (Koordination) wesentliche Aspekte darstellen. Besonders im Zusammenhang mit Schmerzzuständen ist die Aufgabe als Speicher hervorzuheben, wobei Speicher hier auch im Sinne eines Körpergedächtnisses zu verstehen ist. Das Fasziengewebe speichert nicht nur positive Dinge ab (etwa Energie bei der Kraftübertra-

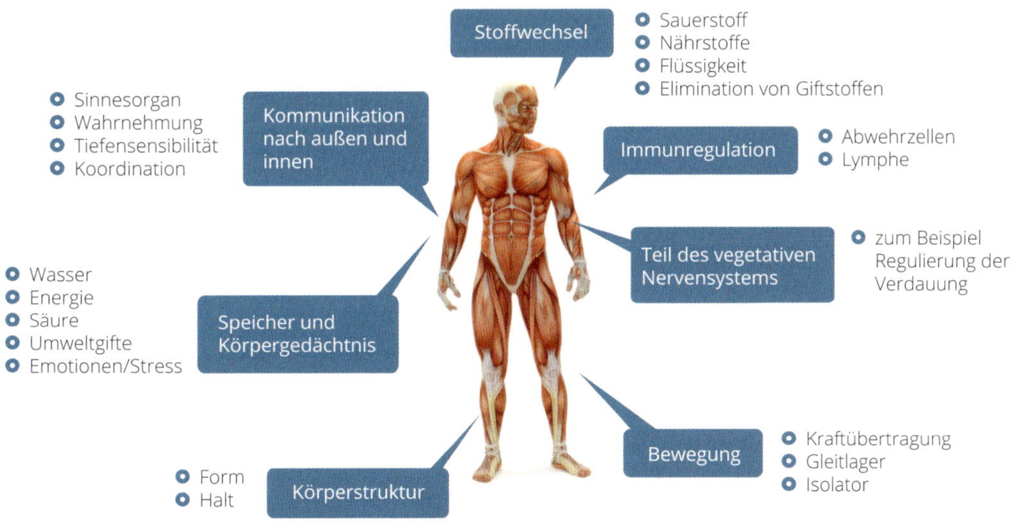

Die Aufgaben des Fasziengewebes sind vielfältig und beeinflussen die Gesundheit entsprechend stark.

gung und Wasser zur Funktionsfähigkeit), sondern hält auch emotionale Erlebnisse sowie Stress in sich gefangen. Zudem dient es als eine Art »Müllhaldegewebe«, wenn der Körper mit Umweltgiften überladen ist. Entsprechend werden die Aufgaben der Faszie durch etliche Faktoren beeinflusst. Unsere heutige moderne Lebensweise stellt dabei leider häufig eine Belastung dar.

Unterschiedliche Stressfaktoren wirken tatsächlich tagtäglich auf das Fasziengewebe, sodass dieses sich zusammenzieht und in der Erfüllung seiner Aufgaben gestört wird. Ich habe es an anderer Stelle schon angesprochen, finde aber, dass es nicht oft genug betont werden kann: Nur ein gesundes Muskel-Faszien-Gewebe mit niedrigem Grundspannungsniveau kann einen guten Stoffwechsel haben, was wiederum eine zwingende Voraussetzung für Regeneration und Heilung ist. Ein unter Anspannung stehendes Fasziengewebe hat vielerlei Handicaps, ein sehr gewichtiges ist dabei eine mangelhafte Durchfeuchtung.

Der Schwammeffekt im Fasziengewebe

Damit die Faszie ihren unterschiedlichen Aufgaben nachkommen kann, ist ausreichend Flüssigkeit, oder besser Körperwasser notwendig, dieses ist die Basis eines gesunden Fasziengewebes.

In Sachen Körperwasser sind SMT-Übungen sehr hilfreich. Denn über den von Dr. Robert Schleip, dem führenden Faszienforscher Deutschlands, und Kollegen beschriebenen Schwammeffekt wird bei den SMT-Übungen das »verbrauchte« Gewebewasser ausgepresst und die Faszie kann sich nun entsprechend dem vorhandenen Flüssigkeitsangebot wieder vollsaugen und damit funktionsfähig sein (Seite 277, »Funktionelle Faszienernährung: Gesundheit von innen«). Wird diese Funktionsfähigkeit dagegen nicht wiederhergestellt, ähnelt das Fasziengewebe einem Tafelschwamm, der nie ausgewaschen wird und

Ein ausgetrocknetes, sprödes und zusammengezogenes Fasziengewebe kann man sich wie einen ausgetrockneten Schwamm vorstellen.

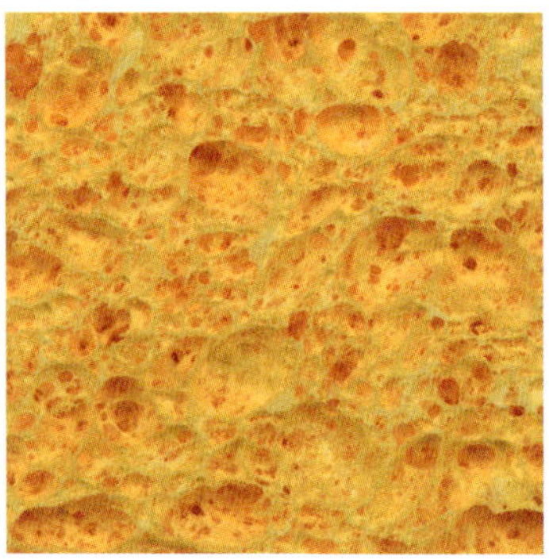

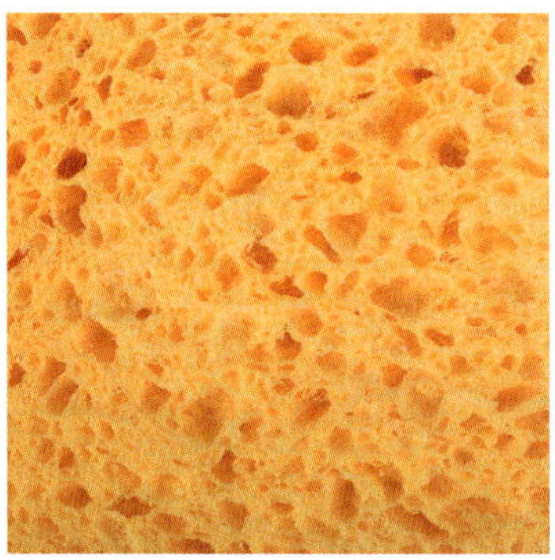

Für ein gut durchfeuchtetes, elastisches, funktionsfähiges Fasziengewebe steht ein feuchter Schwamm.

verschiedenste Kreidereste ansammelt, sodass die Schwammporen mit der Zeit verstopfen und das Schwammgewebe selbst leidet. Liegt der Schwamm dann die Sommerferien über in seinem Ablagekasten und trocknet aus, kann er in diesem spröden, verschmutzten Zustand auf der Tafel nicht gleiten und seiner Aufgabe nur beschwerlich nachkommen – wenn überhaupt. Wird er hingegen wieder mit frischem Wasser ausgespült und gut durchfeuchtet, gleitet er geschmeidig über die Oberfläche und erfüllt spielerisch seine Funktion.

Wechselwirkung von Struktur und Funktion

Wie wichtig die Wechselwirkung von Struktur und Funktion ist, macht auch noch ein weiterer Punkt deutlich: Eine der Faszienaufgaben ist es beispielsweise, den Muskel vor Überdehnung oder gar Rissen zu schützen. Dank ihrer Gitternetzstruktur aus hauptsächlich Kollagen und Anteilen von Elastin ist die Faszie wesentlich reißfester als Muskelfasern. Ist nun die Faszie nicht ausreichend mit Flüssigkeit versorgt, steigt das Risiko einer Überstrapazierung erheblich.

Diese Eigenschaften kennzeichnen eine gesunde, funktionsfähige Muskelfaszie:

- gleichmäßig angeordnete Kollagenstruktur
- hohe Durchfeuchtung durch intakten Schwammeffekt
- hohe Elastizität
- hohe Anpassungsfähigkeit, zugfest und flexibel gleichzeitig

Diese Eigenschaften kennzeichnen eine degenerierte, funktionsunfähige Muskelfaszie:

- ungleichmäßig angeordnete Kollagenstruktur mit Verklebungen
- geringe Durchfeuchtung
- geringe Elastizität
- geringe Anpassungsfähigkeit, potentieller Schmerzauslöser, Verletzungsanfälligkeit

Dauerstress: der Topkiller für eine gesunde Faszie

Ein gesundes Maß an Stress im Wechsel mit Entspannungsphasen gehört zum natürlichen Lebenszyklus und hat durchaus positive Auswirkungen auf unsere Gesundheit. Am Beispiel des Herzmuskels wird die Wichtigkeit dieses periodischen Wechselspiels der Gegensätze deutlich.

Der Herzmuskel kann den Menschen allein durch kontinuierliche Abwechslung aus Anspannung und Entspannung mit lebensspendenden Nährstoffen und Sauerstoff im Blut versorgen. Hinzu kommt, dass der Herzmuskel – so wie jeder andere Muskel – selbst nur ausreichend versorgt wird, wenn sein Gewebe locker ist und die Blut- sowie Lymphgefäße zum Transport keinen Gegendruck von außen bekommen. Stellen Sie sich einen mit Wasser gefüllten Schlauch vor, der zusammengedrückt wird. Dieser Widerstand, der von außen rundum auf den Schlauch drückt, macht es dem Wasser schwerer, an sein Ziel zu gelangen, oder? Es ist ein erhöhter Druck durch mehr Pumpkraft notwendig. Genauso verhält es sich mit den Blut- und Lymphgefäßen sowie teilweise auch mit den Nerven, wenn das Myofaszialgewebe drumherum verspannt und verklebt ist.

Der Unterschied zwischen positivem und negativem Stress

Der springende Punkt in Sachen Stress ist, dass sich der Stress heute deutlich zum Negativen verändert hat, vergleicht man ihn mit dem zu der Zeit unserer Vorfahren. Damals war Stress ein überlebenswichtiger Kurzzustand bei akuten Bedrohungen oder in gefährlichen Situationen, wie beispielsweise bei der Jagd eines Mammuts. In einer solchen Stressphase, bei der der Sympathikusnerv (Stressnerv) aktiviert wird, findet die Ausschüttung der Stresshormone Adrenalin, Noradrenalin und Cortisol statt und die folgende muskuläre An-

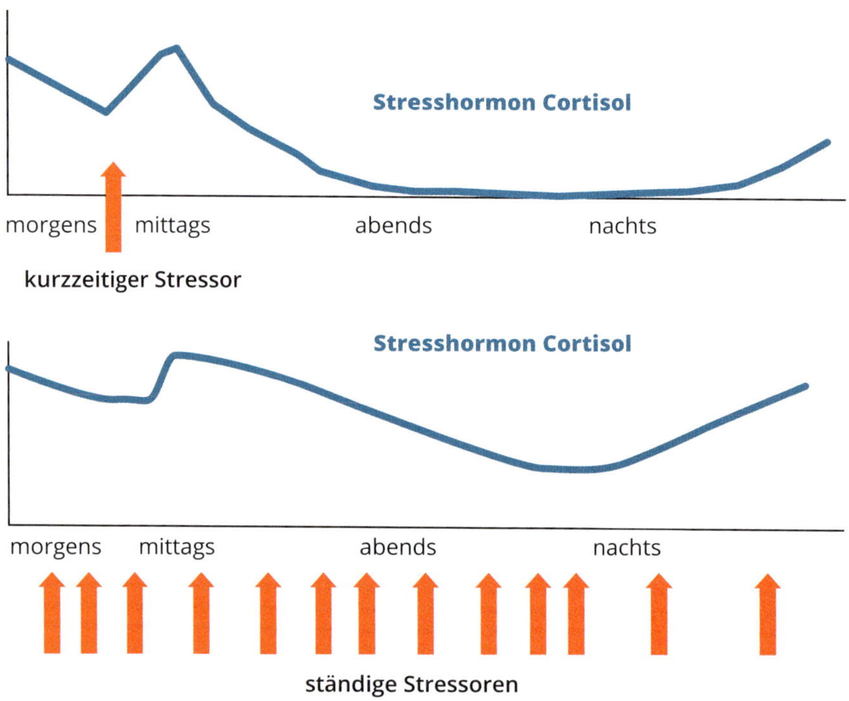

So sieht schematisch der Spiegel des Stresshormons Cortisol bei gesundem Kurzzeitstress (oben) und heutzutage üblichem Dauerstress (unten) aus.

spannung macht den Körper überhaupt erst kampfbereit. Durch die körperliche Bewegung während des Kampfes selbst, oder andererseits durch Flucht, wurde die körperliche und mentale Anspannung jedoch gleichzeitig auch wieder entladen und in Bewegungsenergie umgewandelt. Kurz gesagt, die Spannung wurde direkt in der Aktion selbstregulatorisch wieder gelöst. Auch die Stresshormone wurden so relativ schnell wieder abgebaut, wenn die Gefahrensituation vorbei war und im Stammeskreis das Mammut am Feuer gemeinsam verspeist wurde. In dieser längeren Erholungsphase mit weiteren positiven Einflüssen (wie beispielsweise dem intakten sozialen Gefüge, genügend Schlaf und so weiter) wurde dem Organismus die Möglichkeit zum Aufladen der verbrauchten Energie gegeben. Der Entspannungsnerv Parasympathikus hat hierbei Überhand und ermöglicht Regeneration und Heilung. Heutzutage sieht das beim Großteil der Bevölkerung ganz anders aus. Und obwohl wir uns dessen meist sogar bewusst sind, verschließen wir dennoch die Augen vor den weitreichenden – nicht nur gesundheitlichen – Konsequenzen. In der gegenwärtigen

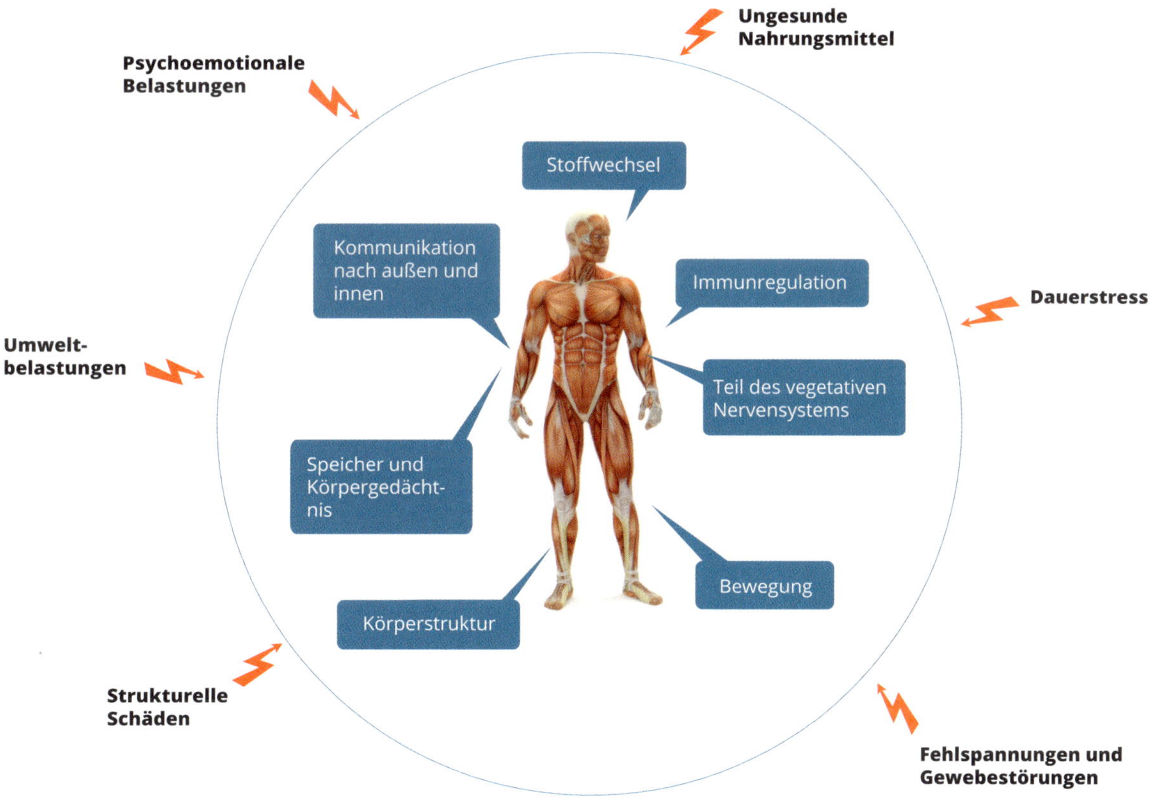

Unterschiedlichste Stressfaktoren belasten heutzutage das Fasziengewebe.

Zeit ist Stress ein zehrender Dauerzustand, der durch eine Vielzahl auf uns einprasselnder Stressfaktoren ständig aufrechterhalten wird.

In der modernen Welt sind es der Chef, die Beziehung, die ausstehende Miete, die hohen Anforderungen des Alltags, der chronische Schmerz selbst und etliches mehr, was uns in Daueranspannung hält. Dadurch sind wir fast alle jahre- oder sogar jahrzehntelang in Alarmbereitschaft, wenn wir nicht bewusst in die Entspannung gehen. Die Abbildung auf Seite 23 macht deutlich, wie viele unterschiedliche Stressfaktoren tagtäglich auf unseren Gesamtorganismus und damit auch auf unser Fasziensystem einwirken.

Es handelt sich demnach bei dem Wort »Stress« längst nicht mehr nur um den Wahnsinn, den wir heutzutage durch viel Arbeit und endlos volle Terminkalender direkt wahrnehmen, sondern um die Gesamtheit irritierender Umweltreize, die sich auch gegenseitig beeinflussen. Die Krux an der Sache: Unser Organismus hat kein Regulierungssystem für Dauerstress, da es nicht in unserer Natur liegt.

Der Umgang mit Stressoren

Heute unterscheidet sich auch die Reaktion auf die Stressreize gänzlich von der, die Menschen früher hatten. Bei vielen Menschen wird die Anspannung überhaupt nicht entladen, entweder weil diese wie erstarrt unangenehme Situationen in sich hineinfressen und ihr Dasein als Couch-Potatoe fristen oder weil sie als dauersitzender Workaholic von ihrem Schreibtisch nicht wegkommen. Gemeinsam ist beiden, dass es kaum einen Ausgleich durch körperliche Bewegung gibt. Dies hat deutliche Auswirkungen auf die Haltung und die Bewegungsfreiheit.

Die Faszie reagiert auf den Bewegungsmangel und den damit einhergehenden schlechten Flüssigkeitsaustausch in den »Schmierproteinen« (Glykosaminoglykane) mit Verfilzun-

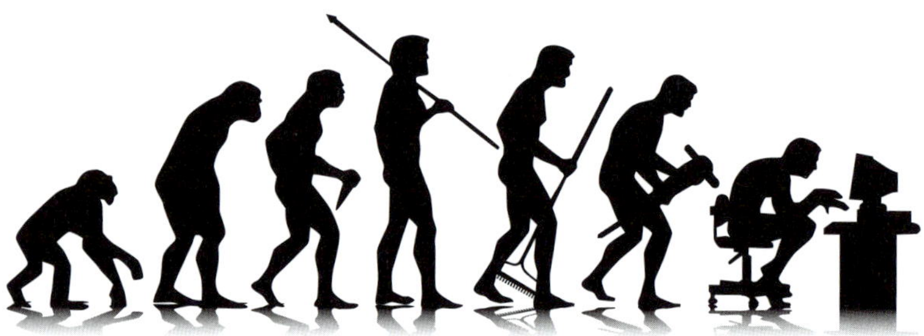

Was die Körperhaltung betrifft, so entwickelt sich der Homo sapiens in der heutigen Gesellschaft aus evolutionärer Sicht zurück.

gen des Gewebes und zusätzlichen Vernetzungen in der Struktur (Cross-Links). Dadurch wird die Anpassungs- und Widerstandsfähigkeit des gesamten Organismus weiter eingeschränkt.

Pausenlose Leistung kann nicht funktionieren

Eine andere, häufig zu beobachtende Reaktion auf Stress ist auch folgende: Menschen zwingen sich abends nach der Arbeit zu ehrgeizig betriebenen Sportarten oder übertriebenem Jogging. Höher, schneller, weiter ist die Devise! Wie schon den ganzen Tag über im Job, bloß nicht schlapp machen ... Doch kein Lebewesen der Welt kann ununterbrochen im Überlebensmodus funktionieren, ohne früher oder später krank zu werden. Wird Sport dann noch regelmäßig im anaeroben Bereich betrieben, also joggt beispielsweise jemand unter Sauerstoffschuld, so wird die Stresseinwirkung durch Übersäuerung noch verschärft. Denn Muskeln und Faszie gehören zu den Geweben des Körpers, die ein nur leicht saures bis basisches Milieu benötigen, um optimal zu funktionieren, und dem wirkt das eben beschriebene Verhalten entgegen.

> Auch weil sich heute so viele Menschen nicht in einer ausgewogenen Balance befinden, werden auf die Lebensstilmedizin so viele Zukunftshoffnungen gesetzt – bei der Lebensstilmedizin geht es um die Prävention und Therapie von lebensstilbedingten Erkrankungen.

Gleichförmigkeit führt zur Überlastung

Auch sich monoton wiederholende Bewegungen führen zu einseitiger Beanspruchung, Überlastung und damit zu Gewebestress für unser myofasziales System. Beispiele für eine derartig einseitige Beanspruchung sind die hierzulande beliebtesten Sportarten wie Laufen und Fahrradfahren sowie die Durchführung der immer gleichen Übungen im Fitnessstudio. Auch die stereotypen Arbeitsabläufe am Schreibtisch gehören im Übrigen dazu. Die Überlastung ist zunächst unabhängig von der Intensität, sie entsteht gemäß dem Sprichwort »Steter Tropfen höhlt den Stein«.

Die Reaktionen auf Stress

Das myofasziale System wird im Fall der Couch-Potatoe ebenso stark unter Stress gesetzt wie beim ehrgeizigen Sportler und beim gleichförmig und monoton tätigen Menschen. Auf Stressreize reagiert die Faszie mit Anspannung, dies hat Dr. Robert Schleip in Laborversuchen gezeigt. Die Anspannung führt zu Verspannungen und kann schließlich in chronische Schmerzen münden. Überdies wird die Situation generell unangenehm, wir fühlen uns in unserem Körper wie in einem engen Taucheranzug aus Neopren, der die Beweglichkeit stark einschränkt und hier und da bei Bewegung reibt, knarzt und zwickt.

> Die Faszie nimmt im wahrsten Sinne Stress in sich auf.

Der gesunde Mittelweg – nämlich der Stressausgleich durch gesunde, spielerische, dreidimensionale Bewegungen mit Freude und Lachen dabei – wird leider viel zu selten gewählt. Eine gewisse innere Gelassenheit kann unsere Körpergrundspannung zudem reduzieren. Interessanterweise gilt dieses Phänomen auch in die andere Richtung. Bei einem erhöhten Faszientonus fühlen wir uns innerlich unruhig und schnell gestresst. Das ist die Wechselbeziehung von Körper, Geist und Seele.

Die SMT-Übungen lösen die durch verschiedenste Stresseinflüsse gespeicherte Dauerspannung im Muskel-Faszien-Gewebe und führen dadurch zu den in der unten stehenden Tabelle aufgeführten Effekten. Alle haben in letzter Konsequenz in ihrer Gemeinsamkeit eine Schmerzminderung zur Folge.

Die Wirkung von SMT-Übungen im Überblick

Physiologische Wirkung	Praktisch spürbare Effekte
Lösen von Verklebungen und Ausgleich von Spannungsungleichgewichten	Verbesserte Beweglichkeit, geringere Verletzungsanfälligkeit, geringeres Stressgefühl
Anregung der Durchblutung und des Lymphflusses und damit Verbesserung des Stoffwechsels sowohl was die Versorgung als auch was den Abtransport anbelangt	Schnellere Regeneration, bessere Funktionsfähigkeit
Verbesserung des Flüssigkeitsaustauschs und damit der Gleitfähigkeit der Muskulatur	Geringere Verletzungsanfälligkeit, verbesserte Beweglichkeit
Entlastung und Regulierung des Nervensystems	Reduziertes psycho-emotionales Stressgefühl, Entspannung
Verbesserung der Propriozeption (Reizaufnahme und -verarbeitung)	Bessere Körperwahrnehmung, Gleichgewicht

Welche Rolle Faszie und Muskeln bei der Schmerzentstehung spielen

Der größte Teil der Schmerzen am Bewegungsapparat ist von der Ursache her nicht auf spezifische Schäden zurückzuführen, darauf wurde schon im Vorwort eingegangen. Hier nur kurz zur Erinnerung, wie hoch der Anteil tatsächlich liegen kann – bei den so oft auftretenden unspezifischen Rückenschmerzen macht er über 85 Prozent aus. Generell kann aus diesem Grund mit den SMT-Übungen auch so viel erreicht werden, und zwar bei Schmerzen in den unterschiedlichsten Körperregionen. Mit den verschiedenen BLACKROLL®-Tools wie Rolle und Ball werden hervorragend Muskeln wie auch Faszie angesprochen – wobei allerdings auch die Form des Schmerzes eine Rolle spielt und ebenso die Schmerzentwicklung. Deswegen geht es in diesem Buch nun darum, die Zusammenhänge zu beleuchten.

Schmerzformen und Schmerzentwicklung

Schmerzen sind so facettenreich wie jedes einzelne Individuum. Sie können von einer leichten Einschränkung der Leistungsfähigkeit bis hin zur erheblichen Minderung der Lebensqualität führen. Das Phänomen Schmerz ist eine komplexe, subjektive Sinneswahrnehmung, die uns im Grunde mit gut gemeinter, uns schützender Intention signalisiert, dass etwas im Argen ist. Bei Schmerzen, die durch akute Verletzungen entstehen, kommt diese Botschaft auch unmissverständlich an – wir können beispielsweise den Arm bei einem Bruch nicht weiter belasten, um größeren Gewebeschäden vorzubeugen.

Bei wiederkehrenden und chronischen Schmerzen am Bewegungsapparat hat der Körper üblicherweise schon jahrelang Fehlspannungen innerhalb der myofaszialen Ketten kompensiert – hier spielt das sogenannte Tensegrity-Netzwerk eine Rolle (Seite 15). Schmerzen sind hier Hinweise des Körpers, dass er nun keine weiteren ausgleichenden Kapazitäten mehr hat. Wie ein Freund zeigt er uns an, dass wir unser aus dem Lot geratenes Leben wieder in die richtigen Bahnen lenken sollen, er sagt uns, dass die körperlichen Überlastungen abgebaut werden müssen.

Gerade weil sich die Kompensationsbewegungen und Fehlhaltungen über so lange Zeiträume entwickelt haben, wäre es vermessen zu denken, dass wir mit einer nur einmaligen körperlichen Behandlung die daraus entstandenen Schmerzen beheben können. In den meisten Fällen bedarf es eines Prozesses, in den auch Lebensstiländerungen einbezogen werden müssen.

Ein wichtiger Faktor in Sachen Schmerz ist auch, dass sich unser Körper nicht an Schmerz gewöhnt – hier ist er nachdrücklich und wird nicht müde, auf die körperlichen Problemlagen hinzuweisen. Es wurde sogar gezeigt, dass mit der Zeit eher eine verstärkte Schmerzwahrnehmung stattfindet. So kann es zu ständigem Schmerz, einer so genannten Chronifizierung kommen. Doch auch das bedeutet nicht automatisch Schmerzen für den Rest des Lebens, wie uns manchmal eingeredet werden will.

Es gibt verschiedene Formen von Schmerzen, die sich in ihrem Ursprung der Entstehung, der Dauer, dem Auftreten, dem Charakter und der Intensität unterscheiden lassen. Die folgende Tabelle zeigt die wichtigsten Unterscheidungsmerkmale bei typischen Schmerzen am Bewegungsapparat.

Allerdings können die Schmerzformen nicht immer strikt voneinander abgegrenzt werden. So kommt es oft vor, dass beispielsweise ein Patient mit chronischen Schmerzen zwischendurch immer wieder mit akuten Phasen konfrontiert wird, die sich dann auch in Intensität, Charakter und weiteren Aspekten unterscheiden.

Häufig zu beobachten ist auch, dass es in der Folge von myofaszialen Störungen zu Nervenirritationen kommt. Diese fühlen sich dann für den Patienten wie vom Nerv ausgehende Symptome an – er spürt Kribbeln, Ameisenlaufen oder auch Taubheit. Jedoch haben die Beschwerden ihren Ursprung im verhärteten und verklebten Muskel-Faszien-Gewebe und können darüber auch behandelt werden. Leider wird in solchen Fällen schnell ein Bandscheibenvorfall für derartige Gefühlsstörungen verantwortlich gemacht und immer noch zu häufig operiert. Dabei besteht in den allermeisten Fällen kein nachvollziehbarer Ursa-

Wie der Körper Schmerzen anzeigt

Info

Allgemein gesprochen, werden bei Schmerzen chemische Stoffe wie Prostaglandin und Histamin freigesetzt, die durch im ganzen Körper verteilte Schmerzsensoren, sogenannte Nozizeptoren, registriert werden. Je nach Charakter wird die Information über verschiedene Nervenfasern in blitzartiger Geschwindigkeit zum Rückenmark und weiter an die oberste Schaltzentrale im Gehirn, den Thalamus, und letztendlich die Hirnrinde geleitet. Erst hier nehmen wir den Schmerz, beispielsweise den »Hexenschuss«, als Funktionseinschränkung bewusst wahr.

Übersicht über verschiedene Schmerzeigenschaften am Bewegungsapparat	
Ursprung der Schmerz-entstehung	• Nozizeptiv: Auslöser in den sogenannten »peripheren« Körpergeweben, vor allem Muskeln und Faszie • Neuropathisch: Auslöser durch Nervenschäden
Dauer	• Akut: plötzlich, mit enger Beziehung zu Gewebeschädigungen, Verletzungen • Chronisch: mindestens über drei Monate (fast) ständig oder immer wiederkehrend, wird auch als eigenständiges Krankheitssyndrom durch Verselbstständigung des Schmerzes gesehen
Auftreten	• in Ruhe (stehend, liegend oder sitzend) • bei Bewegung • ständig, unabhängig von Ruhe und Bewegung
Intensität	Schmerzstärke auf einer aufsteigenden Skala von 1 bis 10 **Hinweis:** Ein ständiger Schmerz geringer Intensität ist üblicherweise belastender und zermürbender für den Patienten als ein intensiver Schmerz, der nur bei bestimmten Bewegungen auftritt.
Schmerzcharakter	Teilweise abhängig von der Ursache, zum Beispiel: • einschießend (»Wie ein Messer im Rücken«): häufig bei akuten Schmerzen wie einem Hexenschuss • ziehend, dumpf, drückend (»Wie in einem Schraubstock«): häufig bei chronischen Schmerzen

che-Wirkungs-Zusammenhang, was eine Behandlung des Muskel- und Fasziengewebes so sinnvoll macht – in sehr vielen Fällen wirkt sich diese Behandlung positiv auf die Beschwerden aus. Ist dem so, beweist das, dass die Ursache im myofaszialen Gewebe liegt und dass die vorliegenden Spannungsungleichgewichte in der Folge zu einem Bandscheibenvorfall geführt haben.

Schmerzchronifizierung – den Teufelskreis durchbrechen

Unabhängig von den Schmerzformen und deren verschiedenen Aspekten läuft ein Schmerzpatient immer Gefahr, in einen Teufelskreis und damit in die Schmerzchronifizierung zu geraten, auf der Abbildung unten ist dies dargestellt. Seinen Anfang hat der Teufelskreis oft in Gewebeverspannungen und -verhärtungen, die durch Fehlhaltungen sowie einseitige Belastungen entstanden sind. In der Folge kommt es zu einer verminderten Durchblutung und zu einem reduzierten Lymphfluss, was nicht nur zu einer Unterversorgung mit Sauerstoff und Nährstoffen führt, sondern (durch den verminderten Abtransport) auch zu einer Ansammlung von giftigen Stoffwechselendprodukten. Darüber werden Mikroentzündungen getriggert, die wiederum zu Verklebungen des myofaszialen Gewebes führen. Durch ein Missverhältnis zwischen vermehrtem starren Kollagen mit vermehrten Kollagenvernetzungen (Cross-Links) und weniger Elastin wird die Faszie fester, dichter und spröder.

Die SMT-Übungen mit BLACKROLL® werden insbesondere für chronische Schmerzen empfohlen, an denen das Faszien- und Muskelgewebe wesentlich beteiligt ist.

Die Veränderungen in der Faszie haben einen negativen Einfluss auf ihre Gleitfähigkeit, die verminderte Elastizität und Funktion sowie Schmerz sind eine Folge davon. Andersherum führt chronischer Schmerz selbst auch wieder zu diesen Verfilzungen und Verspannungen, hier schließt sich also der Teufelskreis. Wobei sich diese Betrachtung lediglich auf die physiologischen Aspekte bezieht. Dass sich insbesondere eine länger anhaltende Schmerzsituation auch auf die psychoemotionale Ebene auswirkt und von Sorge vor Kontrollverlust über Angst bis hin zu Panik führt, ist hier noch nicht einmal berücksichtigt.

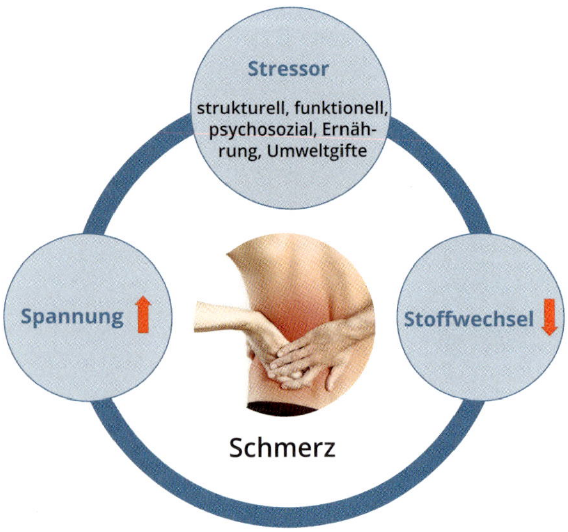

Inwieweit dieser Teufelskreis erfolgreich durchbrochen werden kann, ist außer von den Therapiemethoden daher auch stark von der Persönlichkeit des Betroffenen abhängig und dessen Umgang mit der Situation im Allgemeinen und mit den Schmerzen im Speziellen. Eine erfolgversprechende Therapie sollte einerseits so früh wie möglich, andererseits auf so vielen verschiedenen Ebenen wie möglich ansetzen,

Der Schmerz-Teufelskreis wird durch Stressoren, verminderten Stoffwechsel und hohe Gewebespannung aufrechterhalten.

dann ist der Durchbruch möglich. In der Tabelle zu den schmerzlindernden Effekten durch die myofasziale Selbstbehandlung auf Seite 26 konnten Sie bereits sehen, wie Sie mit den SMT-Übungen einige dieser Ebenen abdecken können.

Sieben Tipps, um den Schmerz-Teufelskreis zu durchbrechen

INFO

Mit diesen einfachen Alltagstipps können Sie dem Schmerz-Teufelskreis vorbeugend entgegenwirken oder ihn leichter durchbrechen.

1. Beobachten Sie sich, um zu spüren, wann Sie gestresst oder unter Spannung stehen. Schließen Sie die Augen, nehmen Sie zehn tiefe Atemzüge durch die Nase in den gesamten Unterleib. Halten Sie die Luft nach jedem Atemzug für eine Sekunde an und spüren Sie beim Ausatmen durch den Mund wie die Spannung abfällt.
2. Erledigen Sie bestimmte Tätigkeiten im Stehen oder wechseln Sie zumindest immer wieder die Sitzposition (dynamisches Sitzen), um ihren Körper und ihre Faszien in Bewegung zu bringen.
3. Machen Sie jede Stunde eine kurze Pause von 5 Minuten – sozusagen die Raucherpause für Gesundheitsbewusste. Stehen Sie auf, strecken Sie sich mit den Armen nach oben und beugen Sie sich langsam etwas nach hinten – nehmen Sie also die Gegenbewegung zum Sitzen ein. Öffnen Sie dabei auch Ihren Brust-Schulter-Bereich.
4. Gestalten Sie auch Ihre längeren Pausen aktiv, indem Sie zum Beispiel eine Runde an der frischen Luft und im Tageslicht um den Block drehen.
5. Haben Sie immer ein Glas stilles Wasser auf dem Tisch stehen, von dem Sie regelmäßig trinken. Füllen Sie dieses auch gleich wieder auf.
6. Integrieren Sie einfache (SMT-)Übungen in Ihren Alltag, wie beispielsweise das Ausrollen mit einer Muskel-Faszien-Rolle oder mit einem Ball (ab Seite 74).
7. Halten Sie einen regelmäßigen Tag-Nacht-Rhythmus ein und gehen Sie für eine regenerative Nachtruhe möglichst um 22 Uhr für etwa acht Stunden schlafen.

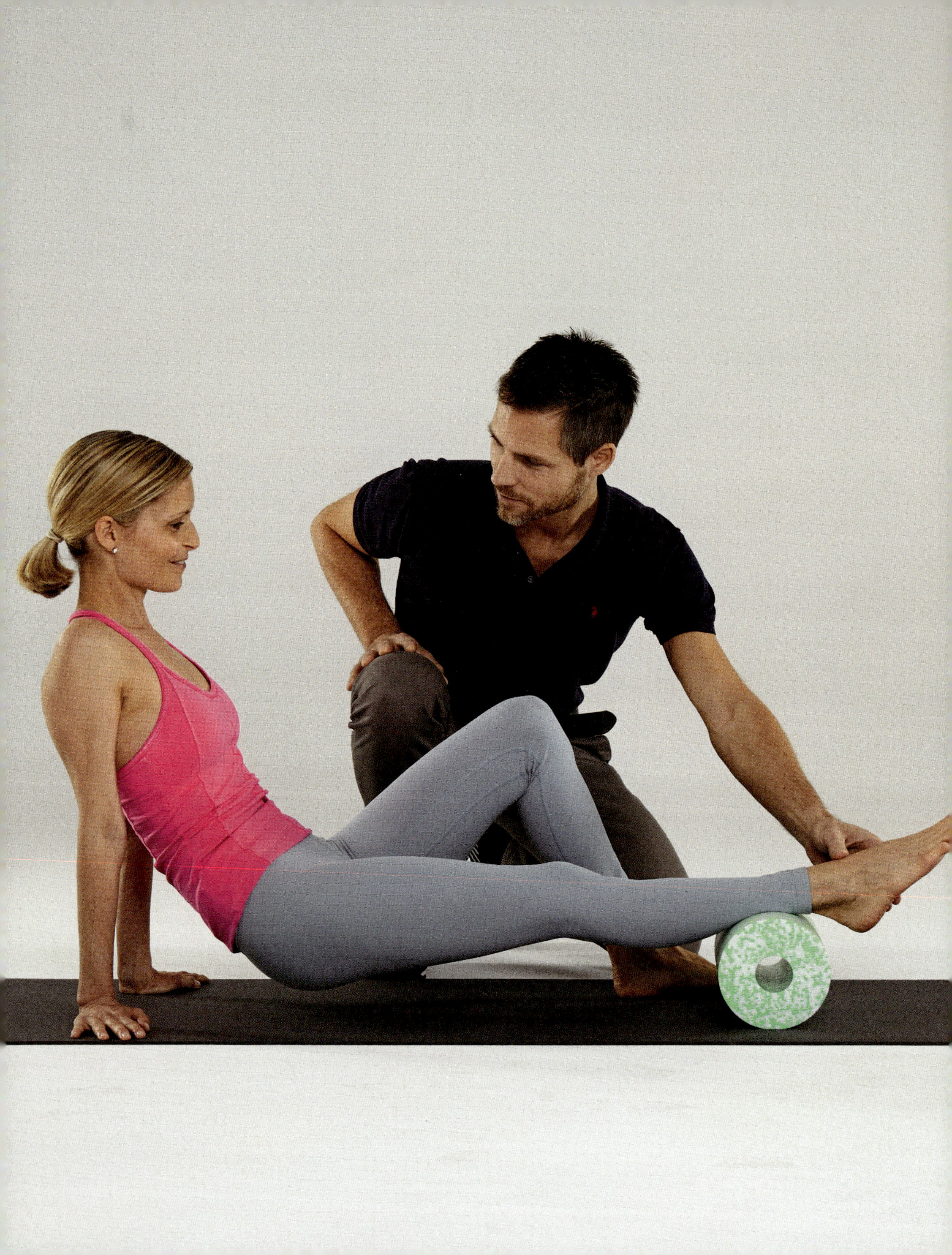

Kapitel 2

GRUNDLEGENDES ZUR SELBSTBEHANDLUNG MIT BLACKROLL®

Oft können bereits einfache Übungen einen Muskel-Faszien-Patienten durchaus rasch Erleichterung verschaffen und auch den Heilungsprozess beschleunigen. Bei falscher Anwendung können Patienten jedoch auch unvorteilhafte Ergebnisse erzielen, deswegen gibt es für Sie in diesem Kapitel grundlegende Informationen, wie Sie sicher und wirksam mit den für Sie geeigneten Faszienprodukten arbeiten können.

Warnhinweise und Kontraindikationen

Beachten Sie, dass jeder Mensch Schmerz anders empfindet, sodass letztlich alle Empfehlungen und Darstellungen in diesem Buch lediglich eine Orientierung bieten können. Auf oberster Entscheidungsebene stehen immer Sie selbst. Hören Sie auf sich. Gehen Sie vorsichtig an die Übungen heran und überschreiten Sie nicht Ihre persönliche Schmerzgrenze. Die in diesem Buch aufgeführten Lösungswege sind nicht als generelle Handlungsempfehlung zu verstehen, sondern müssen immer an die eigenen Beschwerden angepasst werden. Lassen Sie vor allem starke, akute oder anhaltende Beschwerden von einem Arzt oder Therapeuten abklären und sprechen Sie im Fall des Falles die Übungen mit diesem durch.

Was bei »harten« Kontraindikationen zu beachten ist

Prinzipiell gibt es drei »harte« Kontraindikationen (Kontraindikation = Gegenanzeige), welche es grundsätzlich ausschließen, dass die BLACKROLL®-Tools auf dem Bereich angewendet werden:

- Rötung
- Schwellung
- akuter Schmerz

Diese Kontraindikationen finden wir bei nahezu allen akuten Traumata beziehungsweise Erkrankungen wie zum Beispiel bei Frakturen und Thrombosen.

Was bei »weichen« Kontraindikationen zu beachten ist

Bei »weichen« Kontraindikationen muss individuell mit dem Arzt oder Therapeuten entschieden werden, ob und in welcher Form eine Anwendung der BLACKROLL® erfolgen kann beziehungsweise darf. Bei lokalen Geschehen können andere Körperbereiche, außer den direkt betroffenen, oft ohne Probleme ausgerollt werden. Manchmal ist es sogar wichtig, die anderen Bereiche zu behandeln (etwa bei Bandscheibenproblemen). Zu den weichen Kontraindikationen zählen unter anderem:

- akute Bandscheibenschäden
- Einnahme von gerinnungshemmenden (»blutverdünnenden«) Medikamenten
- rheumatische Erkrankungen mit Beteiligung des Bewegungsapparats
- Fibromyalgie (spezielle Form einer chronischen Schmerzerkrankung mit weiteren Symptomen)
- Gelenkersatz

- Krampfadern
- Osteoporose
- Schwangerschaft (abhängig von der Schwangerschaftswoche)
- Tumorerkrankungen

Außerdem gilt es beim BLACKROLL® BOOSTER zusätzlich die folgenden Kontraindikationen zu beachten:

- Dreh- und Lagerungsschwindel (Schwindel bei Lagewechsel des Kopfes), Bewegungskinetosen (körperliche Reaktionen auf z. B. Vibration)
- Thrombose
- Gleitwirbel
- akute Migräne
- Gallen- und Nierensteine
- kardiovaskuläre Erkrankungen (Krankheiten des Herz-Kreislauf-Systems)
- Arthrose
- Epilepsie
- Spirale zur Verhütung

Ein Hinweis in Sachen Beratung

Generell bitte ich zu beachten: Die Muskel-Faszien-Produkte werden auf eigenes Risiko für Übungen verwendet. Ich empfehle Ihnen, sich von einem Physiotherapeuten, Manualtherapeuten, Masseur oder Facharzt beraten zu lassen, wenn Sie Zweifel beziehungsweise stärkere Schmerzen nach der Selbstmassage haben.

BLACKROLL®-Massage bei Fibromyalgie

Aus schulmedizinischer Sicht sollten sich Personen, die unter Fibromyalgie leiden, nicht mit Faszienpodukten massieren. Allerdings gibt es die vielversprechende Beobachtung, dass die Selbstmassage vielen vermeintlich bereits austherapierten Patienten guttut. Sie ist also für Patienten, bei denen man eigentlich dachte, dass es keine weiteren Therapiemöglichkeiten mehr gibt, durchaus eine hoffnungsvolle Option. Meine Erfahrungen aus der Praxis decken sich damit. Der Grund: Bei der Massage mit den Tools kann der Patient den Druck selbst bestimmen und entsprechend seinem Schmerzempfinden regulieren. Mein Rat auch hier: Wer von den Betroffenen sich also mit den BLACKROLL®-Produkten selbst massieren will, sollte davor mit seinem behandelnden Arzt sprechen.

Antworten auf die häufigsten Fragen aus der Praxis

Über fünf Jahre praktischer Anwendung von Muskel-Faszien-Produkten in Therapiesitzungen, Workshops und Vorträgen sowie die Befragung von großen Internet-Suchmaschinen zeigen, dass selbst vielen Nutzern von BLACKROLL® noch wichtige Punkte unklar sind. Dies betrifft sowohl die Kenntnis, welche Produkte mit welchen unterschiedlichen Wirkungen zur Verfügung stehen, als auch insbesondere das Wissen, wie diese angewendet werden. Das bedeutet in der Folge, dass beispielsweise fortwährend immer nur das gleiche Tool verwendet wird (die Rolle oder nur der kleine Ball beispielsweise) und somit lediglich suboptimal auf die Schmerzen eingewirkt werden kann. Damit sich Wissenslücken dieser Art schließen, finden Sie auf den folgenden Seiten Antworten und Hintergrundinformationen zu den häufigsten und immer wiederkehrenden Fragen. Rund um Faszienprodukte gibt es viele Fragen – auf die wichtigsten gibt es Antwort in diesem Buch.

Frage: Das Rollen tut mir weh, ist das so richtig?
Antwort: Zu Beginn werden Sie viele Stellen am Bewegungsapparat finden, an denen die Behandlungen zunächst schmerzhaft sind, da Sie über Verklebungen und Verhärtungen rollen. Ich sage gern »Ein gesunder Muskel kennt keinen Schmerz«. Der Schmerz zeigt Ihnen die Notwendigkeit, dass an diesen Bereichen, den sogenannten Hotspots, etwas gelöst werden muss. Sie werden dabei Ihren Körper neu entdecken. Es ist dennoch hilfreich zu wissen, dass es bei uns allen gewisse Körperbereiche gibt, die schmerzhafter sind. Das ist beispielsweise die sehnige Muskelplatte an der Außenseite der Oberschenkel beziehungsweise es sind allgemein tendenziell die sehnigen, gelenknahen Muskelabschnitte.

Wichtig ist, dass Sie sich über eine Veränderung des Drucks langsam an die Schmerzgrenze, die Sie noch ganz gut tolerieren können, herantasten. Wenn Sie auf die Grenze keine Rücksicht nehmen, erreichen Sie Ihr Übungsziel nicht, denn dann ist die Abwehrspannung des Gewebes durch eine stressbedingte Cortisolausschüttung (Seite 22) zu hoch und Sie können nicht loslassen. Auf einer Skala von 0 bis 10 (0 = kein Schmerz, 10 = vernichtender Schmerz) sollten Sie während der SMT-Übungen daher nicht mehr als Stufe 7 erreichen. Insbesondere nach mehreren Behandlungen wird häufig ein sogenannter »Wohlschmerz« beschrieben. Das ist zwar ein Schmerz, gleichzeitig spüren Sie aber, dass Ihnen dieser guttut. Achten Sie außerdem auf die weiteren Durchführungshinweise auf Seite 55.

Frage: Wird der Schmerz beim Rollen irgendwann weniger?
Antwort: Ich weiß, dass man es als BLACKROLL®-Anfänger kaum glauben kann, aber ich kann Sie trösten: Ja, schon nach sehr kurzer Zeit werden Sie die verschiedenen Muskel-Faszien-Produkte zu schätzen wissen. Sie werden bei regelmäßiger Anwendung der SMT-Übungen sogar relativ schnell, meist schon innerhalb der ersten zwei Wochen, einen geringeren Rollschmerz spüren. Das bedeutet, sobald Sie Ihre verfilzten Faszien und verhärteten, verkürzten Muskeln etwas weich gerollt haben, werden Sie auch mit deutlich weniger Hotspots und Schmerzen rollen können. Diesen Unterschied nehmen Sie im Idealfall auch schon während einer Übungseinheit wahr. Zugleich können Sie den Vorteil der dazugewonnenen Beweglichkeit spüren.

Frage: Wie oft soll beziehungsweise darf ich rollen?
Antwort: Zu Beginn kann ein Muskelbereich täglich gerollt werden, um zunächst schnell eine Erleichterung zu erzielen. Dies sollte jedoch nicht über einen längeren Zeitraum von mehreren Monaten gehen, da es so zum gegenteiligen Effekt kommen kann: Durch eine Faszienverdickung mit vermehrten Kollagen-Quervernetzungen kann die Faszie unflexibel werden – die Situation verschlimmert sich. Wechseln Sie auf längere Sicht also am besten die Körperbereiche im täglichen Wechsel ab oder machen Sie eine Pause von mindestens ein bis zwei Tagen.

Was das Fasziengewebe betrifft, gilt die Faustformel: regelmäßig, aber nur mäßig oft üben.

Frage: Wie viele Wiederholungen soll ich machen?
Antwort: Es geht nicht um die Anzahl der Wiederholungen, mit denen Sie hin- und herrollen, sondern darum, eine möglichst große myofasziale Entspannung zu erreichen. Wie viele Wiederholungen Sie dazu benötigen, spielt keine Rolle, es ist aufgrund vieler Einflussfaktoren sehr individuell. Jeder von uns ist schließlich einzigartig.

Zudem werden Sie weiter hinten im Buch auch Wissen erhalten, wie sie mit unterschiedlichen Techniken Variationen schaffen, denn auch diese sind für eine optimale Wirkung wichtig (Seite 49 »Die acht Techniken der Selbstmassage und deren Effekte«). Auf das reine Hin- und Herrollen bezogen, kann man sagen: Je langsamer Sie rollen, desto weniger Wiederholungen sind notwendig. Doch auch hier werden Sie selbst merken, dass Sie noch keine spürbare Wirkung erzielen, wenn Sie einmalig langsam in eine Richtung rollen. Finden Sie Ihr eigenes Optimum, das sich von Bereich zu Bereich und Übungseinheit zu Übungseinheit unterscheiden wird. Weitere Informationen zu diesem Thema finden Sie bei den »18 Geboten der Übungsdurchführung« auf Seite 55.

Frage: Zu welcher Tageszeit rolle ich am besten – morgens, mittags, abends?
Antwort: Das wichtigste Kriterium in Bezug auf die Tageszeit ist die Frage, wann Sie es sich zeitlich am besten einrichten können, sodass Sie wirklich regelmäßig die SMT-Übungen machen. Direkt nach dem Aufstehen empfehle ich, zunächst dem Organismus die Möglichkeit zu geben, sich nach der Nachtruhe an die Aktivzeit des Tages anzupassen. Den Stoffwechsel kann man mit lockerer Morgengymnastik in Schwung bringen und anschließend nach der Morgenroutine mit dem Rollen beginnen.

Natürlich können Sie Ihr Übungsprogramm auch auf mehrere kleine Einheiten im Tagesverlauf aufteilen, was den zusätzlichen Vorteil hat, dass Sie damit gleich auch kleine Pausen in Ihren Arbeitstag einbauen, in denen Sie sich auf sich selbst konzentrieren. Sehr sinnvoll sind auch Übungseinheiten am Abend, durch die Sie die im Tagesverlauf entstandenen (Ver-)Spannungen, zum Beispiel durch längere Sitz- und Computertätigkeit, herausrollen. Am Abend ist es jedoch besser, wenn Sie zwischen dem Üben und dem Zubettgehen einen zeitlichen Puffer von circa zwei Stunden lassen, da – insbesondere wenn Sie zu schnell rollen – eine Aktivierung des Organismus zu Einschlafschwierigkeiten führen kann. Bei wirklich langsamem Rollen, wie es im Rahmen der SMT-Übungen gewollt ist, kommt der Organismus jedoch normalerweise zur Entspannung und die meisten Menschen schlafen sehr gut oder sogar besser ein.

Frage: Rolle ich besser vor oder nach anderen Übungen beziehungsweise nach Sport und Bewegung?
Antwort: Das hängt von der Art der anderen Aktivität ab. Bei so gut wie allen üblichen Sportarten, Übungen und Bewegungen, ziehen sich Muskeln und Faszie zusammen und gehen in die Verkürzung – wie schon den gesamten Tag über. In diesen Fällen machen Sie die SMT-Übungen besser danach. Sie erreichen damit auf längere Sicht einen größeren Effekt, da Sie den entstandenen myofaszialen Anspannungen, Verhärtungen und Verkürzungen so gleich entgegenwirken. Vor dem Sport können Sie das Gewebe schnell großflächig abrollen und dies als Aufwärm- und Aktivierungseinheit sehen – die ist jedoch etwas von den SMT-Übungen Unabhängiges.

Ein weiterer Fall ist es, wenn Sie gezielte Übungen zur Muskel-Faszien-Verlängerung gegen Ihre Schmerzen durchführen, beispielsweise die sogenannten Kraft-in-der-Dehnung-Übungen, die Sie im Laufe des Buchs noch kennenlernen werden (Seite 270, »Myofaszial-Kinematik«). Hier ist es ratsam, vorher das Muskel-Faszien-Gewebe durch Rollen von Verklebungen und Verhärtungen zu befreien. Die anschließenden Übungen erzielen bei dem so vorbereiteten Gewebe größere Wirksamkeit.

Frage: Muss ich auf nackter Haut rollen oder kann ich meine Kleidung anlassen?
Antwort: Insbesondere die Faszienstimulation ist auf nackter Haut deutlich effektiver. Denn eine Funktion des Fasziengewebes ist das Empfangen und Weiterleiten von Reizen und Informationen als Sinnesorgan (Abbildung Seite 19). Streichen Sie sich ganz leicht mit den Fingern über den Bauch – einmal mit und einmal ohne T-Shirt. Direkt auf der Haut, ohne textile Zwischenschicht, spüren Sie wesentlich mehr und die feinste Berührung wird über Messfühler wahrgenommen. Zudem greifen die Tools, insbesondere die Bälle und der Twister bei der Technik »Druck und Drehung« (Seite 52), wesentlich besser und können erst direkt auf der Haut ihre wahre Stärke ausüben.

Frage: Innerhalb welchen Zeitraums kann ich mit Effekten rechnen?
Antwort: Bei korrekter Ausführung ist bereits während der Durchführung eine Erleichterung spürbar, die sich durch den sogenannten Wohlschmerz, ein entspannteres Gefühl und mehr Bewegungsfreiheit direkt im Anschluss äußert. Dies hält jedoch üblicherweise erst einmal nicht allzu lange an, sodass Sie für eine nachhaltigere Wirkung regelmäßig üben müssen. Sind nur ein paar einfache Triggerpunkte oder leichte fasziale Verfilzungen oder muskuläre Verhärtungen für die Schmerzen verantwortlich, so kann es innerhalb einer bis mehrerer Wochen zu einer wesentlichen Besserung und auch Schmerzfreiheit kommen. Wie auf Seite 27 beschrieben, benötigt jedoch besonders das Fasziengewebe zur Anpassung seine Zeit. Der Prozess ist zudem abhängig von den auf den Seiten 21 bis 24 ausgeführten Stressfaktoren. Beeinflussen Sie diese nicht gleichzeitig zum Positiven, werden immer neue Verklebungen, Verhärtungen und Verkürzungen auftreten und Ihnen keine Schmerzfreiheit gewähren.

Frage: In welchen Gesichtspunkten unterscheiden sich die verschiedenen BLACKROLL®-Tools und was für Auswirkungen hat dies?
Antwort: Außer in den Farben, die teilweise für die verschiedenen Härtegrade stehen (siehe Seite 44–46, »Übersicht zu den verschiedenen BLACKROLL®-Tools«), unterscheiden sich die für SMT-Übungen geeigneten Produkte in vier wesentlichen Punkten. Diese vier Unterscheidungsmerkmale sind die Druckauflagefläche, der Härtegrad, die Oberflächenbeschaffenheit und die Stimulationsweise, auf die ich im Folgenden näher eingehen will.

Die vier wesentlichen Unterscheidungsmerkmale der BLACKROLL®-Tools und ihre Bedeutung

Tatsächlich ist es für eine optimale Wirksamkeit der SMT-Übungen entscheidend, mit welchen Tools Sie arbeiten. Wirken diese großflächig oder punktuell, sind sie härter oder weicher – in all dem liegen große Unterschiede.

Die Druckauflagefläche

Je größer die Druckauflagefläche, desto breiter wird die Druckkraft verteilt, sie wirkt also auf eine größere Fläche. Folglich werden Sie weniger Druck und Schmerz spüren, andererseits können Sie jedoch auch nicht in tiefere Schichten vordringen. Um tiefere Faszienanteile und insbesondere auch Muskeln zu erreichen, ist ein punktuellerer Druck notwendig, den Sie beispielsweise mit Bällen erzielen. Wenn Sie mit der Rolle die oberen Schichten weich bekommen haben, bauen Sie daher am besten auch Bälle mit in Ihr Übungsprogramm ein. Wenn man die Tools nach ihrer Druckauflagefläche ordnet, dann sieht die Reihenfolge von großflächig zu punktuell wie folgt aus:

- Rolle MED/STANDARD
- Rolle SLIM
- Rolle MINI
- Rolle MICRO
- DUOBALL groß
- DUOBALL klein
- BALL groß
- TWISTER
- BALL klein

Der Härtegrad

Bei den Rollen gibt es Unterschiede in den Härtegraden. Eine weiße Grundfarbe steht für die BLACKROLL® MED, die im Vergleich zur BLACKROLL® STANDARD um 20 Prozent weicher ist. Die MED empfehle ich persönlich insbesondere Schmerzpatienten und Anfängern.

Die Wahl des Härtegrades sollte man in Einzelfällen auch vom Körpergewicht abhängig machen. Die Erfahrung zeigt, dass es gemeinhin zu empfehlen ist, mit der MED-Variante anzufangen. Immer wieder habe ich vorwiegend männliche Patienten, die entgegen meines Rats die STANDARD-Rolle nehmen und diese dann beim nächsten Termin doch kleinlaut umtauschen möchten. Ich selbst habe übrigens die ersten 1,5 Jahre mit der weicheren

Der Härtegrad bei der MINI-Rolle und den Bällen

INFO

Die MINI-Rolle, die MICRO-Rolle und die unterschiedlichen Bälle ordnen sich vom Material her ungefähr beim Härtegrad der STANDARD-Rolle ein, wobei sie durch den punktuelleren Druck am Körper gefühlt härter wirken. Diese Härte ist bei diesen punktueller wirkenden Produkten durchaus sinnvoll, um überhaupt zum tieferen Muskelgewebe durchdringen zu können. Immer wieder werden Tennisbälle empfohlen, die zwar zum Einstieg für die ersten Wochen brauchbar sind, sehr bald jedoch kaum noch einen Effekt erreichen.

MED trainiert. Wenn man die BLACKROLL®-Tools nach ihrem Härtegrad ordnet, dann sieht die Reihenfolge von weich zu hart wie folgt aus:

- Rolle MED
- Rolle STANDARD
- Rolle SLIM
- Rolle PRO

Die Oberflächenbeschaffenheit

Manche Faszienprodukte, insbesondere die Rollen, gibt es mittlerweile nicht mehr nur mit glatter Oberfläche, sondern auch mit Rillen, sägeblattähnlichen Zacken, Aussparungen und Noppen. Für die SMT-Übungen ist es, zumindest in Bezug auf die Rolle, jedoch vollkommen ausreichend, die übliche glatte Oberfläche zu verwenden. Dennoch soll auf das Thema der Oberflächenbeschaffenheit eingegangen werden, denn Fragen dazu werden oft gestellt. Folgend finden Sie einen kurzen Überblick, welche Produkte eine spezielle Oberfläche haben und welche Effekte damit verbunden sind.

- Die FLOW hat sägeblattähnliche, schräge Zacken, die je nach Rollrichtung von softerem Charakter sind oder auch einen aktivierenden leichten Rütteleffekt erzeugen. Es gibt sie in der STANDARD-Härte und als MINI-Rolle.
- Die DUOBÄLLE haben eine Aussparung in der Mitte. Wer den Rücken abrollt und empfindliche Wirbel hat, kann dadurch den Druck auf die Dornfortsätze der Wirbelkörper reduzieren. Generell ist ein Aussparen der Wirbel jedoch nicht notwendig, denn bei den meisten Menschen liegt die Rolle ohnehin hauptsächlich auf den Rückenstreckern und

**Im Überblick:
von weich zu hart, von großflächig zu punktuell** INFO

Anfänger sollten sich bei den Tools über die Zeit von weich zu hart und von großflächig zu punktuell vorarbeiten. Geübte sollten innerhalb der Übungseinheit ebenfalls von großflächig zu punktuell übergehen, also beispielsweise mit der Rolle beginnen und danach einen Ball einsetzen.

Rippen. Tatsächlich ist zu bedenken, dass die Dornfortsätze der Wirbelkörper durch Muskeln verbunden und von Fasziengewebe überzogen sind, die ebenfalls häufig Verklebungen aufweisen. Zudem können mit moderatem Druck Wirbelblockaden gelöst werden. Eine Ausnahme stellt die empfindlichere Halswirbelsäule dar, bei der der kleine DUOBALL beispielsweise sehr gut geeignet ist. Den DUOBALL gibt es in zwei Größen.

- Der TWISTER hebt sich durch seine Noppen ab, die tief ins Gewebe eindringen und besondere Stimulationseffekte wie Gewebeverdrehungen (Seite 52) erreichen können. Das macht ihn sehr empfehlenswert für SMT-Übungen.
- Die GROOVE hat Rillen, die bei schnellem Rollen auf hartem Untergrund eine Art Vibrations- beziehungsweise Rütteleffekt erzeugen. Wahlweise gibt es die GROOVE auf Basis der STANDARD-Härte oder der PRO, also der härtesten Variante überhaupt. Daher ist die GROOVE für Schmerzpatienten und Therapie allgemein nicht zu empfehlen.

Die Stimulationsweise

Das Fasziengewebe hat verschiedene Rezeptortypen, die optimalerweise jeweils unterschiedliche Stimulationsformen benötigen. Diese Sensoren unterscheiden sich entsprechend in ihrer Reaktion auf:

- Druck
- Zug in verschiedene Richtungen
- Verdrehung
- Vibration

Damit die Faszie geschmeidig und funktionell bleibt, sollten möglichst viele Rezeptortypen angesprochen werden. Diese unterschiedlichen Reize können teilweise durch die verschiedenen Techniken (Seite 51) erreicht werden. Zum anderen wurden jedoch auch die unterschiedlichen BLACKROLL®-Tools so entwickelt, dass jeweils spezielle Rezeptorarten verstärkt stimuliert werden. Zum Beispiel bedienen die Rollen und Bälle vorwiegend die Stimulationsform Druck, der TWISTER ist ideal für Zug sowie Gewebeverdrehungen und der BOOSTER spricht zusätzlich durch Vibration die sogenannten Pacini-Rezeptoren an. Wenn Sie mehr über die verschiedenen Rezeptortypen erfahren möchten, dann finden Sie weiterführende Literatur hierzu am Ende des Buches auf Seite 290.

Die Auswahl der passenden BLACKROLL®-Tools

Welches der Tools für Sie am besten geeignet ist, hängt sowohl vom Beschwerdebild als auch von persönlichen Faktoren wie Körperbau, Schmerzempfindlichkeit und Übungserfahrung ab. Generell ist das also nicht zu beurteilen. Das Sinnvollste ist, dass Sie im Kapitel »Schmerzbilder und deren Behandlungsformen« ab Seite 59 nach Ihrem speziellen Beschwerdebild schauen und die Faszienprodukte verwenden, die bei den für Sie geeigneten Übungen aufgeführt sind. Zudem finden Sie auf den Seiten 44 bis 48 eine Übersicht aller für die SMT-Übungen geeigneten Tools mit Angaben zur Zweckmäßigkeit in Bezug auf Härtegrad, Stimulationsform etc.

Erinnern Sie sich an den Hinweis von Seite 42, dass idealerweise möglichst viele der unterschiedlichen faszialen Rezeptortypen angesprochen werden sollten? Daher sind zwei bis drei verschiedene Produkte zielführender als zum Beispiel die großflächige Rolle allein. Sie benötigen aber sicherlich auch nicht das gesamte Sortiment. Gerade die Rolle MICRO, der kleine BALL und der TWISTER passen in jede Tasche und eignen sich als Fliegengewichte hervorragend für Rollpausen bei der Arbeit oder unterwegs – so gibt es keine Ausreden mehr.

Die Rolle mit einer Überlänge von 45 cm eignet sich besonders für Anfänger, die für eine geringere Druckbelastung beide Beine gleichzeitig auf die Rolle legen, für Menschen, die aus Zeitgründen beide Beine gleichzeitig rollen möchten oder auch für Menschen mit breiterem Rumpf und Oberschenkeln. Letztere haben meist auch ein empfindlicheres Bindegewebe, sodass es Sinn macht, dass es diese längere Rolle nicht nur in der Standardhärte, sondern auch im weicheren Härtegrad MED gibt.

Wenn Sie sich jetzt fragen, was für Sie der beste Einstieg ins Rollen ist, hier eine Empfehlung: Bei vielen Schmerzbildern lässt sich im ersten Schritt mit der BLACKROLL® MED und dem kleinen BALL schon sehr viel erreichen. Weitere häufig gestellte Fragen, die sich auf die Ausführung beziehen, finden Sie im Abschnitt »Die 18 Gebote der Übungsdurchführung« auf den Seiten 55 bis 57.

Übersicht zu den verschiedenen BLACKROLL®-Tools

Im Rahmen dieses Buchs wird Ihnen eine Auswahl derjenigen Tools vorgestellt, die sich besonders für die SMT-Übungen zur Schmerzbehandlung eignen. In nicht wenigen Haushalten sind zumindest einige davon bereits vorhanden, in den vorgestellten Tools spiegelt sich in meinen Augen die Kernkompetenz von BLACKROLL® wider. Der BOOSTER wird aufgrund der Kombinierbarkeit mit den Rollen und der Wirksamkeitssteigerung durch Vibration ebenfalls beschrieben.

Rollen

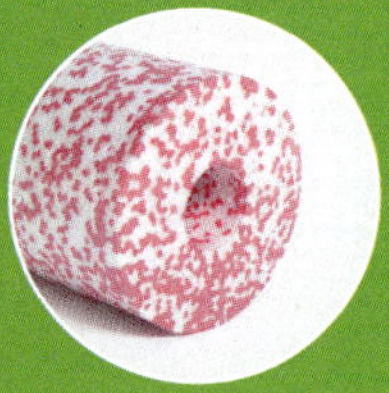

BLACKROLL® MED und 45 MED

- 20 Prozent weicher als die BLACKROLL® STANDARD
- Besonders empfohlen für Anfänger, Therapie, Yoga und Pilates
- In zwei Längen: 30 cm und 45 cm

WEICH – HART

REGENERATION – AKTIVIERUNG

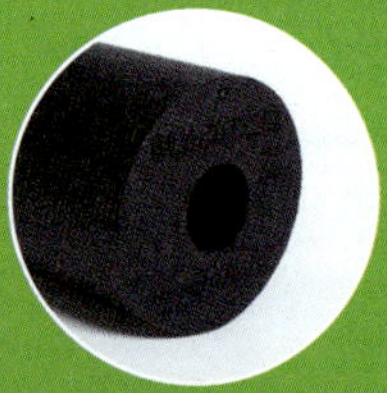

BLACKROLL® STANDARD und 45 STANDARD

- Durchschnittliche Härte
- Empfohlen für Sport und Therapie
- In zwei Längen: 30 cm und 45 cm

WEICH – HART

REGENERATION – AKTIVIERUNG

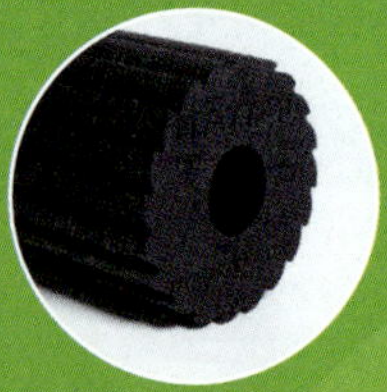

BLACKROLL® FLOW

- Sanftes Ausrollen und aktive Stimulation
- Durchfeuchtung sowie Anregung der Durchblutung
- Deutlich sanfter im Vergleich zur Groove

WEICH – HART

REGENERATION – AKTIVIERUNG

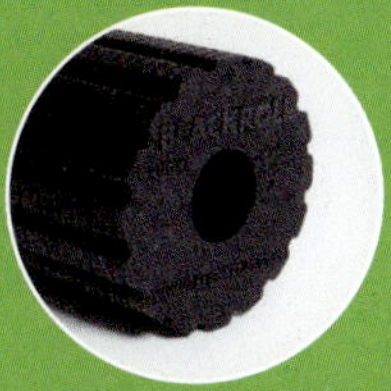

BLACKROLL® GROOVE

- Gerillte Oberfläche für natürliche Vibration
- Durchschnittliche Härte
- Aktivierend und durchblutungsfördernd

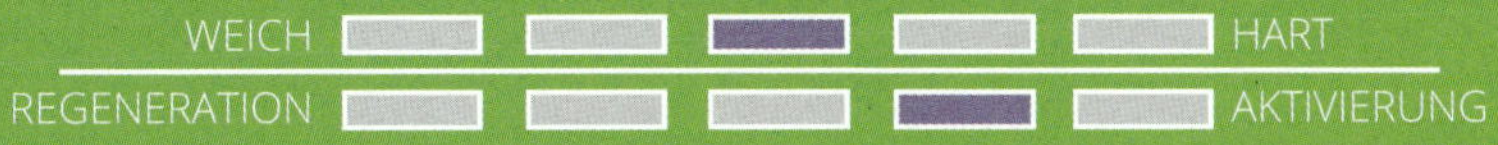

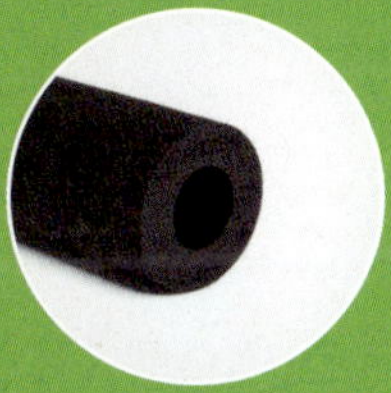

BLACKROLL® SLIM

Schlanker in der Silhouette und stärker in der Wirkung für noch tiefergehende Anwendungen

- Einen Tick härter als die BLACKROLL® STANDARD
- Optimal auf Reisen
- Intensive Selbstmassage durch kleinere Auflagefläche

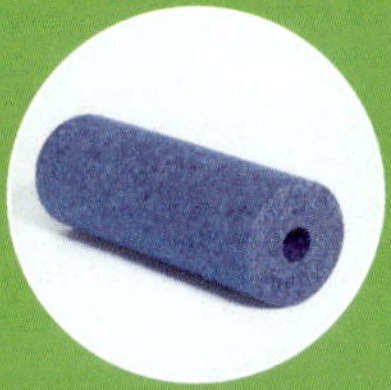

BLACKROLL® MINI

Passt in jede Tasche und kann überall angewendet werden. Perfekt für die Prävention und Behandlung des sogenannten Mausarms und des Fersensporns (dornenartiger, knöcherner Auswuchs am Fersenbein)

- Praktisch für unterwegs
- Gezielte Massage der Füße, Arme und Hände

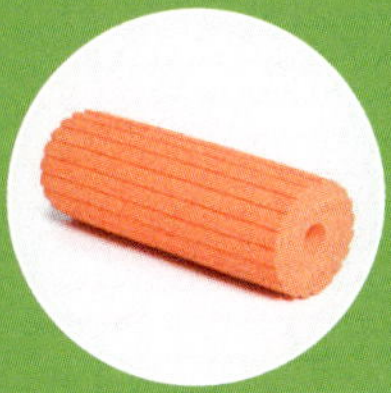

BLACKROLL® MINI FLOW

Die MINI FLOW ist klein, handlich und vielseitig.

- Die kleine Rolle für die Massage an jedem Ort
- Strukturierte Oberfläche
- Regeneration und Aktivierung in Einem

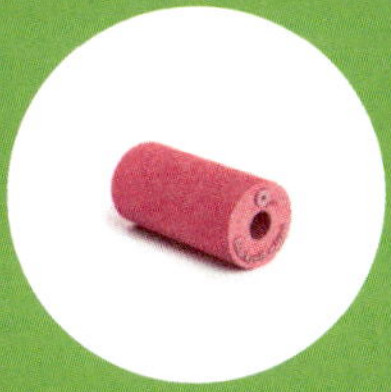

BLACKROLL® MICRO

- Praktisch klein, für jede (Jacken-)Tasche
- Für die gezielte Massage kleiner Körperareale wie Handflächen, Finger, Unterarme, Gesicht

Bälle, Block und TWISTER

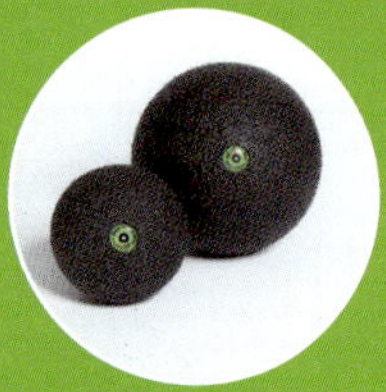

BLACKROLL® BALL 08 und 12

Für die intensive und zielgerichtete Massage von Verhärtungen und Verspannungen

- Punktuell und tiefwirkend
- Extrem vielseitig einsetzbar
- Insbesondere für kleinere Körperareale und Selbstbehandlung im Stehen an der Wand
- Der optimale Begleiter, passt in jede Tasche

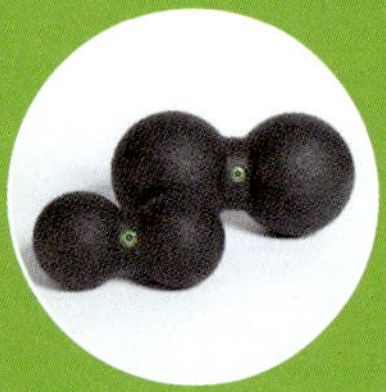

BLACKROLL® DUOBALL 08 und 12

Der DUOBALL ist optimal auf den Körper abgestimmt. Durch die Form wird eine tiefe Massage ohne Druck auf Wirbelsäule und Knochen möglich.

- Insbesondere für Rücken, Nacken und Beine
- Intensiver als die Rollen
- Schonung knöcherner Strukturen

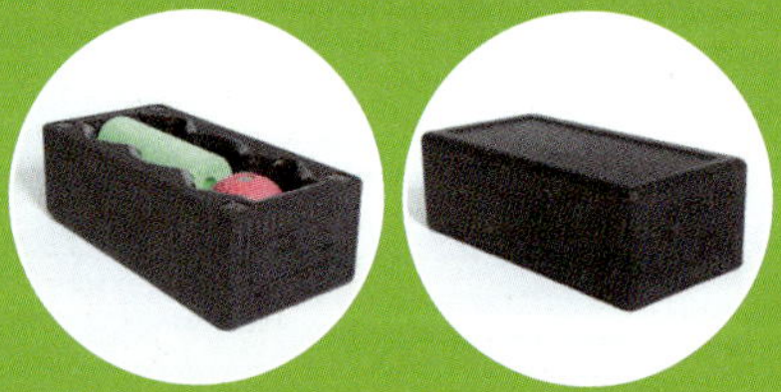

BLACKROLL® BLOCK

Der Block ist ein leichtes Mehrzweckgerät mit offener Unterseite, in das man eine Rolle MINI oder den kleinen BALL sowie den DUOBALL mit 8 cm praktisch verstauen kann.

- Ideal zur Auflagenerhöhung und für mehr Druck
- Als Abstandshalter für den Kopf bei Brust-Übungen an der Wand
- Optimale Kombination mit dem BALL 8 cm, dem DUOBALL und der BLACKROLL® MINI

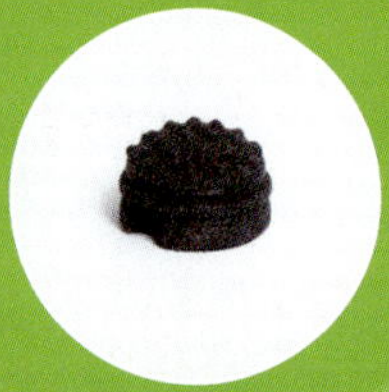

BLACKROLL® TWISTER

Der Twister stimuliert das Gewebe durch die neuartige Oberfläche auch an schwer zugänglichen Stellen.

- Greifen des Gewebes durch Noppen
- Verwendung durch Druck und Drehung oder mit Öl durch Druck und Zug
- Ideal zur zielgerichteten Selbstbehandlung von Hotspots an Kiefer, Nacken und Armen

Vibration

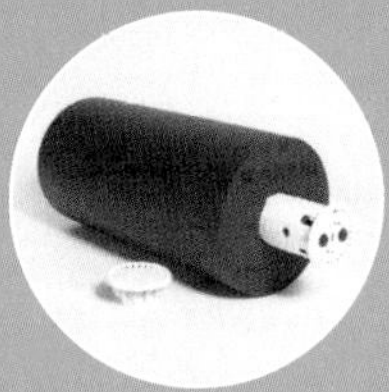

BLACKROLL® BOOSTER

Mit einzigartiger Vibra Motion Technologie für eine tiefgehende Massagewirkung

- Schwingender Kern für die 30-cm-BLACKROLL®
- Entspannung und Aktivierung, je nach Frequenzbereich

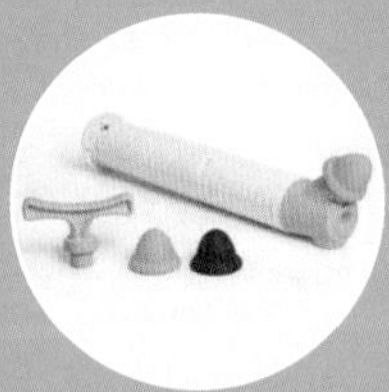

BLACKROLL® BOOSTER HEAD

Intelligente Erweiterung des BOOSTERS; unterschiedliche Formen, Winkel und Härtegrade für eine Vielzahl von Behandlungsmöglichkeiten

- Pulsierende oder kreisende Massage von Hotspots durch Druck und oszillierende Schwingung
- Unterschiedliche Formen, Winkel und Härtegrade der Aufsätze

Zur Kombination von BLACKROLL® BOOSTER und Rolle

Der BLACKROLL® BOOSTER vereint zwei der effektivsten Therapie- und Trainingskonzepte der letzten Jahre in einem Gerät: die SMT-Übungen und die Vibrationseffekte. Beide Methoden harmonieren hervorragend und sind in der Lage, Verspannungen der Muskulatur bei sanfter Vibration effektiv zu behandeln.

- Mit dem BOOSTER kann jede BLACKROLL®-Faszienrolle mit einer Normallänge von 30 cm in ein noch wirkungsvolleres Massagegerät verwandelt werden. Der einsetzbare vibrierende Kern unterstützt die Wirkung der klassischen Rolle auf mehreren Ebenen, sodass das umliegende Gewebe wohltuend stimuliert und mehrdimensional in Bewegung gebracht wird.
- Die neuartige Vibra Motion Technology des BLACKROLL® BOOSTER sorgt für eine besonders effiziente Vibration in Form von oszillierender Schwingung mit Tiefenwirkung, die durch Massage verschiedener Muskelschichten die Rolle noch effektiver macht. Der BOOSTER bietet dadurch ein sehr breites Massage- und Trainingsspektrum.
- Durch eine stufenlose Regulierung des Frequenzbereichs von 12 bis 56 Hz kann die Muskulatur sowohl entspannt als auch aktiviert werden. In den Stufen bis 20 Hz (ein bis zwei grüne Leuchtdioden) tritt nach kurzer Zeit eine Entspannung der Muskulatur auf. Gleichzeitig können durch die tiefenwirksame Schwingung die Schmerzrezeptoren so »verwirrt« werden, dass es sofort im Anschluss an die Vibrationsmassage zu einer Verringerung des Schmerzempfindens kommen kann. Das ist bei der Therapie von akuten

und chronischen Beschwerden außerordentlich hilfreich. Dieser schmerzlindernde Effekt wurde in einer Studie an der California State University Dominguez Hills im letzten Jahr bewiesen. Gleichzeitig konnte der Wissenschaftler Scott W. Cheatham auch eine Steigerung des Bewegungsumfangs am Kniegelenk nach der Vibrationsmassage nachweisen. Der Haupteffekt der niederfrequenten Vibrationsmassage ist die Förderung der Durchblutung und Regeneration der Muskulatur.

- Der Aktivierungseffekt tritt bei jedem Menschen bei unterschiedlichen Frequenzen ein. In der Regel wird davon ausgegangen, dass bei nahezu allen Nutzern dies bei etwa 40 Hz (also vier und mehr leuchtende Dioden) eintritt.

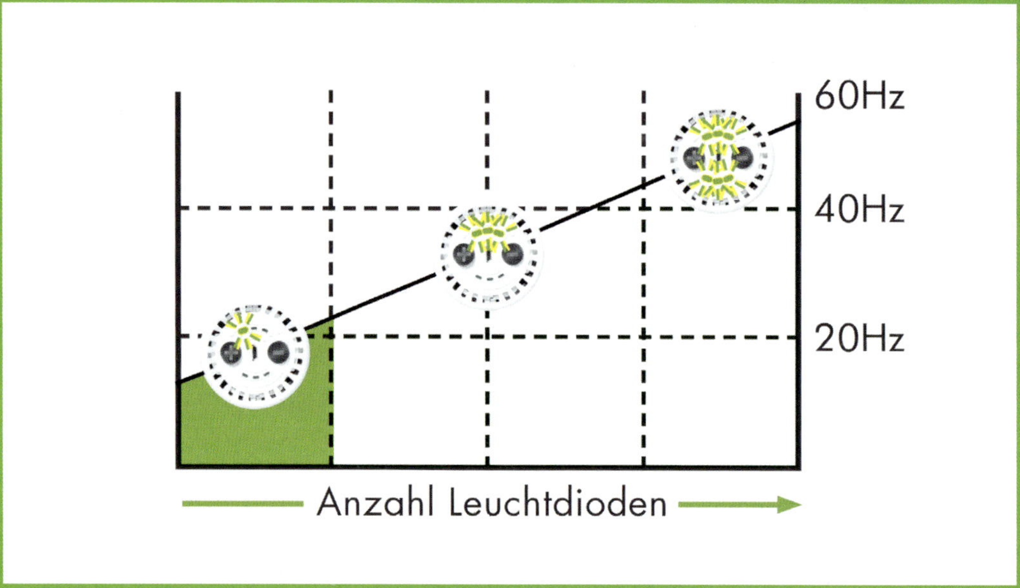

Der BLACKROLL® BOOSTER vibriert zwischen 12 und 56 Hz.
Der untere Frequenzbereich bis etwa 20 Hz eignet sich zur Schmerzreduktion.

Diese Tools benötigen Sie

Am besten sehen Sie sich die für Sie relevanten Übungen und die darin verwendeten Kleingeräte an. Die weichere Med-Rolle und der kleine Ball sind sozusagen als Minimalausrüstung zu empfehlen. Falls Sie Ihr BLACKROLL®-Sortiment erweitern möchten, wartet auf www.DrPfitzer.de/newsletter ein Geschenk auf Sie.

Die acht Techniken der Selbstmassage und deren Effekte

Den SMT-Übungen liegen verschiedene Selbstmassage-Techniken zugrunde, durch die sich Muskeln und Faszien ideal entspannen und geschmeidiger machen lassen. Hierbei handelt es sich um Roll- und Akupressur-Techniken zur Behandlung der Faszienstrukturen und der Muskeln. Vergleichbar mit dem Kneten, Drücken, Ziehen und Ausrollen eines Pizzateigs, werden Verklebungen – im Beispiel das Pizzateigs wären das Klümpchen im Teig – so weich gerollt. Mit diesem Bild lässt sich auch gut erklären, warum es durchaus sinnvoll ist, hin- und herzurollen, anstatt nur in eine Richtung zu arbeiten. In diesem Punkt sind gerade in letzter Zeit Unsicherheiten bei Anwendern entstanden, da Internetvideos empfohlen haben, in einer einzigen, zusammenhängenden Bewegung in ausschließlich eine Richtung zu rollen.

Meiner Vermutung nach kommt die Annahme, dass man beim Rollen nur mit einem Rollvorgang in eine Richtung arbeiten sollte, daher, dass eine Technik der manuellen Faszientherapie irrtümlicherweise auf das Rollen übertragen wurde. Bei diesem sogenannten »Shearing« wird tatsächlich in einer Schubbahn tief im Gewebe vor den Fingern oder dem Hilfsmittel die gesamte Faszienbahn (eine »Gewebewelle«) in einer fließenden Bewegung entlang geschoben. Nun verhalten sich die Rolle und der Ball jedoch nicht wie ein »Schieber«, sondern wie eine Walze, die das Gewebe kontinuierlich vorwiegend unter sich selbst zusammenpresst, was die verbrauchte Flüssigkeit herausdrückt.

Wie beim Ausrollen des Teiges werden Verklebungen und Verhärtungen besser gelöst, wenn durchaus mehrfach über diese Stellen hin- und hergerollt wird. Probieren Sie es einfach aus und beurteilen Sie für sich, bei welchem Vorgehen Sie das Gefühl haben, so das Gewebe weicher zu bekommen. Des Weiteren zieht sich ein Teig wieder relativ stark in die Ausgangslage zusammen, wenn Sie ihn lediglich in eine Richtung ausrollen – vielleicht kennen Sie das? Ebenso sollten Sie unterschiedliche Roll-, Schub-, Zug- und Verdrehungsrichtungen einsetzten, um ein optimales Ergebnis Ihrer Faszie zu erzielen. Vor dem Hintergrund der Körpersysteme Lymphe, Venen und Nerven ist es dennoch sinnvoll, sich von der grundsätzlichen Bewegungsrichtung zur Körpermitte hin vorzuarbeiten (Seite 55, »Die 18 Gebote der Übungsdurchführung«, Punkt 6).

Wer das »Shearing« immitieren will

INFO

Dem »Shearing« am nächsten kommen die Ausstreichübungen mit dem BLACKROLL® TWISTER. In der folgenden Aufstellung ist diese Technik unter den Punkten »Längsmassage« und »Querfriktion« einzuordnen (Seite 51).

Insgesamt kommen in diesem Buch acht verschiedene Verfahren zum Einsatz, sie bilden die Grundlage für die Übungsausführungen. Zudem sind im Übungsteil des Buchs zu Ihrer Erinnerung bei jeder Übung die Symbole der jeweils geeigneten Techniken aufgeführt.

1. Längsmassage
2. Querfriktion
3. Zirkuläre Massage
4. Druck und Entspannung
5. Druck und Dehnung
6. Druck und Drehung
7. Druck und Mobilisation
8. Druck und Vibration

Das gemeinsame Ziel der verschiedenen Techniken sind die Reduktion des Muskeltonus (ohne eine Ausschüttung von Stresshormonen zu produzieren), eine bessere Gleitfähigkeit von Muskel- und Bindegewebe sowie ein verbessertes Zusammenspiel von Reizaufnahme, -verarbeitung und Bewegung. Dies wird durch die Optimierung der Tiefensensibilität erreicht.

Die einzelnen Techniken werden etwa 10 bis 20 Sekunden lang pro Bereich durchgeführt. Doch auch hier gilt wieder: Folgen Sie Ihrem Körpergefühl, welches Sie dabei gleich weiter schulen. Ebenso steuern Sie selbst gemäß Ihrem Gefühl den Druck in Abhängigkeit Ihres persönlichen Schmerzempfindens.

Probieren Sie diese acht Techniken ruhig für Ihre Situation alle aus, um selbst feststellen zu können, welche Auswahl bei welchem Körperbereich für Sie speziell besonders hilfreich ist.

Längsmassage und Querfriktion

Die Längsmassage und die Querfriktion werden hier gemeinsam behandelt, denn beide Techniken werden so ausgeführt, dass die einzelnen Muskeln langsam auf der Rolle hin- und herbewegt werden. Es gibt zwei Möglichkeiten, die Muskulatur zu stimulieren: Bei der einen findet die Massagebewegung im Verlauf der Muskelfasern statt – dies wird Längsmassage genannt. Diese Technik eignet sich sehr gut als generelle Basistechnik, zum Aufwärmen und zur Regeneration. Zum Lösen von Verspannungen gehen Sie langsam vor, rollen zum Beispiel 5 cm vor und 4 cm zurück, dann wieder 5 cm vor und 4 cm zurück und so weiter – letzten Endes arbeiten Sie sich so Zentimeter für Zentimeter vor. Zwischenrein abzusetzen, das ist erlaubt, falls Sie sich lockern müssen. Rollen Sie in jedem Fall wirklich langsam. Jede Bewegungsrichtung sollte bis zu 5 Sekunden in Anspruch nehmen, das heißt; einmal hin- und herrollen beziehungsweise hoch und runter dauert circa 10 Sekunden.

Die zweite Massagetechnik wird Querfriktion genannt und stimuliert die Muskelfasern quer zum Faserverlauf, indem diese gegeneinander hin verschoben werden. So zum Beispiel, wenn Sie die Wade auf der ruhig liegenden Rolle nach rechts und links schieben, eine Art »Shearing«. Diese Form der Massage kommt vor allem bei vorgeschädigtem, schmerzhaftem Gewebe zum Einsatz, da sie die Durchblutung lokal steigert, Verklebungen löst und das Bindegewebe anregt, neue längs verlaufende Fasern zu bilden. Die Querfriktion gelangt in tiefe Schichten von Gewebeverhärtungen und ist eine der besten Methoden, um zu stark vernetztes Bindegewebe innerhalb der Muskeln zu lösen.

Wenn Sie Einschränkungen der Beweglichkeit bemerken

INFO

Bei den Selbstmassagen bemerken Sie plötzlich Stellen, an denen die Beweglichkeit des Fasziensystems eingeschränkt ist? Sie fühlen dort entweder einen dumpfen Schmerz oder einfach nur eine limitierte Beweglichkeit? Um die Faszie an diesen Stellen zu lösen und zu mobilisieren, können Sie sich spielerisch mit Veränderung des Drucks langsam an die Schmerzgrenze dieser Punkte herantasten. Diese Stellen sollten dann für ungefähr 20 Sekunden mit leichtem Druck und rhythmischem Hin- und Herrollen therapiert werden. Oder Sie arbeiten mit der bereits beschriebenen Querfriktion. Danach können Sie das betroffene Areal noch einmal großflächiger abrollen.

Zirkuläre Massage

Im Gegensatz zu den Längs- und Quermassagen wird bei der zirkulären Massage lokal um einen Hotspot herum massiert. Durch die kreisförmige Stimulierung des Gewebes wird der Stoffwechsel in diesem Areal angekurbelt und die Durchblutung gefördert.

Druck und Entspannung

Bei dieser Kompressionsgrundtechnik wird in den Schmerz hinein entspannt, während konstanter Druck auf den Hotspot ausgeübt wird. Was so erwirkt wird, ist dass das Weichgewebe nachgibt. Meist bedarf es allerdings etwas Übung und einer guten Körperwahrnehmung, um den betroffenen Muskel ansteuern und loslassen zu können. Hierbei ist es sehr hilfreich, den Muskel zuerst aktiv für circa 2 Sekunden anzuspannen, um diesen anschließend besser entspannen zu können. Wiederholen Sie dies mehrere Male, bis Sie merken, dass der Muskel entspannter ist. Sobald Sie es schaffen, den Muskel wirklich loszulassen, werden die Schmerzen deutlich geringer werden oder komplett verschwinden. Die innere Akzeptanz des Schmerzes und eine ruhige Atmung unterstützen den Prozess zusätzlich extrem. Mit dieser Kompressionsgrundtechnik sollten Sie insbesondere bei punktueller Arbeit mit den Bällen möglichst immer beginnen, denn mit ihr bekommen Sie ein Gefühl dafür, wie viel Spannung im Gewebe ist. Der große Gesäßmuskel eignet sich hervorragend, um diese Technik zu üben.

Druck und Dehnung

Bei dieser Erweiterung der Kompressionstechnik wird zusätzlich zum Druck auf den Hotspot der betroffene Muskel noch gedehnt. Beispiel: Den BLACKROLL® BALL in Bauchlage auf einer schmerzhaften Stelle des Quadrizeps (vorderer Oberschenkel) fixieren und dann die Ferse desselben Beins zum Gesäß ziehen.

Druck und Verdrehung

Hierbei wird zusätzlich zum Druck auf den Hotspot das Bindegewebe verdreht. Der BLACKROLL® BALL wird zuerst auf den Hotspot gedrückt und dann unter ständigem Druck langsam nach links und rechts gedreht. Wie der Name bereits verrät, ist für diese Technik besonders der TWISTER geeignet. Er krallt sich mit seinen Noppen regelrecht im Gewebe fest, sodass dieses bei den Verdrehungen optimal mitgezogen wird. Diese Technik können Sie auch gut mit anderen Techniken wie »Druck und Dehnung« oder »Druck und Mobilisation« kombinieren.

Druck und Mobilisation

Bei dieser einfachen Technik wird der Hotspot zunächst komprimiert, zum Beispiel an der Wade. Dann werden kreisende Bewegungen mit dem Fuß durchgeführt. So entsteht eine dreidimensionale Bindegewebsmassage am und um den Hotspot herum.

Druck und Vibration

Bei dieser Technik werden zwei Ansätze vereint, deren Entdeckung mehr als 1000 Jahre auseinanderliegt: Die Entspannung der Muskulatur durch Druck wird mit der Entspannung und Stoffwechselaktivierung durch Vibration zusammengeführt. Erreichen kann man dies entweder durch die Kombination von Rolle oder Ball mit einer Power-Plate oder durch den BLACKROLL® BOOSTER. Für die Technik »Druck und Vibration« kann der BOOSTER allein als Handgerät oder in einer 30 cm langen BLACKROLL® angewendet werden. Die Ausführung der SMT-Übungen in der Kombination von Rolle und BOOSTER ist identisch mit der Ausführung mit der Rolle allein.

Der Faszienforscher Dr. Robert Schleip beschreibt die Wirkung wie folgt: »Durch den Vibrationsmechanismus werden Stoffwechsel und Durchblutung stark angeregt, gleichzeitig wird der Schmerz gedämpft. Das ist bei der Therapie von akuten und chronischen Beschwerden außerordentlich hilfreich. Die Stimulation gelangt in die Tiefe des Gewebes und wirkt wie eine wohltuende Dusche auf die Dehnungsrezeptoren des Fasziengewebes. Die Körperwahrnehmung wird verbessert, man fühlt sich wie neugeboren.« Je nach Vibrati-

Wie die Drucktechniken wirken

INFO

Die Drucktechniken leiten sich von der Akupunktur-Massage ab. Durch den gleichförmigen Druck auf das betroffene Gewebe beziehungsweise den Hotspot kommt es rund um den zuvor unterversorgten Schmerzpunkt zu einer vermehrten Stoffwechselaktivität, nachdem der Druck wieder weggenommen wird. Es ist also eine Art »Reset«-Technik.

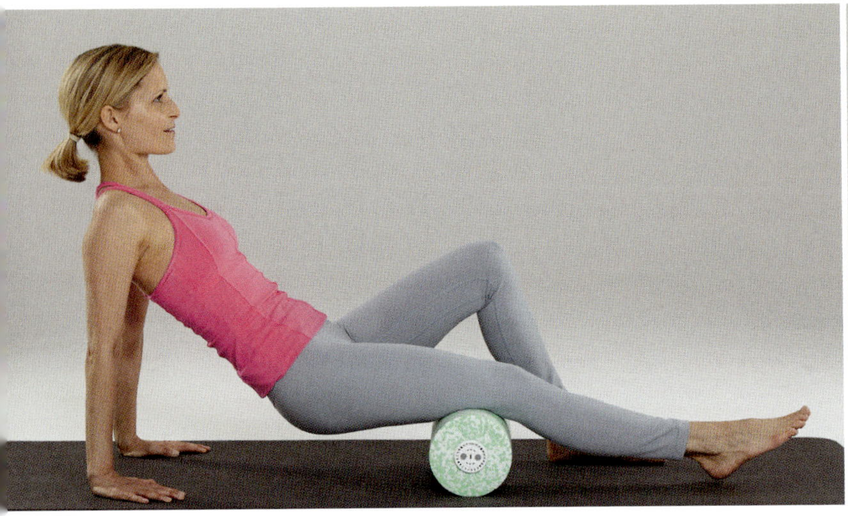

Ausrollen der Oberschenkelhinterseite mit dem BLACKROLL® BOOSTER.

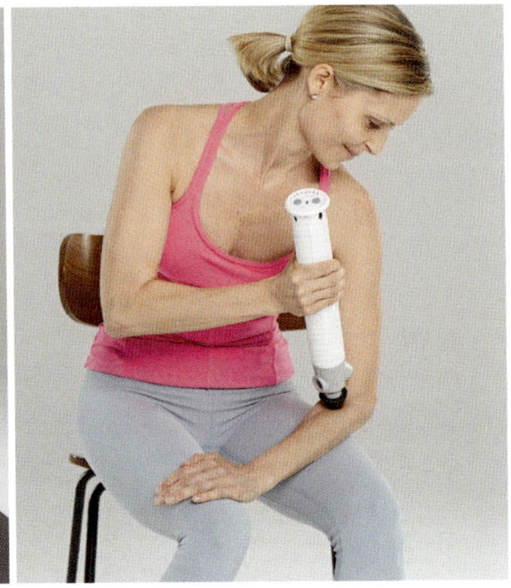

Hotspot-Massage mit dem BOOSTER-HEAD bei Tennis- oder Mausarm.

onsintensität haben die Druck- und Vibrationstechniken komplett unterschiedliche Anwendungsgebiete. Sie eignen sich außer zur Selbstmassage von schmerzhaften Hotspots auch zum gezielten Warm-up, zur Aktivierung der Muskulatur und Steigerung der Tiefensensibilität, zur Beschleunigung der Regeneration sowie zur Reduktion von Muskelkater.

Funktionelle Störungen des Muskel-Faszien-Gewebes in Form schmerzhafter, verquollener Verhärtungen, können Sie gezielt mit dem BLACKROLL® BOOSTER mit wenig Vibration (12 bis 20 Hz) selbst massieren. Die niederfrequente Vibration erreicht tiefere Gewebeschichten und kann so auch Nerven- und Muskelschmerzen lindern. Sie eignet sich ideal für Schmerzpunkte an Rücken, Nacken, Brust, Armen und Beinen. Je nachdem, wo sich der schmerzhafte Punkt befindet, entscheiden Sie, ob Sie den BOOSTER in der Rolle oder allein benutzen. Wenn der Schmerzpunkt großflächiger ist oder tiefer im Gewebe sitzt (zum Beispiel im Oberschenkelmuskel), dann verwenden Sie den BOOSTER mit der BLACKROLL® und machen ganz normal die empfohlenen SMT-Übungen. Sollte sich der Hotspot eher oberflächlich oder an den Armen bemerkbar machen, verwenden Sie den BOOSTER-HEAD direkt auf der Haut.

Der BOOSTER-HEAD kann zur gezielten Behandlung von Schmerzen und Bewegungseinschränkungen eingesetzt werden. Möglich sind tiefenwirksame, punktuelle Anwendungen sowie flächige Behandlungen ähnlich einer »Shearing«-Anwendung, bei der das Gewebe verschoben wird.

Die 18 Gebote der Übungsdurchführung

Jede Übung hat natürlich ihre speziellen Besonderheiten, was die Durchführung betrifft. Dennoch gibt es eine ganze Reihe genereller Empfehlungen, die sich auf die myofasziale Behandlung an sich beziehen. Um aus den Übungen die größtmögliche Wirksamkeit zu ziehen, sollten Sie daher allgemein auf folgende Punkte achten. In diesen 18 Geboten werden auch weitere der am häufigsten gestellten Fragen aus der Praxis geklärt.

1. Bevor die SMT-Übungen gemacht werden, ist es hilfreich, zunächst in den Körper und speziell den betroffenen Bereich hineinzuspüren, diesen locker zu bewegen und bewusst wahrzunehmen. Das Gleiche wird nach dem Übungsprogramm wiederholt, um im Sinne eines Vorher-nachher-Vergleichs den Erfolg bewusst zu spüren. Dies dient außerdem der Schulung der Körperwahrnehmung, die für die Durchführung der SMT-Übungen wichtig ist.
2. Vor den Übungen ein kurzes Warm-up von 5 bis 10 Minuten machen. Zum Beispiel locker in verschiedenen Richtungen hüpfen und die Arme mitschwingen. Der »Hampelmann«, den wohl so gut wie jeder noch aus dem Schulsport kennt, ist eine hervorragende Aufwärmübung, um die Muskeln und den Kreislauf auf Betriebstemperatur zu bringen. Am besten zusätzlich auch jedes Gelenk ein paarmal kreisen. Zudem können Sie mit der BLACKROLL® mehrmals schneller die großen Muskelbereiche zur Vorbereitung des Gewebes und Aktivierung des Stoffwechsels abrollen.
3. Eine Muskelpartie gilt es ungefähr 1 bis 3 Minuten zu bearbeiten. Dies ist jedoch nur ein grober Anhaltspunkt. Wichtiger ist, seine Körperwahrnehmung zu schulen, in die Verhärtungen hineinzuspüren und die Dauer entsprechend individuell anzupassen. Sind keine Empfindlichkeiten und Verhärtungen spürbar, kann relativ schnell zum nächsten Bereich gegangen werden.
4. Die SMT-Übungen sehr langsam, konzentriert und fokussiert durchführen. Dabei auf die Bewegungsqualität achten, in den Körper hineinspüren und wahrnehmen, wie die Verspannungen weicher werden.
5. Während allen Übungen die zu bearbeitenden Muskeln zunächst so locker wie möglich lassen, damit später auch in tiefere Muskelschichten vorgedrungen werden kann und der gewünschte Erfolg eintritt.
6. Bei den Extremitäten von rumpffernen Bereichen zur Mitte des Körpers vorarbeiten. Beispiel: vom Fuß Richtung Leiste/Gesäß, von den Händen Richtung Brustkorb. Damit wird der Lymph- sowie venöse Blutfluss und folglich der Abtransport von Stoffwechselendprodukten unterstützt. Weiterhin werden die Nerven zu ihren Austrittsstellen an der Wirbelsäule »geschoben«, um das Nervensystem zu entlasten.

7. Insbesondere auch nahe an Knochen und Gelenken arbeiten, aber nicht darauf. Hier sind häufig die schmerzhafteren Bereiche: Allerdings befindet sich hier auch die größte Anzahl der sogenannten Spannungsmessfühler, was in der Konsequenz bedeutet, dass hier schneller eine Entspannung eintreten kann, die sich dann auf den gesamten Muskel ausbreitet.
8. Von großflächig zu punktuell arbeiten und bei den einzelnen Muskelbereichen die verschiedenen Techniken von Seite 51 anwenden, um hierdurch unterschiedliche Stimulationen zu erreichen.
9. Während den Übungen gleichmäßig und tief weiter atmen. Dies hilft auch, bei schmerzhaften Punkten die erste Schutzspannung loszulassen und besser in die Entspannung zu kommen.
10. Den Druck individuell dosieren: bei stehenden Übungen an der Wand durch die Variation der Fußentfernung zur Wand. Bei der Kniebeugung während der Übungsbewegung die Knie von oben gesehen möglichst nicht über die Zehenspitzen hinausschieben, um starke Belastungen zu vermeiden. Im Liegen durch Abstützen mit Armen und/oder Beinen entlasten, beziehungsweise weitere Druckerhöhung durch Auflegen eines Beines auf das andere.
11. Den Druck so dosieren, dass der Schmerz noch gut zu tolerieren und mit der Zeit ein Hineinentspannen möglich ist. Man spricht hierbei auch vom sogenannten »Wohlschmerz«, da man merkt, dass der Schmerz irgendwie auch guttut und es einem nach der Übung besser gehen wird.
12. An besonders schmerzhaften Stellen 30 bis 60 Sekunden still verweilen und die Rolle oder den Ball nach und nach ins Gewebe schmelzen lassen (Druck und Entspannung), bis die Empfindlichkeit nachlässt. Auch kleine Bewegungen um den Hotspot sind möglich. Diese sehr schmerzhaften Punkte sind üblicherweise die, die am meisten Erleichterung bringen, wenn sie einmal gelöst wurden.
13. Die Übungen jeweils für beide Körperseiten durchführen, nicht nur für die Problemseite. Denn der Schmerz im Alltag kann ein Kompensationsschmerz sein, dessen Ursache in der gegenüberliegenden myofaszialen Kette liegt.
14. Für alle Stützpositionen gilt: Beim Abstützen mit den Armen, den Brustkorb aus den Schultern drücken und somit aufgerichtet bleiben. Dies vereinfacht auch die tiefe Atmung.
15. Zwischendurch immer wieder lockern. Besonders die Beine und Knie bei Übungen im Stand und die Schultern und Handgelenke bei Übungen am Boden.
16. Bei Problemen mit den Handgelenken kann man sich auch auf die geballten Fäuste stützen, was die dadurch gestreckten Handgelenke entlastet. Bei generellen Stützpro-

blemen sollten Übungen mit unterschiedlichen Stützpositionen abgewechselt werden. Bestehen auch hier Probleme, so kann man bei bestimmten Übungen den Oberkörper ablegen oder die bei den Übungsvarianten aufgeführten Hilfsmittel wie Stuhl und Tisch heranziehen. Allerdings ist wichtig zu wissen, dass die Stützarbeit maßgebend zur Stabilisierung insbesondere der tiefen Rumpfmuskulatur ist und einen wesentlichen Faktor der SMT-Übungen darstellt.

17. Nach dem jeweilig spezifischen Übungsprogramm aufgrund der myofaszialen Verbindungen im Körper möglichst noch die bei jedem Körperbereich genannten Kombinationsübungen für angrenzende Körperbereiche durchführen sowie zur Effektivitätssteigerung die entsprechende myofasziale Kette, wie ab Seite 248 beschrieben, einbeziehen.

18. Über den Tag verteilt genug stilles Wasser zum Flüssigkeitsaustausch der Faszie trinken.

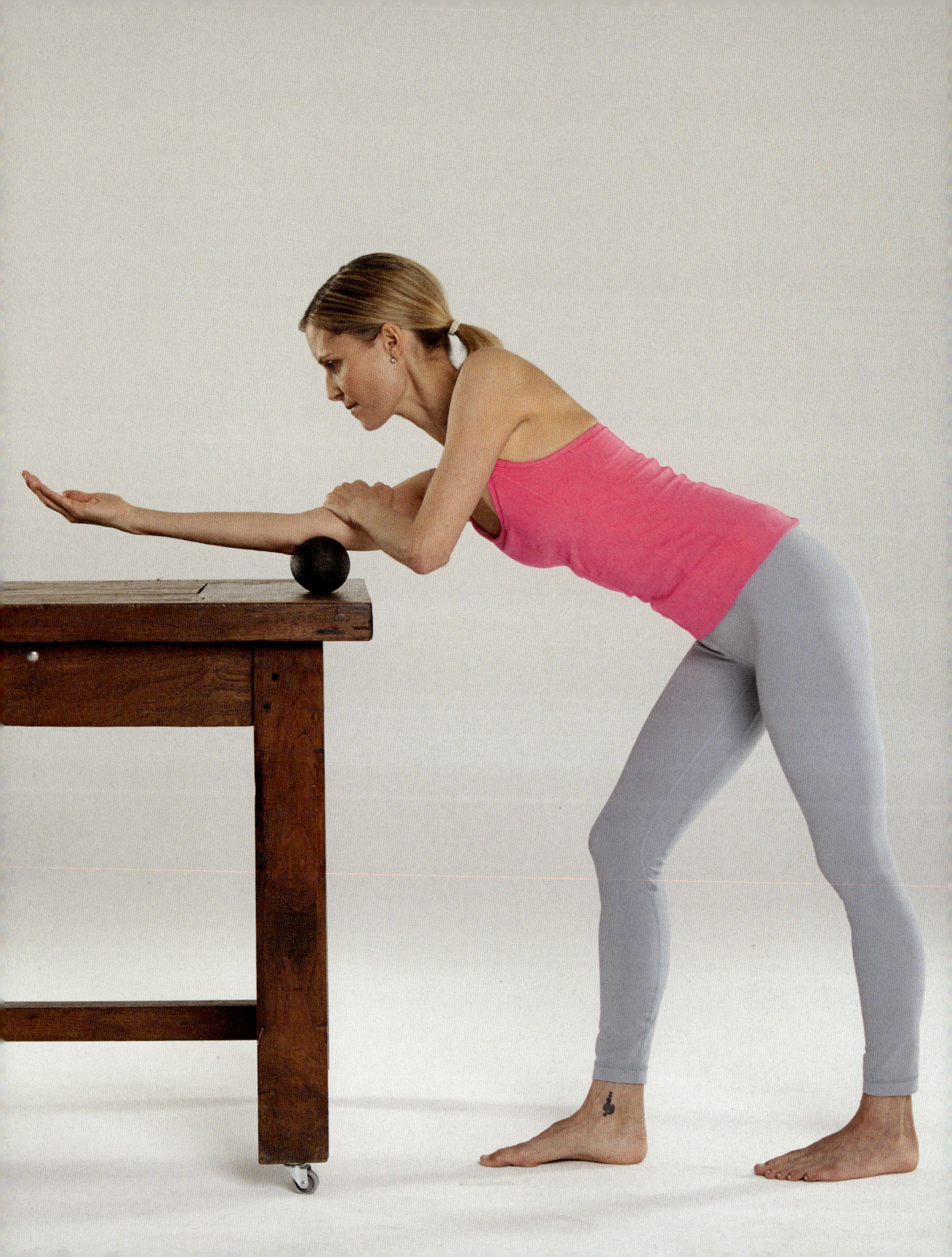

Kapitel 3

SCHMERZBILDER UND DEREN SELBSTBEHANDLUNG

Mit diesem Kapitel kommen wir zu den konkreten Schmerzbildern und schließlich in die Praxis! Hier finden Sie die passenden SMT-Übungen zu den verschiedenen Beschwerdebildern. Zusätzliche Erläuterungen der myofaszialen Ursachen sowie anderer möglicher Diagnosen helfen Ihnen, Ihre Situation besser einzuordnen. Zu vielen Schmerzbildern sind in diesem Buch Fallbeispiele aus der Praxis aufgeführt, die das Potenzial aufzeigen, Ihnen Mut machen und Sie motivieren sollen. Sie werden sehen: Wenn Sie dranbleiben, ist vieles möglich!

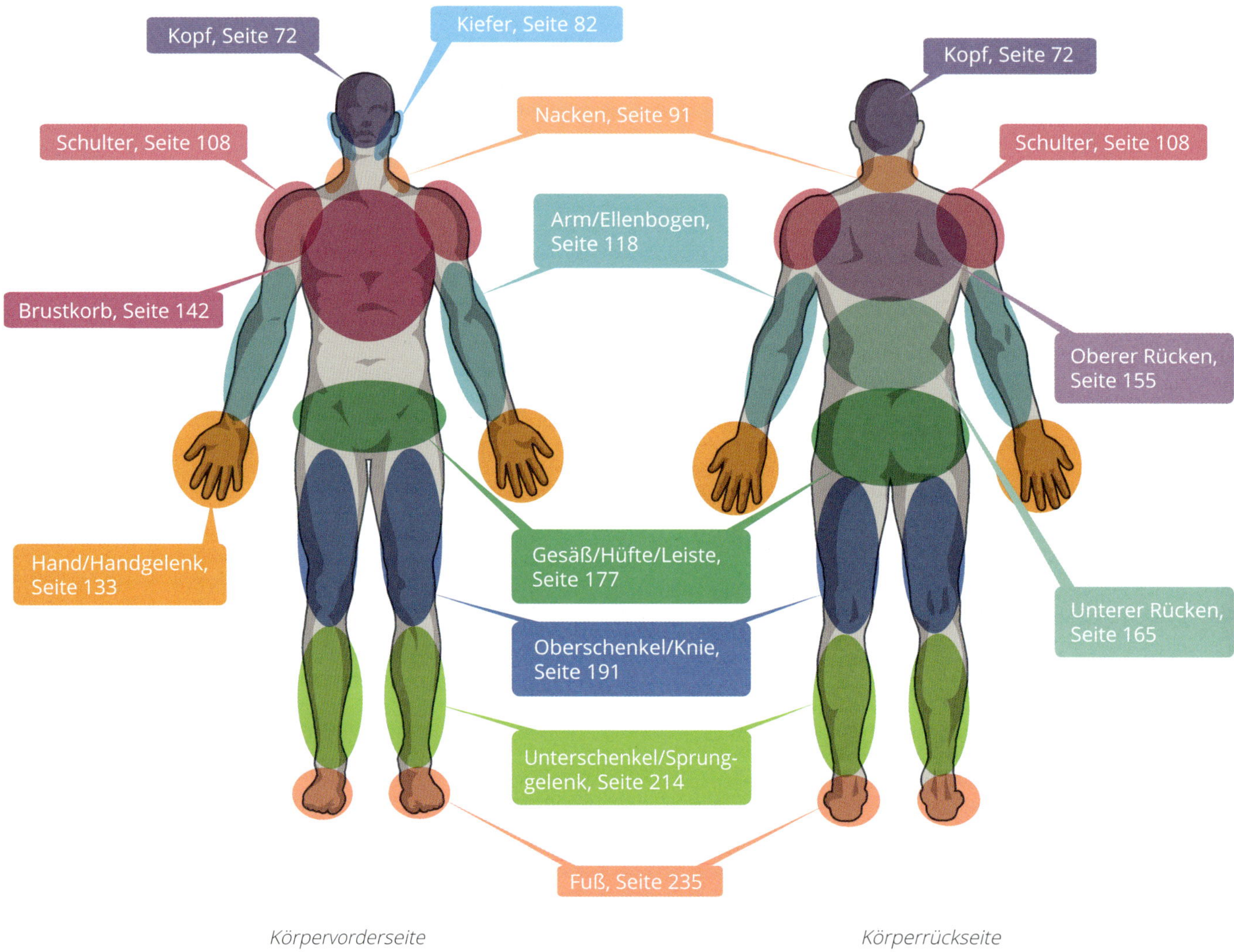

Damit Sie die für Ihr Schmerzbild passenden SMT-Übungen schnell Auffinden, gibt es hier einen Überblick für die verschiedenen Körperbereiche.

Zur Orientierung im Übungsteil

Die Abbildung auf Seite 60 gibt Ihnen mithilfe eines Farbleitsystems eine schnelle Orientierung, auf welcher der folgenden Seiten Sie die effektivsten Übungen für Ihr individuelles Schmerzbild finden. Sortiert ist dabei nach Körperbereichen, geordnet von Kopf bis Fuß.

Sie müssen nicht unbedingt sofort alle für Ihr Beschwerdebild aufgeführten Übungen machen. Gerade wenn Sie das erste Mal mit den SMT-Übungen arbeiten, kann es zielführender sein, sich langsam heranzutasten. Suchen Sie dann diejenigen Übungen zu Ihrem Beschwerdebild heraus, die Ihnen für Ihre persönliche Situation am passendsten erscheinen. Führen Sie diese Übungen durch, spüren Sie am nächsten Tag nach und steigern Sie über die nächsten Wochen schrittweise Ihr Pensum.

Varianten nutzen

Die Erfahrungen mit Schmerzpatienten zeigen, dass die SMT-Übungen, die auf dem Boden ausgeführt werden, aufgrund der Beschwerden (wie zum Beispiel Rücken- oder Knieschmerzen) anfangs für viele Patienten noch nicht möglich sind. Falls Ihnen die Übungen auf dem Boden zunächst schwer fallen, finden Sie bei einem Teil der Übungen Varianten im Stehen oder Sitzen. Sobald sich Ihr Befinden bessert und die Beschwerden es zulassen, empfehle ich jedoch, auf die Übungen am Boden zu wechseln. Denn tatsächlich ist die Stütz- und Stabilisierungsarbeit ein wesentliches Element des Trainings.

Die meisten SMT-Übungen können mit verschiedenen BLACKROLL®-Tools ausgeführt werden. Sie finden zu den Übungen daher jeweils die Angaben der möglichen Tools sowie der geeigneten Techniken. Je nachdem, welches Kleingerät Sie bereits besitzen, können Sie variieren. Behalten Sie jedoch auch die unterschiedlichen Stimulationsarten im Blick (Seite 51).

Hintergrundwissen und Erläuterungen

Zum besseren Verständnis der jeweiligen Beschwerden werden zu den Körperbereichen die jeweils speziellen myofaszialen Ursachen sowie weitere mögliche Diagnosen zur Abgrenzung erläutert. Es gibt manche Diagnosen, wie beispielweise Skeletterkrankungen, die das Gesamtsystem betreffen und daher in den unterschiedlichsten Körperregionen für Schmerzen sorgen können. Diese werden – der Übersicht halber – zu Beginn gesammelt, erläutert und sind unter der Überschrift »Übergreifende Diagnosen« zu finden.

SMT-Übungen für nachhaltige Schmerzreduktion

Sie sollten Schmerzen generell ernst nehmen. Je eher Sie aktiv etwas gegen die überspannten Strukturen tun und diese mithilfe spezieller Maßnahmen auf ein Normallevel bringen, desto besser und nachhaltiger wirkt die Schmerzreduktion. Wichtig ist dabei eine gezielte Behandlung der relevanten Muskeln und Faszien sowie der zusammenhängenden myofaszialen Ketten (Seite 248). Neben den SMT-Übungen, die in diesem Buch vorgestellt sind, ist eine parallel laufende therapeutische Unterstützung oft sinnvoll.

Doch auch wenn Sie bereits bei einem Therapeuten sind, können Sie durch zusätzliche SMT- und andere Übungen die Wirksamkeit der Therapie in Bezug auf Schmerzen, Beweglichkeit, Regulationsfähigkeit des Nervensystems und Alltagsaktivitäten steigern, wie eine von Dr. Chan und Kollegen 2015 im *Journal of Physical Therapy Science* veröffentlichte Untersuchung bei Patienten mit myofaszialem Schmerzsyndrom zeigt. Die Autoren kommen zu dem Schluss: »Eine physikalische Behandlung in Kombination mit Eigenmassage und Übungen zu Hause ist effektiver als die physikalische Behandlung allein.«

Im Anhang finden Sie ab Seite 291 ein umfangreiches Symptom- und Diagnoseregister, das es noch leichter macht, die für Ihre individuelle Situation richtigen SMT-Übungen beziehungsweise Informationen zu möglichen abzuklärenden Erkrankungen zu finden.

Übergreifende Diagnosen

Auf den folgenden Seiten finden Sie Erkrankungen, die zu Schmerzen am Bewegungsapparat in verschiedensten Körperbereichen führen können und die daher hier übergreifend erläutert werden. Auch wenn es auf den ersten Blick nicht immer so scheint, können viele (wenn auch nicht alle) davon mit SMT-Übungen ursächlich oder zumindest zur Symptomlinderung behandelt werden. Wenn Sie noch keine gesicherte Diagnose haben, können die Informationen Ihnen helfen, mit Ihrem Arzt oder Therapeuten über ihre Beschwerden zu sprechen und diese abklären zu lassen. Der Arzt oder Therapeut kann dann entscheiden, ob SMT-Übungen angebracht sind. Beachten Sie bitte auch die Kontraindikationen auf Seite 34.

Verletzungen

Akute Gewebeschäden wie Prellungen, Stauchungen, Zerrungen, Muskelfaser- und Bänderrisse sowie Frakturen mit Rötung, Schwellung und starken Schmerzen sind von der

Selbstbehandlung zunächst ausgeschlossen. Je nach Vorfall und Ausprägung macht sich das Geschehen durch plötzlich einschießende Schmerzen, Bewegungseinschränkungen und Instabilitäten sowie Schwellung und Blutergüsse bemerkbar. Hier sind Schonung, Kühlung, eventuell kurzzeitig schmerz- und entzündungshemmende Medikamente, der Gang zum Arzt und anschließend therapeutische Maßnahmen der empfehlenswerte Weg. Nach der Akutphase ist eine myofasziale Gewebebehandlung durch SMT-Übungen jedoch sehr sinnvoll, um keine funktionell störenden, faszialen Verklebungen und muskuläre Verhärtungen – durch Schonhaltungen – zu hinterlassen.

Morbus Sudeck

Der Morbus Sudeck, auch als »Complex Regional Pain Syndrome« (CRPS) bezeichnet, tritt in Folge von normalerweise unkomplizierten Verletzungen an Armen oder Beinen auf. Es ist dadurch gekennzeichnet, dass die Symptome sich während der eigentlichen Heilungsphase jedoch nicht verbessern, sondern über die Zeit weiter verschlimmern und zusätzlich weitere Beschwerden, wie zum Beispiel Schwellungen, Muskelschwäche, Funktionseinschränkungen und Hautveränderungen, hinzukommen. Die auslösenden Ursachen für dieses Schmerzsyndrom sind bisher nicht vollständig geklärt. Es wird angenommen, dass ein Überschuss bestimmter Botenstoffe neurogene Entzündungsreaktionen verlängert.

Myofasziale Verspannungen, Verhärtungen, Verklebungen – Myofasziales Schmerzsyndrom

Myofasziale Störungen führen zu einer schmerzhaften Unterversorgung der Gewebe und der umliegenden Nerven. Zudem kommt es zu einer Anreicherung von Stoffwechselabfallprodukten aufgrund von mangelndem Abtransport. In der Muskulatur und den Faszien bilden sich dann schmerzhafte Druckpunkte mit oder ohne Ausstrahlung, die als Trigger- beziehungsweise Spannungspunkte bezeichnet werden. Diese sind am häufigsten an den Sehnenansätzen zu finden, können aber auch in der Muskelmitte auftreten. Eine Vielzahl dieser schmerzhaften Verhärtungen wird auch als myofasziales Schmerzsyndrom bezeichnet. Die myofaszialen Fehlspannungen wirken mit sehr starkem Zug und Kräften auf die Wirbelsäule und provozieren Reizungen, Überbeanspruchung, Abnutzungs- und Ermüdungserscheinungen, wie beispielsweise:

- Blockierungen zwischen Wirbeln, zwischen Wirbeln und Rippen sowie anderen Gelenken
- knöcherne Engstellen

- Nervenreizungen und Entzündungen
- Wirbelsäulenverkrümmungen (Skoliose)
- Verschleiß wie Arthrose und Osteochondrose (Verknöcherung der Bandscheibenknorpel)

Die daraufhin üblicherweise folgende Bewegungsvermeidung und Schonhaltung verschärft die Situation dann weiter. Daher sollte gegen Ungleichgewichte im Muskel-Faszien-Netz möglichst präventiv, spätestens aber bei ersten Anzeichen mit zum Beispiel SMT-Übungen gearbeitet werden, um Folgeschäden zu vermeiden – gegebenenfalls ist hier die Unterstützung eines Therapeuten notwendig.

Auch die im Folgenden beschriebenen Krankheitsbilder, wie Bandscheibenvorfälle und Wirbelgleiten, basieren fast immer auf Fehlspannungen zwischen Muskeln, Faszien und Bändern und könnten daher durch frühzeitige, präventive Maßnahmen größtenteils verhindert werden.

Veränderungen der Wirbelsäule

Die Bandscheiben sind die flexiblen Teile zwischen den Wirbelkörpern, die die Beweglichkeit der Wirbelsäule ermöglichen und aufgrund ihrer Pufferungsfähigkeit oft als »Stoßdämpfer« bezeichnet werden. Bandscheibenvorfall (Prolaps) und -vorwölbung (Protrusion) sind die bekanntesten Diagnosen, die es in diesem Zusammenhang zu beachten gilt.

Bandscheibenvorfall und -vorwölbung

Im Gegensatz zur Vorwölbung, bei der die intakte Bandscheibe teilweise herausgedrückt wird, reißt beim Bandscheibenvorfall die Faserhülle der Bandscheibe und der gallertartige Kern tritt in den Rückenmarkskanal aus. Beide treten häufiger in der Lendenwirbelsäule als der Halswirbelsäule auf. Verantwortlich für die Veränderung sind Druck- und Zugbelastungen durch myofasziale Ungleichgewichte, die die Bandscheiben herausdrücken oder ziehen. Weit seltener als gemeinhin angenommen, führt ein Bandscheibenvorfall selbst zu Schmerzen, indem er auf eine Nervenwurzel drückt (dies wird als radikuläres Schmerzsyndrom bezeichnet). Missempfindungen oder Muskellähmungen in den Armen oder Beinen können ein Hinweis darauf sein. Weit häufiger kommen solche Empfindungsstörungen wie Kribbeln und Taubheit jedoch von verhärteten myofaszialen Strukturen, dem sogenannten pseudoradikulären Schmerzsyndrom.

Wirbelgleiten

Das meist nach vorn stattfindende Herausgleiten eines Wirbels (auch als Spondylolisthesis bezeichnet) entsteht ebenfalls durch übermäßige Züge der Muskeln und Faszien und durch schwache Bänder. Wenn diese den Wirbel nicht in seiner vorgesehenen Position halten können, hat er einen gewissen Spielraum und kann hin- und hergleiten. Solche Wirbelfehlstellungen können über Muskeln, Blockaden der Wirbelgelenke oder Nervenreizung Schmerzen verursachen.

Spinalkanalstenose

Diese stellenweise Verengung des Wirbelkanals, in dem das Rückenmark verläuft, kann angeboren sein oder durch lang anhaltend hohe Muskelspannung, Degeneration, Bandscheibenvorfälle sowie durch Verknöcherung der Wirbelsäule entstehen. Dadurch kommt es zu einem Engpass des Rückenmarks oder der zwischen den Wirbelkörpern austretenden Blutgefäße und Nervenwurzeln, Entzündungen können sich dabei zusätzlich entwickeln. Werden beispielsweise im Bereich der Halswirbelsäule Nerven provoziert, so kann dies zu Schmerzen, Missempfindungen oder auch Lähmungserscheinungen der Arme und Finger, dem zervikobrachialen Syndrom, führen. Natürlich ist eine Spinalkanalstenose in jedem Abschnitt der Wirbelsäule möglich, sodass es auch zu Rücken-, Gesäß- und Beinschmerzen kommen kann.

Entzündliche Erkrankungen des Bewegungsapparats

Die Nervenwurzelentzündung (Radikulitis) ist vielen ein Begriff, neben dieser können natürlich auch sämtliche anderen Strukturen durch Verschleiß und entzündliche Prozesse Schmerzen in den verschiedenen Körperbereichen auslösen. Hierzu gehören zum Beispiel die Wirbelkörper, die kleinen Gelenke zwischen den Wirbelkörpern (Facettengelenke), Schleimbeutel, das Rippenfell oder auch die Bandscheiben. Folgend sind einige gängige Entzündungserkrankungen des Bewegungsapparats aufgeführt.

Sehnenscheidenentzündung (Tendovaginitis) und Schleimbeutelentzündung

Zum Schutz und um die Gleitfähigkeit von Sehnen zu gewährleisten, wenn sie über die Gelenke gespannt sind, sind diese mit Hüllen – den Sehnenscheiden – umgeben. Überbeanspruchung oder Verletzungen dieser Hüllen können mit typischen Entzündungszeichen wie Schwellung, Überwärmung, Rötung und Schmerz einhergehen. Schmerzen insbesondere an Hand, Fuß und Arm (beispielsweise der typische Tennisarm), werden häufig als Sehnenscheidenentzündung missinterpretiert. Oft liegt jedoch keine Entzündung vor und so können sie ebenfalls erfolgreich behandelt werden, indem einfach die entsprechenden myofaszialen Strukturen gelöst werden.

Schleimbeutel erleichtern Muskeln und Sehnen ebenfalls problemlos über Knochen zu gleiten. Sie können durch Reizung – zum Beispiel im Rahmen einer Verletzung oder durch andauernd hohe Spannungen innerhalb der zugehörigen myofaszialen Strukturen – überbeansprucht werden und sich entzünden. Stechende Schmerzen treten dann durch die Schleimbeutelentzündung bei Belastung auf, sodass das Gelenk zunächst geschont und gekühlt werden sollte. Anschließend kann das myofasziale Gewebe entspannt werden.

Morbus Bechterew

Morbus Bechterew ist eine chronisch-entzündliche Erkrankung. Bei anhaltenden Schmerzen, die überwiegend in der zweiten Nachthälfte auftreten, sollte diese ausgeschlossen werden. Denn so kann man der Gefahr einer Versteifung rechtzeitig entgegenwirken. Männer zwischen 20 und 40 Jahren sind am häufigsten betroffen, wobei neben der Wirbelsäule oft auch bestimmte Gelenke wie das Kreuz-Darmbein-Gelenk, die Hüft-, Knie- und Fußgelenke sowie die Sehnenansätze der Füße betroffen sind. Bestimmte andere chronisch-entzündliche Erkrankungen des Darms (Colitis ulcerosa, Morbus Crohn) und der Haut (Psoriasis) sind häufig mit der ankylosierenden Spondylitis, ein anderer Name für den M. Bechterew, vergesellschaftet. All diese Erkrankungen werden zusammen mit dem Begriff Spondylarthritiden bezeichnet.

Rheumatoide Arthritis

Auch die rheumatoide Arthritis gehört in die Gruppe der Spondylarthritiden und tritt deutlich häufiger bei Frauen als bei Männern auf. Sie basiert auf einer Fehlfunktion des Immunsystems, sodass es zu Entzündungen der Gelenkinnenhaut kommt. Bei Fortschreiten greift die Entzündung auf die Knorpel über und zerstört diese, was bei Nichtbehandlung zu Verformung und Versteifung der Gelenke führt.

Polymyalgia rheumatica

Diese rheumatisch-entzündliche Erkrankung äußert sich in überwiegend morgendlichen Muskelschmerzen, die vornehmlich im Nacken-, Schultergürtel- und Beckenbereich auftreten. Daneben führt sie aber auch zu Kopfschmerzen, Sehstörungen, Abgeschlagenheit und anderen Symptomen, weil sie vor allem auch die Blutgefäße an den Schläfen betrifft. Auch hier sind Frauen deutlich häufiger betroffen. Meist tritt die Erkrankung in einem Alter von über 60 Jahren auf.

Arthrose

Am häufigsten tritt die Arthrose in den stark belasteten Hüft- und Kniegelenken auf, seltener in kleineren Gelenken wie Schulter, Ellenbogen, Hand oder Fuß. Arthrose entsteht aufgrund von Verschleiß des Gelenkknorpels meist durch andauernde Überlastung, regelmäßigen Druck auf das Gelenk und hohe myofasziale Spannungen. Irgendwann reibt dann Knochen auf Knochen. Typisch ist anfangs der sogenannte Anlaufschmerz bei Bewegung nach längerem Ruhen des Gelenks. Konsequente Entspannung der Muskeln und Faszien wirkt hier oft Wunder.

Veränderung der Struktur des Skelettsystems

Das Skelett, unser Knochengerüst, kann außer durch eine direkte Bruchverletzung auch durch deren spätere Folgen oder durch verschiedene andere Arten von Erkrankungen in Mitleidenschaft gezogen werden. Sie können spezifische Körperstellen betreffen oder das gesamte Skelettsystem. Die bekannteste und heutzutage am weitesten verbreitete Knochenerkrankung ist sicherlich die Osteoporose. Sie entsteht im Laufe der Zeit durch eine mangelhafte Mineralversorgung der Knochen, wohingegen andere Skeletterkrankungen durch vorangegangene Unfälle ausgelöst werden.

Osteonekrose verschiedener Formen

Die Osteonekrose (Knochennekrose) beschreibt eine Knochenerkrankung, die zu einer Minderversorgung des Knochengewebes führt und dadurch für das Absterben desgleichen sorgt. Ursachen sind meist Unfälle. Je nach betroffenem Bereich und Ursache werden hier noch einmal die verschiedenen Formen unterschieden.

- Bei der Osteochondrosis dissecans (Osteochondrale Läsion) handelt es sich um eine Durchblutungsstörung insbesondere des knöchrigen Gelenkanteils, die im Frühstadium zunächst keine Beschwerden auslöst. Im späteren Verlauf kann der Knochenanteil absterben und das Knochen-Knorpelstück abgestoßen werden. Es bildet sich die sogenannte »Gelenkmaus« (Dissekat oder Läsion), die sich dann frei im Gelenk bewegt und Schmerzen auslösen kann. Der Großteil dieser Knochen-Knorpel-Erkrankungen ist im Bereich des Knies zu finden, aber auch andere Gelenke können betroffen sein. Die Osteochondrosis dissecans kann Folge familiärer Vorbelastung sein, daneben sind verschiedenste Ursachen wie Entzündungen, Traumata oder Gefäßverschlüsse möglich.
- Eine Unterform der Osteochondrosis dissecans ist der Morbus Panner: Von dieser Erkrankung sind vorwiegend Buben und männliche Jugendliche betroffen, die Wurfsport-

arten oder den Ellenbogen ähnlich belastende Aktivitäten ausführen. Da die Wachstumsfugen noch nicht komplett geschlossen sind, kommt es bei den Jugendlichen zu einer Überlastung im Ellenbogenbereich. Das macht sich schmerzhaft am äußeren Ellenbogen bemerkbar und führt zu Bewegungseinschränkung.

- Unter Morbus Osgood-Schlatter wird eine Knochennekrose des Schienbeins verstanden, die durch eine verminderte lokale Sauerstoff- und Nährstoffversorgung zum Beispiel in Folge von Unfällen ausgelöst wird.
- Ein anderes Beispiel ist der Morbus Köhler, eine Knochennekrose der Zehengrundgelenke, die mit schmerzhaften Verformungen einhergehen kann.
- Der Morbus Kienböck, auch als Lunatummalazie bezeichnet, zeigt sich durch ein Absterben des Mondbeins (Os lunatum), eines Handwurzelknochens. Die Erkrankung ist mit starken Schmerzen an der Oberseite des Handgelenks, Bewegungseinschränkung und Kraftverlust verbunden. Andauernde Druckbelastungen auf das Handgelenk, wie beispielsweise durch einen Presslufthammer, begünstigen diese Erkrankung. Doch auch anatomische Fehlbildungen kommen als mögliche Ursache des Morbus Kienböck in Betracht.
- Bei der sogenannten Ulna-Minus-Variante ist die Elle (Unterarmknochen der Kleinfingerseite) im Vergleich zur Speiche (Unterarmknochen der Daumenseite) zu kurz. Dies kann zu einer erhöhten Belastung des Mondbeins durch die Speiche führen.

Osteoporose

Dies beschreibt eine Abnahme der Knochendichte, die durch verminderte Calcium-Einlagerung entsteht. Die Knochen und Wirbel werden dadurch brüchig; typisch sind bei fortgeschrittener Osteoporose besonders Hüft- und Oberschenkelhalsbrüche nach Stürzen. Frauen sind von Osteoporose doppelt so häufig betroffen wie Männer, besonders der Östrogenmangel nach den Wechseljahren hat damit zu tun. Äußerlich bildet sich mit der Zeit ein typischer Rundrücken im Brustwirbelsäulenbereich aus, der für die nach vorn gebeugte Haltung verantwortlich ist. Ausgleichend muss für einen geraden Blick und das Gleichgewicht der Kopf in den Nacken gezogen werden, was wiederum zu schmerzhaften Muskelverspannungen im Nacken führen kann.

Osteomalazie

Was bei Kindern als Rachitis bekannt ist, ist bei Erwachsenen die Osteomalazie. Durch Vitamin-D-Mangel kommt es zu einer weicheren Knochenbeschaffenheit – der Mangel kann durch zu wenig Sonnenlicht oder durch eine Ernährung mit zu wenig Vitamin D entstehen. Die geringere Belastbarkeit der Knochen kann nicht nur zu Verformungen und Knochen-

sowie Wirbelbrüchen führen, sondern macht sich auch durch Muskelschmerzen bemerkbar.

Hyperostose

Es gibt neben den Erkrankungen, die die Knochensubstanz vermindern, umgekehrt auch eine, bei der es zu einer starken Vermehrung der Knochensubstanz kommt. Sie zeigt sich durch schmerzhafte Schwellungen insbesondere der Schlüsselbeine, des Brustbeins und der ersten Rippen beidseits, die durch einen erhöhten Knochenumbau und Knochenverdickungen bedingt sind. Dadurch ist die Schulterbeweglichkeit oft eingeschränkt. Die Ursache ist eine Funktionsstörung der knochenbildenden beziehungsweise knochenabbauenden Zellen. Die Auslöser hier reichen von Reizungen über Entzündungen, Stoffwechselstörungen, Infektionen bis hin zu Tumoren.

Fibromyalgie

Die Ursachen für dieses generalisierte Schmerzsyndrom sind noch weitgehend unbekannt. Es ist definiert durch über elf typische Schmerzpunkte in verschiedenen Regionen des Bewegungsapparats, kombiniert mit starker Energielosigkeit und teilweise depressiver Stimmung. Wahrscheinlich spielen psychosoziale Faktoren wie innere Konflikte (bewusst oder unbewusst), chronischer Stress und Druck mit Überforderungsgefühl eine wesentliche Rolle. Häufig sind Persönlichkeiten mit hohen Selbstanforderungen, hohem Pflichtbewusstsein, übertriebenem Perfektionismus und mangelnder Fähigkeit, auch einmal »Nein« zu sagen, betroffen.

Durchblutungs-, Venen-, Lymphabflussstörungen

Dieser Bereich umfasst mögliche Erkrankungen der Körperflüssigkeiten Blut und Lymphe. Das Blutsystem teilt sich auf in das arterielle, versorgende Blut und das venöse, entsorgende Blut. Das Lymphsystem hingegen hat nur entsorgenden Charakter, der jedoch ebenfalls sehr wichtig ist.

Raynaud-Syndrom und periphere arterielle Verschlusskrankheit (pAVK)

Durch vorübergehende oder dauerhafte Gefäßverengungen kommt es zu Durchblutungsstörungen, die Ursachen können dabei unterschiedlich sein. Gemeinsam ist: Das Gewebe und die Nerven werden dann nicht mehr ausreichend mit Sauerstoff und Nährstoffen versorgt. Dies macht sich durch kalte Hände, Blässe, Kribbeln, Taubheitsgefühl oder auch ziehende Schmerzen in den Beinen und Füßen beziehungsweise in den Armen und Händen bemerkbar. Betroffene müssen beim Gehen oft Pausen einlegen, weshalb diese Erkrankung auch Schaufensterkrankheit genannt wird.

Venenthrombose

Bei der Venenthrombose wird ein zum Herzen zurückführendes Blutgefäß (Vene) durch ein Blutgerinnsel verstopft. Ist eine tiefe Beinvene oder seltener eine Armvene betroffen, so äußert sich das mit plötzlich auftretenden, ziehenden Schmerzen in der betroffenen Extremität, meist begleitet von einer spannenden Schwellung und einer bläulichen Verfärbung. In diesem Fall sollten Sie sich möglichst nicht bewegen und dringend den Notarzt rufen, da es zu einer Lungenembolie kommen kann! Auch in den Monaten danach dürfen keine SMT-Übungen im betroffenen Bereich gemacht werden.

Veneninsuffizienz

Eine Venenschwäche mit Klappendefekten kann zum Beispiel als Folge einer Thrombose auftreten und äußert sich in müden, geschwollenen Beinen und Füßen beziehungsweise Händen oder auch Hautveränderungen und Besenreißern. Wenn es zu einer Entzündung einer oberflächlichen Vene kommt, spricht man von einer Thrombophlebitis, die ausgesprochen schmerzhaft sein kann.

Lymphabflussstörungen

Bei Lymphabflussstörungen, ebenso wie bei der Venenschwäche, wird letztlich vermehrt Flüssigkeit ins Gewebe gepresst, was von einem Anschwellen und einem unangenehmen Spannungsgefühl begleitet sein kann. Wurden bei Brustkrebs Lymphknoten entfernt, tritt eine solche Störung typischerweise an der Hand und im Arm auf.

Stoffwechselstörungen und organische Erkrankungen

Stoffwechselstörungen haben Auswirkungen auf den gesamten Organismus. Schmerzen im Bewegungsapparat können beispielsweise durch eine Fehlfunktion der Schilddrüse, Gicht oder Diabetes mit Polyneuropathie (Nervenerkrankung) entstehen. Auch organische Störungen können in den Bewegungsapparat ausstrahlen und dort Schmerzen verursachen oder vortäuschen. Häufig sind diese als Notfall einzustufen. So zum Beispiel ein Herzinfarkt, eine Hirnblutung, Lungenerkrankungen wie ein Pneumothorax (Lungenkollaps verschiedenen Ausmaßes), Nierensteine, Verletzungen und Veränderungen der Speiseröhre wie Ösophagusvarizen (lebensbedrohliche Krampfadern in der Speiseröhre), die Gürtelrose, ein Aortensyndrom, Knochenabszesse, Zysten, Tumore und mehr.

Psychosoziale Ursachen

So gut wie jede Erkrankung kann Folge einer bewussten oder unbewussten seelischen Belastung wie übermäßiger Stress und Druck, Mobbing, andauernde innere Konflikte oder durchlebte Traumata sein. Besonders häufig manifestieren sich solche psychischen Überlastungen im Bewegungsapparat als Rücken-, Gesäß-, Nacken- und Kopfschmerzen. Redewendungen in solchen Situationen wie »Das bereitet mir Kopfzerbrechen«, »Die Pobacken zusammen kneifen«, »Die Zähne zusammenbeißen«, »Viel ertragen« oder »Der Termin sitzt mir im Nacken« zeigen schon den Zusammenhang. Diese Übertragung auf die körperliche Ebene nennt der Mediziner psychosomatisch. Das Muskel-Faszien-System ist sozusagen ein psychosomatisches Organ. Wenn es sprechen könnte, hätte es sicherlich viel zu erzählen.

Die Gewebeentspannung mit den SMT-Übungen hat tatsächlich auch Einfluss auf die psychisch-emotionale Stimmung. Es konnte gezeigt werden, dass bei psychisch-emotionalen Schmerzerlebnissen die gleichen Hirnareale aktiviert werden wie bei körperlichem Schmerz. Psychosomatische Schmerzen sind also real und sollten immer ernst genommen werden. Begleitende Entspannungstechniken und gegebenenfalls eine Psychotherapie sind in diesen Fällen meist hilfreich.

Körperbereich Kopf

Beschwerdebilder/Diagnosen: (Spannungs-)Kopfschmerzen, Migräne

Kopfschmerzen kennt wahrscheinlich jeder. Es gibt über 250 verschiedene Kopfschmerzarten und 90 Prozent der Bevölkerung leiden mindestens einmal im Leben unter Kopfschmerzen. Meist handelt es sich um sogenannte Spannungskopfschmerzen. Sie sind die häufigste Kopfschmerzform überhaupt und rühren von myofaszialen Verspannungen durch Fehlhaltungen wie einem in den Nacken gezogenen Kopf, hochgezogenen Schultern oder einem zusammengepressten Kiefer. Häufig beginnen sie im Nacken und breiten sich langsam über den ganzen Kopf aus. Sie drücken und ziehen ein- oder beidseitig zwischen Stirn und Ohr und können bis in den Kiefer, die Augen oder den Hinterkopf ausstrahlen. Oft fühlen sich die Betroffenen wie in einen Schraubstock eingezwängt.

Bei der Kopfschmerzform der **Migräne** kommen zu hämmernden Kopfschmerzen noch Schwindel, Sehstörungen, Licht- und Lärmempfindlichkeit sowie Übelkeit hinzu. Im Schädel klopft und pulsiert der Schmerz meist einseitig, manchmal wechselt er während der Attacke die Kopfseite. Ein Migräneanfall ist oft unerträglich und sehr belastend für die Betroffenen, da auch der Alltag kaum noch weitergeführt werden kann. Somit zählt Migräne weltweit zu den zehn am stärksten beeinträchtigenden Erkrankungen. Auslöser, die diese Symptome dann triggern, sind oft Stress, Wetterwechsel, Hormonschwankungen, Fehlhaltung oder bestimmte Lebensmittel sowie Alkohol.

SMT-Übungsprogramm bei Kopfschmerzen und Migräne

Kopfhaut stimulieren

Tool: TWISTER

Geeignete Techniken:

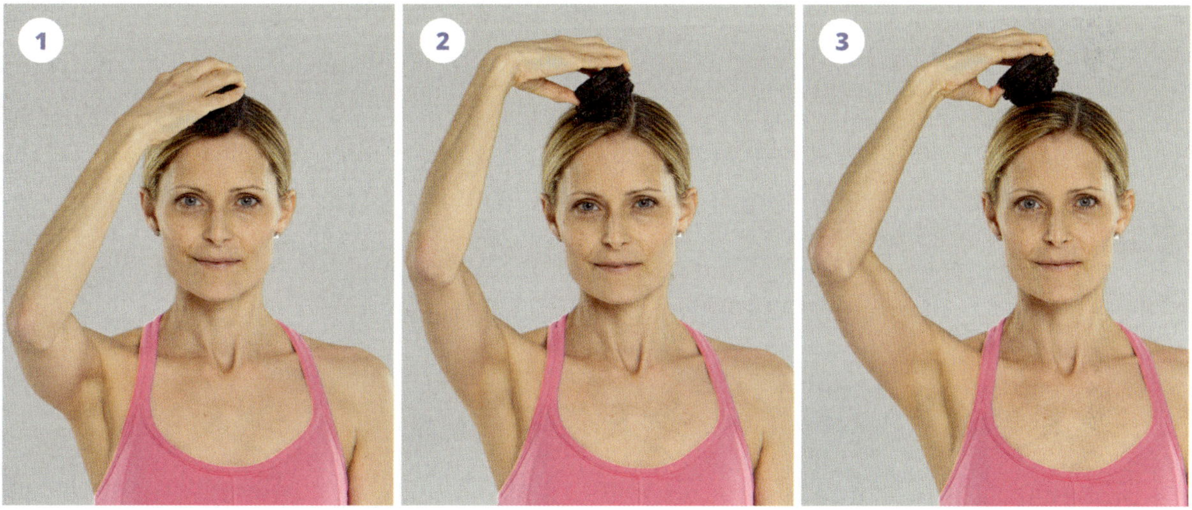

1. Stehen oder sitzen Sie aufrecht und entspannt. Greifen Sie den TWISTER mit Daumen und Zeige- oder Mittelfinger in den dafür vorgesehenen Vertiefungen und setzen Sie ihn am vorderen Haaransatz an.
2. Rollen Sie den TWISTER nun langsam entlang seiner Rundung mit etwas Druck nach hinten ab. Außerdem können Sie den TWISTER in einer Kreiselbewegung um seine eigene Mitte rollen, die dabei fixiert bleibt.
3. Anschließend setzen Sie eine TWISTER-Breite weiter oben am Kopf an und wiederholen die Abrollbewegung aus Schritt 2. Bearbeiten Sie auf diese Weise Ihre gesamte Kopfhaut.

Stirn und Oberkopf ausrollen

Tool: DUOBALL klein

Geeignete Techniken:

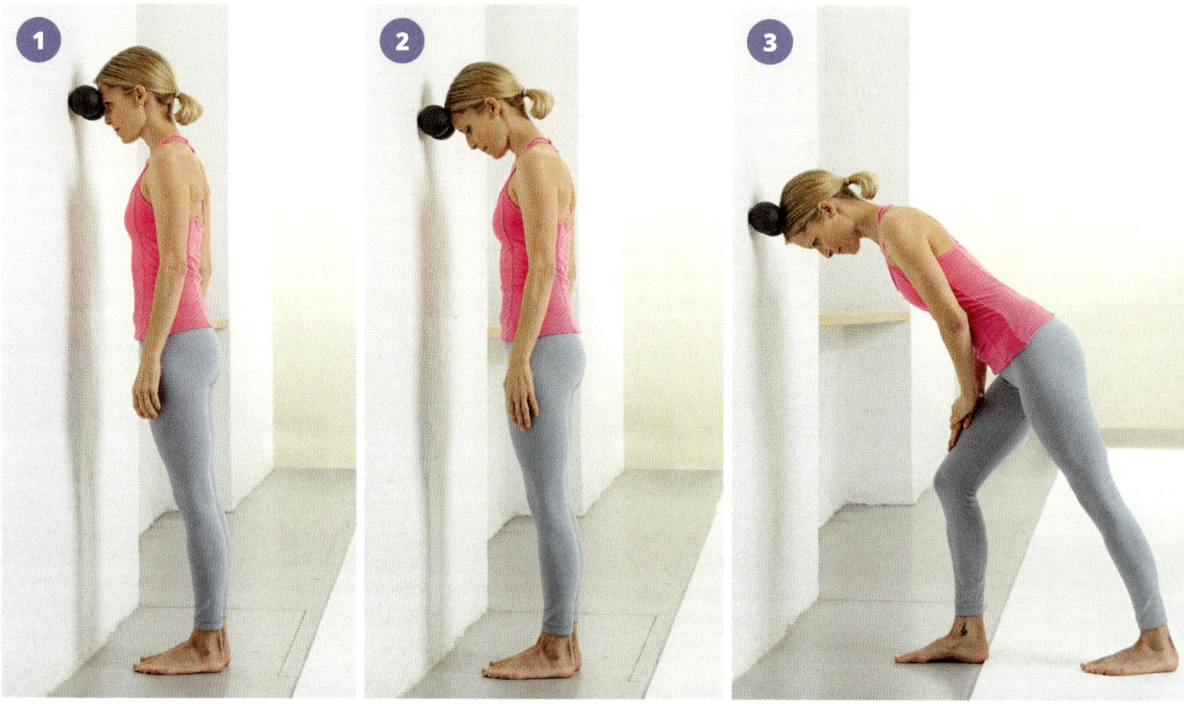

1. Stehen Sie circa 20 cm entfernt mit dem Gesicht zur Wand. Setzen Sie den DUOBALL oberhalb der Augenbrauen an. Stabilisieren Sie den Nacken dabei durch etwas Muskelanspannung.
2. Massieren Sie nun langsam und konzentriert mit leichtem Druck die Stirn auf und ab, indem Sie den Kopf leicht vor und zurück nicken.
3. Dann vergrößern Sie den Abstand. Führen Sie die Massage am oberen Kopf den Scheitel entlang bis hin zum hinteren Haarwirbel fort.

Hinterkopf ausrollen

Tool: DUOBALL klein

Geeignete Techniken:

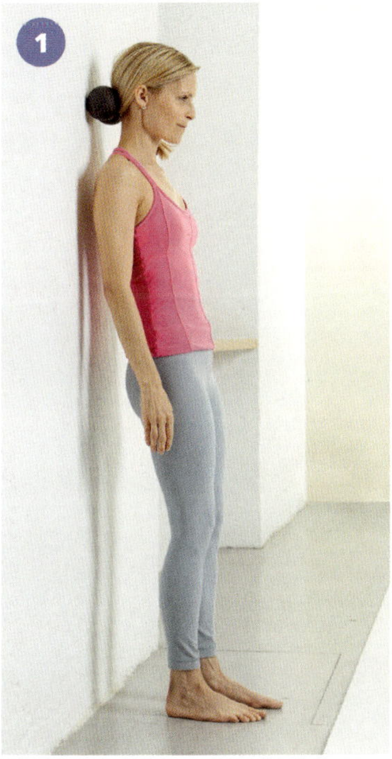

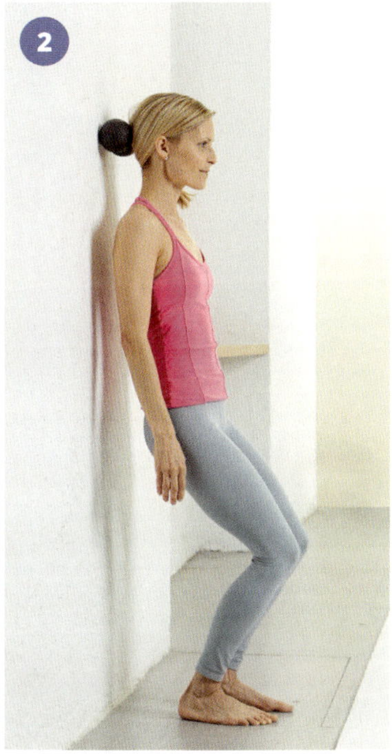

1. Stehen Sie circa 20 cm entfernt mit dem Rücken zur Wand. Setzen Sie den DUOBALL unten am Ende des Hinterkopfknochens an. Stabilisieren Sie dabei den Nacken durch etwas Muskelanspannung.
2. Massieren Sie nun langsam und konzentriert mit etwas Druck den Hinterkopf nach oben und zurück. Die Bewegung kommt durch Beugen und Strecken der Knie und im oberen Bereich durch leichtes Kopf-nach-hinten-Drehen.

Schläfenmuskel ausrollen

Tool: BALL klein oder Rolle MINI/MICRO

Geeignete Techniken:

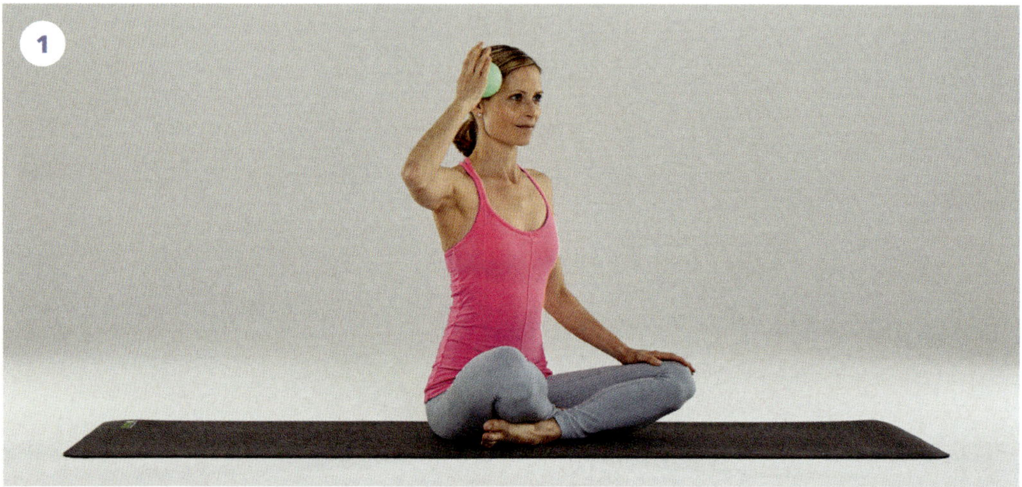

1

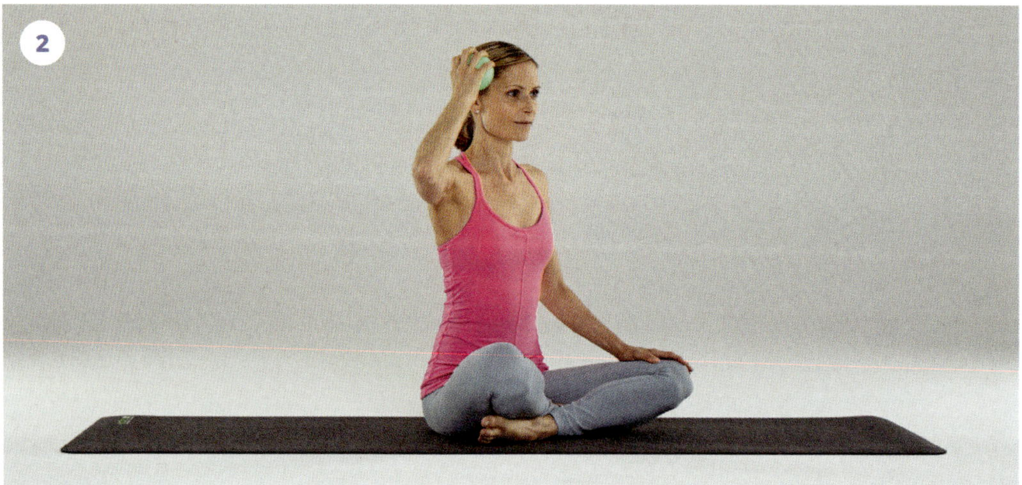

2

1. Stehen oder sitzen Sie aufrecht und entspannt. Setzen Sie den 8-cm-BALL mit der Hand am Schläfenmuskel seitlich am Kopf an.
2. Massieren Sie nun langsam und konzentriert mit etwas Druck den Schläfenmuskel. Je nach Technik rollen Sie mit der flachen Hand oder Sie greifen den BALL (zum Beispiel bei Querfriktion).

Schläfenmuskel verdrehen

Tool: TWISTER

Geeignete Techniken:

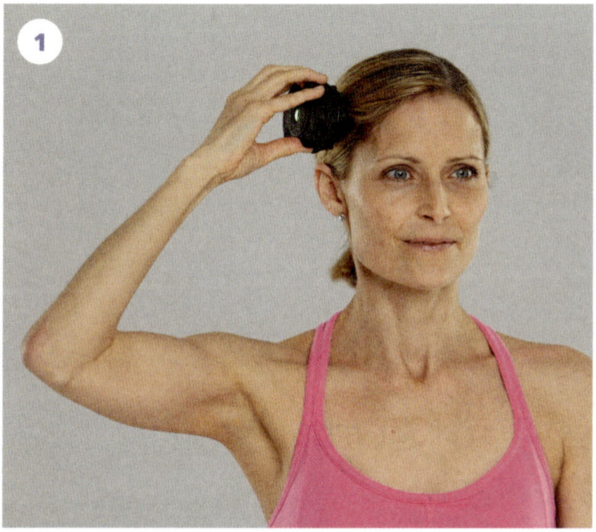

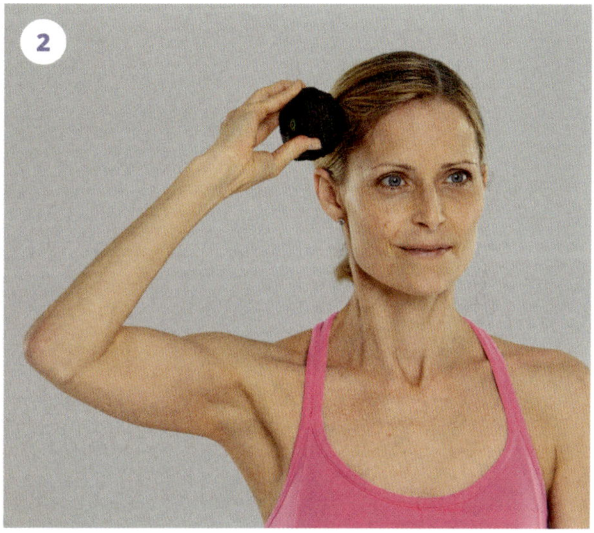

1. Stehen oder sitzen Sie aufrecht und entspannt. Greifen Sie den TWISTER mit Daumen und Mittelfinger in den Vertiefungen und setzen Sie ihn an einem schmerzenden Punkt des Schläfenmuskels an. Üben Sie leichten Druck aus, sodass die Noppen langsam für circa 5 Sekunden ins Gewebe »einschmelzen«, denn so erreichen Sie auch tiefere Bindegewebsschichten.
2. Anschließend führen Sie mit etwas Druck abwechselnd in beide Richtungen langsame Drehbewegungen aus, sodass das Bindegewebe mitverdreht wird. Halten Sie die Endposition der Drehung für etwa 5 Sekunden. Führen Sie pro Punkt drei bis fünf Drehungen durch.

SMT-Übungsprogramm bei Kopfschmerzen und Migräne
SMT-Übungsprogramm bei Kieferschmerzen
SMT-Übungsprogramm bei Nackenschmerzen
SMT-Übungsprogramm bei Schulterschmerzen
SMT-Übungsprogramm bei Arm-/Ellenbogenschmerzen

Schläfenmuskel ausstreichen

Tool: TWISTER

Geeignete Techniken:

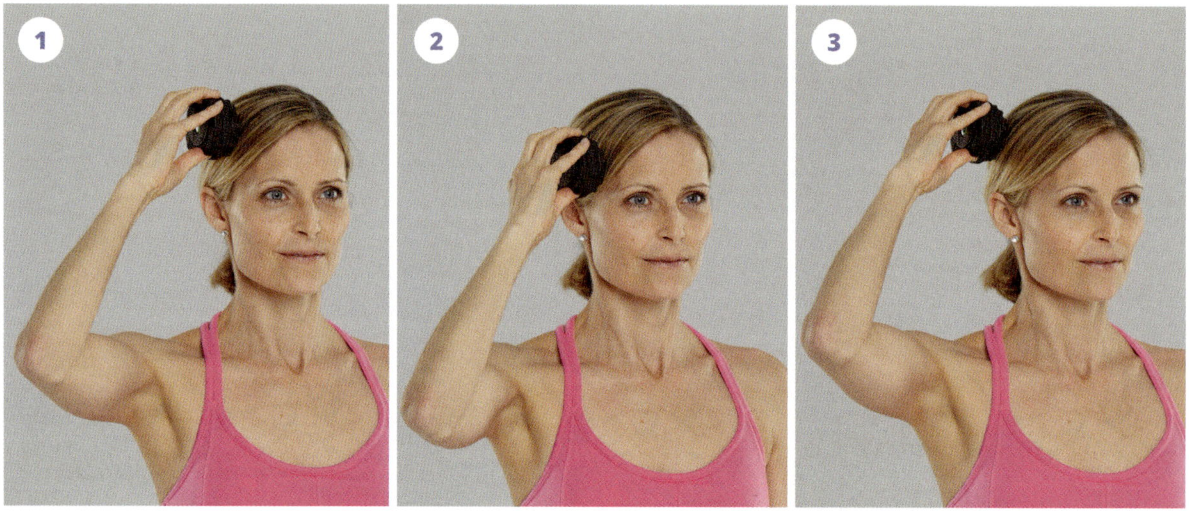

1. Stehen oder sitzen Sie aufrecht und entspannt. Entscheiden Sie sich für die Seite, die Sie zunächst behandeln möchten, und greifen Sie den TWISTER mit der gleichseitigen Hand. Setzen Sie ihn im oberen Drittel seitlich des Kopfes an. Beißen Sie kurz die Zähne aufeinander, hierbei spüren Sie die Muskelbewegung. So erkennen Sie den Schläfenmuskel.
2. Streichen Sie nun langsam und konzentriert mit etwas Druck den Muskel von oben nach unten aus. Wenn Sie circa auf mittlerer Höhe Ihrer Ohren auf den Jochbein-Knochenvorsprung oberhalb Ihres Kiefergelenks stoßen, stoppen Sie die Bewegung.
3. Um den Muskel in seiner gesamten Breite zu bearbeiten, setzen Sie wieder oben an der Schläfe an, wie bei Schritt 1 beschrieben. Setzen Sie den TWISTER nun aber ein Stückchen weiter hinten auf der Schädelseite an. Von dort geht die Streichrichtung wieder zum gleichen Zielpunkt vor den Ohren. Dieses Vorgehen wiederholen Sie noch ein letztes Mal und legen den TWISTER dabei noch ein Stückchen weiter hinten als beim letzten Mal auf.

Kopf-Nacken-Übergang ausrollen

Tool: Rolle MICRO

Geeignete Techniken:

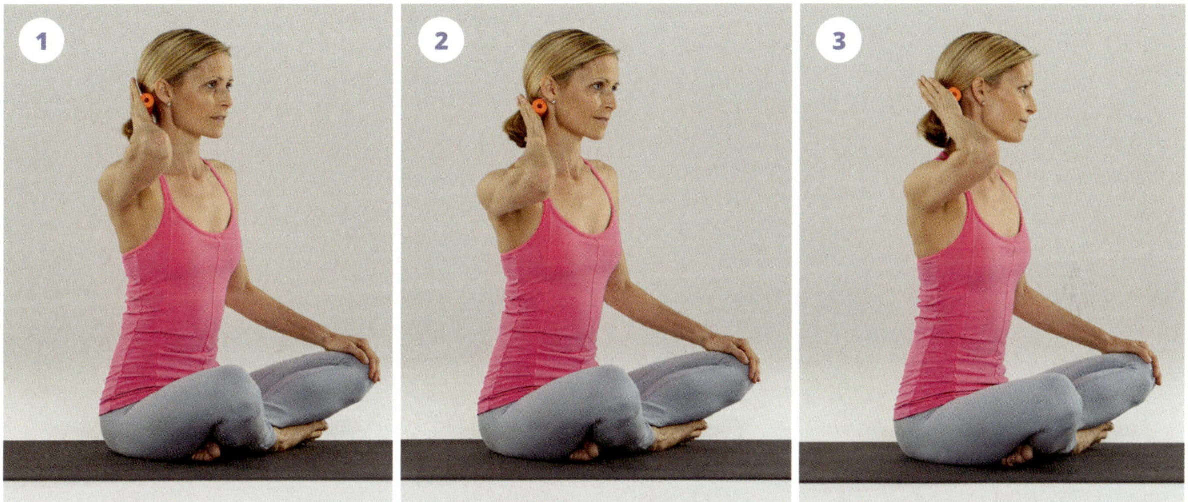

1. Stehen oder sitzen Sie aufrecht und entspannt. Entscheiden Sie sich für die Seite, die Sie zunächst behandeln möchten, und setzen Sie die MICRO-Rolle mit der gleichseitigen, flachen Hand hinter dem Ohr direkt unterhalb des Hinterkopfknochens dieser Seite an.
2. Rollen Sie nun langsam mit etwas Druck mehrmals den Ansatz der Nackenmuskeln auf einer Strecke von 2 bis 3 cm aus.
3. Wiederholen Sie Schritt 1 und 2, während Sie die MICRO-Rolle jedes Mal ein Stückchen weiter nach innen unter den Hinterkopfknochen platzieren, bis sie schließlich an der mittleren Körperachse sind.

Zusätzliche SMT-Übungen angrenzender Körperbereiche

- Kiefer (Seite 82)
- Nacken (Seite 91)
- Füße (Seite 235)
- die entsprechende myofasziale Kette (Seiten 248)

Die Verbindung von Kopf, Kiefer und Nacken — INFO

Kopf, Kiefer und Nacken sind strukturell sowie funktionell eng miteinander verknüpft. Daher sind bei Schmerzen in einem dieser Körperbereiche immer auch die SMT-Übungen der anderen beiden Bereiche anzuraten. Da alle myofaszialen Zugbahnen den Kopf mit den Füßen verbinden, sind auch die SMT-Übungen für die Füße als Ergänzung zu empfehlen.

Fallbeispiel Kopfschmerzen

Eine 26-jährige Büroassistentin stellt sich in meiner Praxis vor mit circa im Monatsrhythmus wiederkehrenden, starken Kopfschmerzen, die vor allem im Schläfenbereich zu spüren sind. Die Symptomatik besteht bereits seit über einem Jahr und Schmerztabletten helfen ihr kaum noch. Auf Nachfragen erinnert sich die Patientin, dass sie vor Beginn der Kopfschmerzsymptomatik »immer schon« leichte Nackenverspannungen hatte.

Maßnahmen

Nach gründlicher Anamnese und Ausschluss organischer Ursachen stellt sich zusätzlich heraus, dass die Patientin mit dem Kiefer presst und auch mit den Zähnen knirscht – darauf weist ein Blick auf die Zähne hin. Ein komplexes, aber typisches Zusammenspiel aus verkürzter Brustmuskulatur, überspannter Nackenmuskulatur und verhärteten Kaumuskeln scheinen für die Symptomatik verantwortlich zu sein. Die Frau wird manuell mit (Craniosacral-)Osteopathie (Seite 271) und Myofaszial-Kinematik (Seite 270) behandelt. Ergänzend werden mit der Patientin Längenkraftübungen für Brust und Kiefer durchgeführt. Der wichtige Unterschied zum klassischen Dehnen besteht darin, dass die Muskel-Faszien-Kette über Kraftaktivierung in der Länge einen Reiz zum Umbau bekommt, um sich diesem bei regelmäßigen Impulsen auf Dauer anzupassen. Als Hausaufgabe bekommt die Patientin BLACKROLL®-Übungen zur Selbstmassage (SMT) für Brust, Nacken und Kiefer gezeigt, um auch zwischen den Sitzungen an der myofaszialen Balance zu arbeiten. Außerdem wird die junge Frau auf verschiedene Haltungs- und Verhaltensweisen im Alltag aufmerksam gemacht, bei denen sie Veränderungen größtenteils sofort umsetzen kann. Zudem wurden ihr Maßnahmen zur Stressreduktion gezeigt und ein Besuch beim spezialisierten Zahnarzt empfohlen.

Verlauf

Nach drei Sitzungen im Abstand von jeweils ungefähr zwei Wochen berichtet die Patientin, dass die Kopfschmerzen zwar wie üblich aufgetreten sind, die Schmerzintensität diesmal jedoch schon spürbar geringer war. Im Verlauf der weiteren Behandlungen mit größeren Zeitabständen schafft es die Patientin, die SMT-Übungen zur Tagesroutine zu machen sowie sich ihrer Schreibtischhaltung und anderer Verhaltensmuster immer bewusster zu sein und diese entsprechend zu verändern. Mit der erfreulichen Folge, dass nicht nur die Intensität der Kopfschmerzen weiter abnimmt, sondern sich auch die Abstände zwischen den Kopfschmerzepisoden auf circa zwei Monate verlängern. Die Behandlung läuft noch.

Körperbereich Kiefer

Beschwerdebilder/Diagnosen: Kieferprobleme, CMD, Zahnschmerzen

Erhöhte Spannungen direkt in der Kaumuskulatur sind nicht die einzigen Gründe für **Kieferprobleme**. Auch Fehlstellungen in verschiedenen anderen Bereichen des Körpers, so zum Beispiel ein nach vorn geschobener Kopf oder ein Beckenschiefstand, können über Muskel-Faszien-Züge bis auf den Kiefer übertragen werden. Die wesentlich betroffenen Muskeln bei Problemen im Kieferbereich sind:

1. Kaumuskulatur
   - Tiefe Flügelmuskeln im Mund (*Musculus pterygoideus medialis* und *Musculus pterygoideus lateralis*)
   - Große Kaumuskeln (*Musculus masseter*)
   - Schläfenmuskeln (*Musculus temporalis*)
2. Nackenmuskulatur
3. Vordere und seitliche Halsmuskulatur

Im Extremfall können die Kaumuskeln so verspannt oder verkrampft sein, dass es zur sogenannten Kieferklemme (Trismus) führt, bei der der Betroffene seinen Kiefer nur unter starken Schmerzen minimal öffnen kann.

Myofasziale Spannungen können auch zu Kieferfehlstellungen von Oberkiefer zu Unterkiefer, wie beispielsweise Überbiss, Unterbiss und Kreuzbiss, führen. Dieses Zusammenspiel ist oft Auslöser für eine **craniomandibuläre Dysfunktion** (CMD – »Cranium« ist das lateinische Wort für »Schädel« und »Mandibula« steht für den »Unterkiefer«). Bei einer CMD handelt es sich um eine allgemeine Funktionsstörung der Kiefergelenke. Eine CMD kann sich außer über Kiefergelenksschmerzen über eine Vielzahl verschiedener Symptome äußern, beispielsweise auch über ein Knacken und Reiben in den Gelenken, Zähneknirschen und -pressen, Verspannungen im Nacken-Schulter-Bereich, Kopfschmerzen, Schwindel, Sehstörungen oder Tinnitus. Maßgeblich beteiligt ist auch hier eine verspannte, verkürzte Kau-, Nacken- und Halsmuskulatur. Doch auch Zahnfehlstellungen, Engstände, nicht optimal sitzender Zahnersatz, verstärkter einseitiger Abrieb der Zähne und andere

Unregelmäßigkeiten, die zu Asymmetrien im Kauapparat, beim Kieferschluss (Okklusion) und beim Kauvorgang führen, sind häufige Gründe für Kieferprobleme verschiedenster Art. Diese Ungleichgewichte führen dann ihrerseits wieder zu Verspannungen in der Kiefermuskulatur, die für die meisten Schmerzen verantwortlich sind – die CMD ist letztlich ein Teufelskreis. Werden Beschwerden am Kiefergelenk auf die lange Bank geschoben, kommt es über die Jahre zu Verschleißerscheinungen der Knorpel bis hin zu einer Kiefergelenksarthrose. Letztgenannte wirkt sich auf die Funktionsfähigkeit aus, mangelnde Beweglichkeit und Schmerz im Kieferbereich behindern das alltägliche Leben.

Auch **Zahnschmerzen** müssen nicht immer auf einen kranken Zahn oder Entzündungsprozesse zurückzuführen sein. So können auch verhärtete Kaumuskeln Zahnschmerzen vortäuschen. Die Ursache liegt dabei jedoch nicht im Zahn selbst, sondern in Triggerpunkten in der Kaumuskulatur, die in bestimmte Zähne ausstrahlt. Des Weiteren können Zähneknirschen und -pressen für Zahnschmerzen verantwortlich sein, besonders wenn diese morgens oder unter Stressbelastung auftreten.

Zahnärzte und Kieferorthopäden konsultieren

INFO

Auch wenn Kieferbeschwerden sehr häufig durch verhärtete und verkürzte Kaumuskeln hervorgerufen werden, ist es ratsam, zahnmedizinische und kieferorthopädische Ursachen ausschließen zu lassen. Bei rechtzeitiger Behandlung und durch Entspannung der verantwortlichen Muskeln und des Bindegewebes stehen die Chancen auf Schmerzfreiheit sehr gut.

SMT-Übungsprogramm bei Kieferschmerzen

Starken Kaumuskel ausrollen

Tool: Rolle MICRO oder BALL klein

Geeignete Techniken:

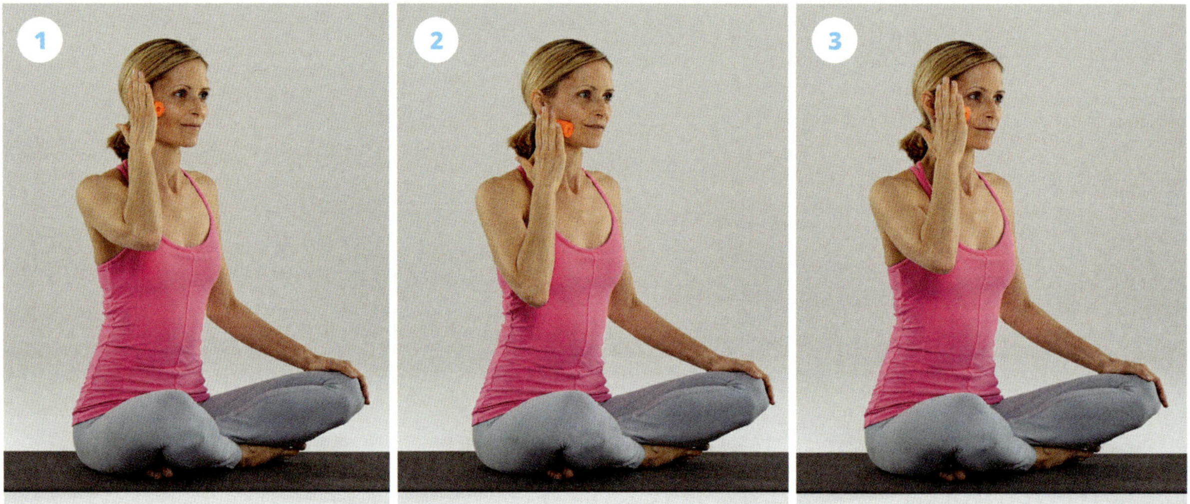

1. Stehen oder sitzen Sie aufrecht und entspannt. Setzen Sie die MICRO-Rolle mit der gleichseitigen, flachen Hand unterhalb des Kiefergelenks der betroffenen Seite an.
2. Rollen Sie nun langsam mit etwas Druck den starken Kaumuskel von oben nach unten bis zum Kieferwinkel des Unterkieferknochens hin aus.
3. Um den Muskel in seiner gesamten Breite zu behandeln, setzen Sie anschließend die MICRO-Rolle ein Stückchen weiter Richtung Gesichtsmitte an. Rollen sie diesmal nach leicht schräg hinten unten, also wieder zum Kieferwinkel hin.

Starken Kaumuskel verdrehen

Tool: TWISTER

Geeignete Techniken:

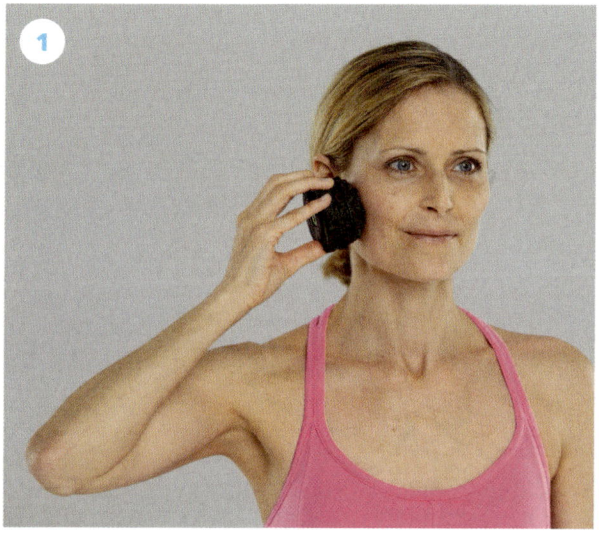

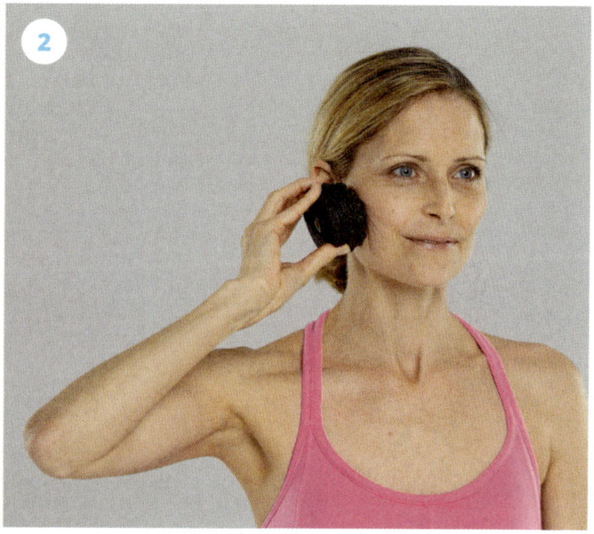

1. Stehen oder sitzen Sie aufrecht und entspannt. Greifen Sie den TWISTER mit Daumen und Mittelfinger in den dafür vorgesehenen Vertiefungen. Setzen Sie den TWISTER an einem schmerzenden Punkt des Kaumuskels an. Üben Sie leichten Druck aus, sodass die Noppen langsam für circa 5 Sekunden ins Gewebe »einschmelzen«, denn so erreichen Sie auch tiefere Bindegewebsschichten.
2. Anschließend führen Sie mit etwas Druck abwechselnd in beide Richtungen langsame Drehbewegungen aus, sodass das Bindegewebe mitverdreht wird. Halten Sie die Endposition der Drehung für etwa 5 Sekunden. Führen Sie pro Punkt drei bis fünf Drehungen durch.

Hinweis: Durch die raue Oberfläche und die Noppen kann es, je nach Hauttyp, zu Hautrötungen kommen. Diese sind Anzeichen für eine erhöhte Durchblutung. In aller Regel sind sie harmlos und verschwinden nach Minuten bis wenigen Stunden wieder. Führen Sie die Übung beim nächsten Mal mit weniger Druck durch. Sollten die Rötungen außergewöhnlich lange anhalten, suchen Sie gegebenenfalls einen Arzt auf, um den Grund untersuchen zu lassen.

Starken Kaumuskel ausstreichen

Tool: TWISTER plus Massageöl oder Lotion

Geeignete Techniken:

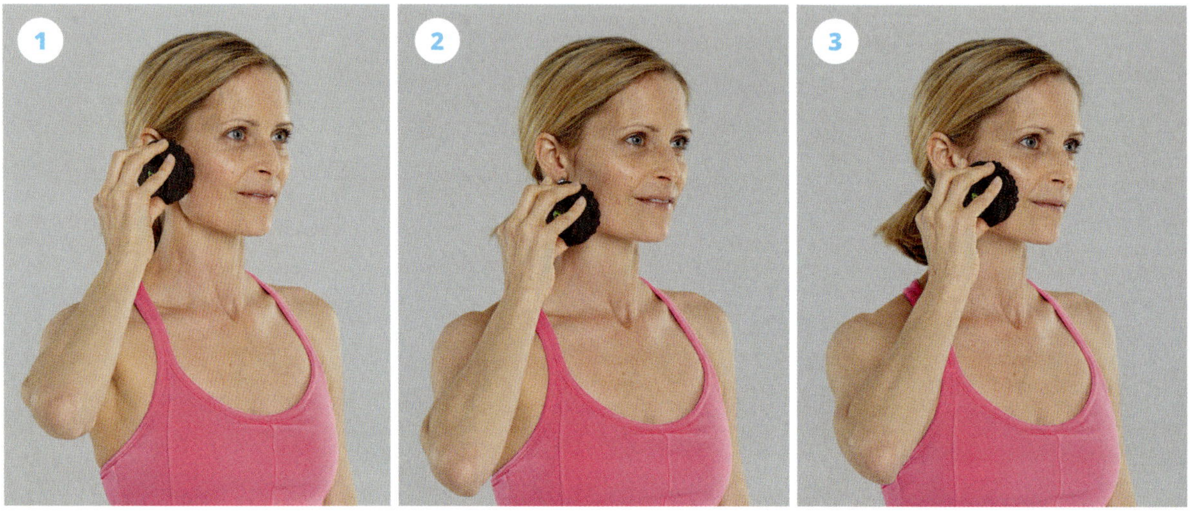

1. Stehen oder sitzen Sie aufrecht und entspannt. Greifen Sie den TWISTER mit der gleichseitigen Hand und setzen Sie ihn auf der betroffenen Seite unterhalb des Kiefergelenks an. Üben Sie leichten Druck aus, sodass die Noppen langsam für circa 5 Sekunden ins Gewebe »einschmelzen«, denn so erreichen Sie auch tiefere Bindegewebsschichten.
2. Streichen Sie nun in sehr langsamer Zeitlupengeschwindigkeit und konzentriert mit etwas Druck den starken Kaumuskel senkrecht von oben nach unten bis zum Kieferwinkel des Unterkieferknochens hin aus.
3. Um den Muskel in seiner gesamten Breite zu behandeln, setzen Sie anschließend den TWISTER ein Stückchen weiter Richtung Gesichtsmitte an. Streichen sie diesmal nach leicht schräg hinten unten, also wieder zum Kieferwinkel hin.

Hinweis: Es kann angenehmer sein, wenn Sie ein wenig Massageöl benutzen, ohne können sich die Noppen des TWISTERs zu rau anfühlen.

Seitliche Halsmuskeln verdrehen

Tool: TWISTER

Geeignete Techniken:

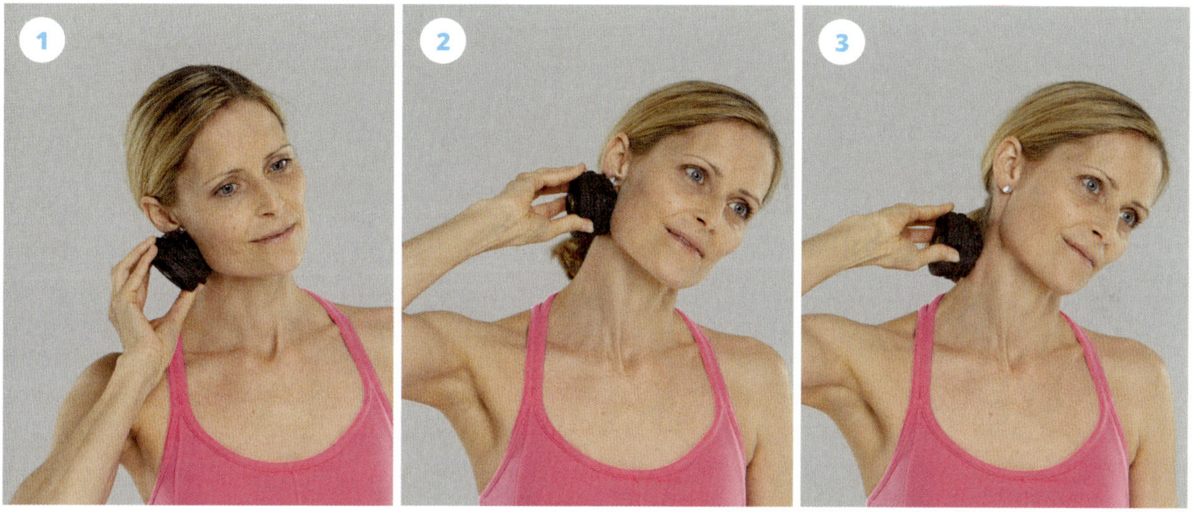

1. Stehen oder sitzen Sie aufrecht und entspannt. Neigen Sie den Kopf ganz leicht zu der Seite, die Sie behandeln möchten, damit der TWISTER ins entspannte Gewebe schmelzen kann. Greifen Sie den TWISTER mit der gleichseitigen Hand in den beiden Vertiefungen und legen Sie ihn in der weichen Gewebekuhle hinter Ihrem Ohrläppchen an. Üben Sie leichten Druck aus, sodass die Noppen langsam für circa 5 Sekunden ins Gewebe »einschmelzen«, denn so erreichen Sie auch tiefere Bindegewebsschichten.
2. Anschließend führen Sie mit etwas Druck abwechselnd in beide Richtungen langsame Drehbewegungen aus, sodass das Bindegewebe mitverdreht wird. Halten Sie die Endposition der Drehung für etwa 5 Sekunden. Führen Sie pro Punkt drei bis fünf Drehungen durch. Währenddessen neigen Sie Ihren Kopf immer wieder zur Gegenseite, um das Gewebe unter dem Twist zu dehnen.
3. Wiederholen Sie mehrmals die Schritte 1 und 2 jeweils ein Stück tiefer, bis Sie den seitlichen Hals entlang bis zum Schulterübergang durchgearbeitet haben. Bei den letzten ein bis zwei Stellen kann es besser sein, den TWISTER mit der anderen Hand zu greifen.

Seitliche Halsmuskeln ausstreichen

Tool: TWISTER plus Massageöl oder Lotion

Geeignete Techniken:

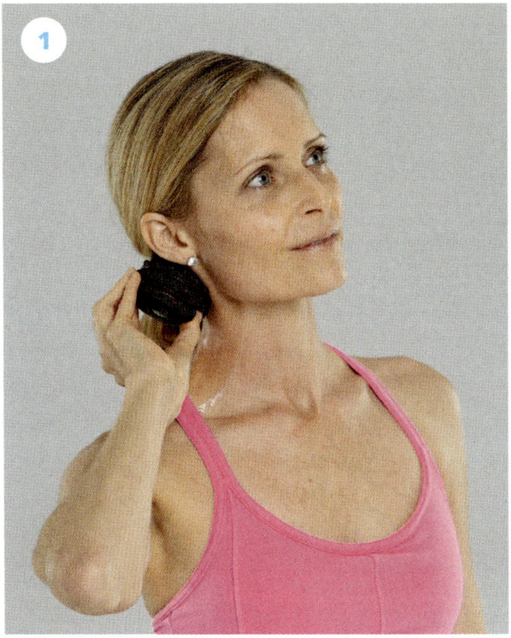

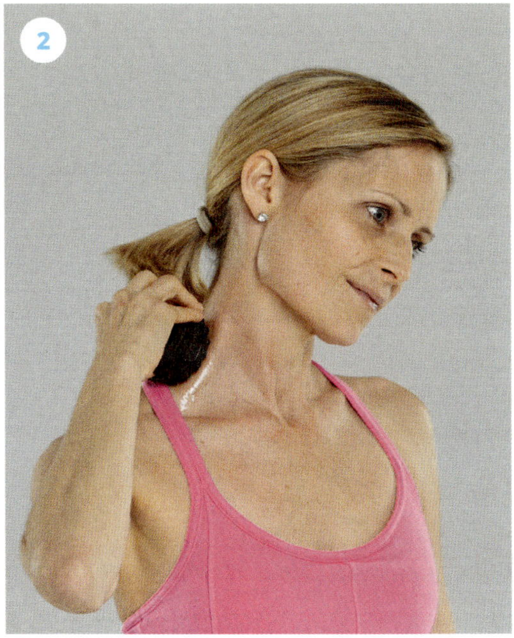

1. Stehen oder sitzen Sie aufrecht und entspannt und halten Sie den Kopf aufrecht. Entscheiden Sie sich für die Seite, die Sie zunächst behandeln möchten, und greifen Sie den TWISTER mit der gleichseitigen Hand. Legen Sie ihn in der weichen Gewebekuhle hinter Ihrem Ohrläppchen an. Üben Sie leichten Druck aus, sodass die Noppen langsam für circa 5 Sekunden ins Gewebe »einschmelzen«, denn so erreichen Sie auch tiefere Bindegewebsschichten.
2. Anschließend streichen Sie in sehr langsamer Zeitlupengeschwindigkeit mit etwas Druck die seitliche Halsmuskulatur bis zum Schulterübergang hin aus. Neigen Sie während des Ausstreichens den Kopf langsam zur Gegenseite, um die Halsmuskulatur gleichzeitig leicht zu dehnen.

Hinweis: Es kann angenehmer sein, wenn Sie ein wenig Massageöl benutzen, ohne können sich die Noppen des TWISTERs zu rau anfühlen.

Zusätzliche SMT-Übungen angrenzender Körperbereiche

- Kopf (Seite 72)
- Nacken (Seite 91)
- die entsprechende myofasziale Kette (Seiten 248)

Weiterführende Informationen

INFO

Bei den Literaturempfehlungen auf Seite 290 finden Sie einen Hinweis, wo Sie sich zum Thema Kieferprobleme tiefergehend informieren und viele weitere Übungen zur Selbstbehandlung finden können.

Fallbeispiel Kieferschmerzen

Eine 35-jährige Anwältin stellt sich vor mit linksseitigem Schmerz im Kiefergelenk und Knacken bei Öffnen des Mundes – besonders morgens tritt dieses auf. Häufig hat sie überdies Kopfschmerzen, Nackenschmerzen und gelegentliches Ohrpfeifen. Bei Stress werden die Symptome schlimmer. Vor vier Jahren hatte die Patientin bereits ähnliche Symptome, die von ihrem Zahnarzt als Cranio-Mandibuläre-Dysfunktion halbwegs erfolgreich mittels Knirschschiene behandelt wurden. Auf Anraten ging sie diesmal zu einem auf CMD spezialisierten Zahnarzt, der ihr eine therapeutische Schiene angepasst hat und parallel eine zusätzliche Therapie zur Muskel- und Kiefergelenksentspannung empfohlen hat.

Maßnahmen

Die gründliche Anamnese und Diagnostik zeigt eine linksbetont verspannte Kaumuskulatur sowie teilweise verkürzte Nacken- und Halsmuskeln. Über craniosacrale Therapie und myofasziale Techniken werden die betroffenen Muskeln gelöst und mit Längenkraftübungen aus der Verkürzung geholt. Der Patientin werden unterstützend für zu Hause BLACKROLL®- und Lockerungsübungen für Kiefer und Nacken gezeigt.

Verlauf

Bereits während der ersten Behandlung kann die Patientin eine Entspannung im Kiefer und eine damit einhergehende verbesserte Mundöffnung spüren. Bei der dritten Sitzung berichtet die Patientin, dass in der Zwischenzeit auch die anderen Symptome seltener geworden sind und in der Intensität deutlich nachgelassen haben. Die ihr ans Herz gelegten SMT-Übungen führt sie gewissenhaft durch. Drei weitere Behandlungen später ist die Patientin weitestgehend symptomfrei, sodass sie mit ihren Übungen allein weitermachen kann. Nur in Zeiten mit viel Stress kommt sie ab und zu zu einer Behandlung zu mir, um vorbeugend etwas gegen einen Rückfall zu tun. Zusätzlich finden Kontrolltermine beim CMD-Zahnarzt statt.

Körperbereich Nacken

Beschwerdebilder/Diagnosen: Nackenverspannungen, HWS-Syndrom, Hexenschuss, Schiefhals

Fast jeder Zweite hat im Laufe seines Lebens mindestens einmal mit **Nackenschmerzen** zu kämpfen. Oft werden sie sogar als normales Begleitsymptom des beruflichen Alltags gesehen. Bei plötzlichem »Reinfahren« während einer Bewegung wird umgangssprachlich gern vom **Hexenschuss** gesprochen. Dieses akute Geschehen ist meist nach ein bis drei Wochen wieder selbstauflösend. Ohnehin sind in den allermeisten Fällen Nackenschmerzen gutartiger Natur, das heißt, sie beruhen auf verspannter Muskulatur und überlasteten Faszien und sind nicht Folge von Verletzungen oder pathologischen Veränderungen der Halswirbelsäule (HWS). In manchen Fällen führen myofasziale Verhärtungen im Nackenbereich zum **HWS-Syndrom**, bei dem zusätzlich Ausstrahlungen in Kopf, Schulter oder Arme auftreten.

Ein im Vergleich zur Körperachse nach vorn geschobener Kopf und ein Arbeiten der Arme vor dem Körper, wie sie bei Computerarbeit typisch ist, sind die häufigsten Gründe für Nackenschmerzen. Dabei kommt es zu Ungleichgewichten der Muskel- und Faszienspannungen mit Muskelhartspann (Verhärtungen) und Verklebungen. Beschränken sich die Schmerzen nicht nur auf den Nacken, so wird dies als HWS-Syndrom oder – spezifischer gemäß der Ausstrahlungsrichtung – als Nacken-Schulter-Arm-Syndrom oder Hals-Kopf-Syndrom bezeichnet. Kieferprobleme, Schwindel und Sehstörungen können begleitend hinzukommen.

Die Wurzel von Nackenschmerzen ist auch häufig in einem Schleudertrauma zu finden, was jahrelang zurückliegen kann. Auffahrunfälle sind die häufigste Ursache für ein Dezelerationstrauma, so lautet der Fachbegriff für ein Schleudertrauma. Starke Nacken- und teilweise auch Kopfschmerzen mit Schwindel und Übelkeit können auftreten. Die Muskeln und Bänder werden durch das abrupte Vor- und Zurückschleudern des Kopfes enormen Belastungen ausgesetzt. Überdehnungen, Zerrungen und Schutzspannungen sind die Folge, die aber in der Regel harmlos und mit rechtzeitiger therapeutischer Unterstützung gut in den Griff zu bekommen sind.

Ein **Schiefhals** (Torticollis) kann in seltenen Fällen ebenfalls akut durch ein Schleudertrauma entstehen. Häufigere Gründe sind jedoch Fehlhaltungen, die sich langfristig entwickelt haben und die auf einseitige Seh- oder Hörstörungen zurückzuführen sind. Auch eine schmerzvermeidende Schonhaltung als Reaktion auf starke, lang anhaltende Muskelverspannungen ist ein Auslöser. Andersherum kann eine schiefe Kopfhaltung ihrerseits auch wieder zu schmerzhaften Muskelverspannungen führen und so einen Teufelskreis aus Schmerz und Fehlhaltung entstehen lassen.

Meist sind einseitige Tätigkeiten schuld

90 Prozent der Nacken- und Kopfschmerzen sind Folge von Fehlhaltungen durch einseitige Tätigkeiten wie Computerarbeit, Autofahren oder – immer häufiger – auf das Handy starren (»Handynacken«). Durch die verkürzte Brust- und vordere Halsmuskulatur und den nach vorn geschobenen Kopf vervielfacht sich dessen Gewicht bis um das Sechsfache, was auf Dauer die Halswirbelsäule und die Muskel-Faszie vom Nacken abwärts überlastet. Daher ist es wichtig, bei Nackenbeschwerden auch die Brustmuskulatur zu lösen.

Ein System für Stabilität und Bewegung — INFO

Eine Vielzahl von Muskeln und Bändern stabilisieren einerseits die Halswirbelsäule und sorgen andererseits für ihre hohe Beweglichkeit. Das Zusammenspiel dieser Muskeln und Bänder macht es möglich, dass der circa vier Kilogramm schwere Kopf gehalten, geneigt, gebeugt und gedreht werden kann. Entsprechend belastend wirken sich chronische Fehlhaltungen im Kopf- und Schultergürtelbereich aus.

SMT-Übungsprogramm bei Nackenschmerzen

Brustmuskel ausrollen

Tool: BALL klein plus Block oder BALL groß

Geeignete Techniken: 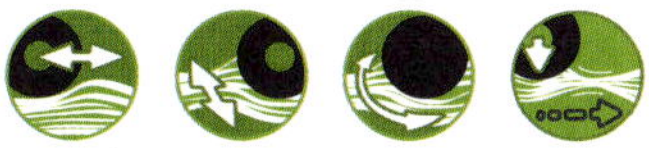

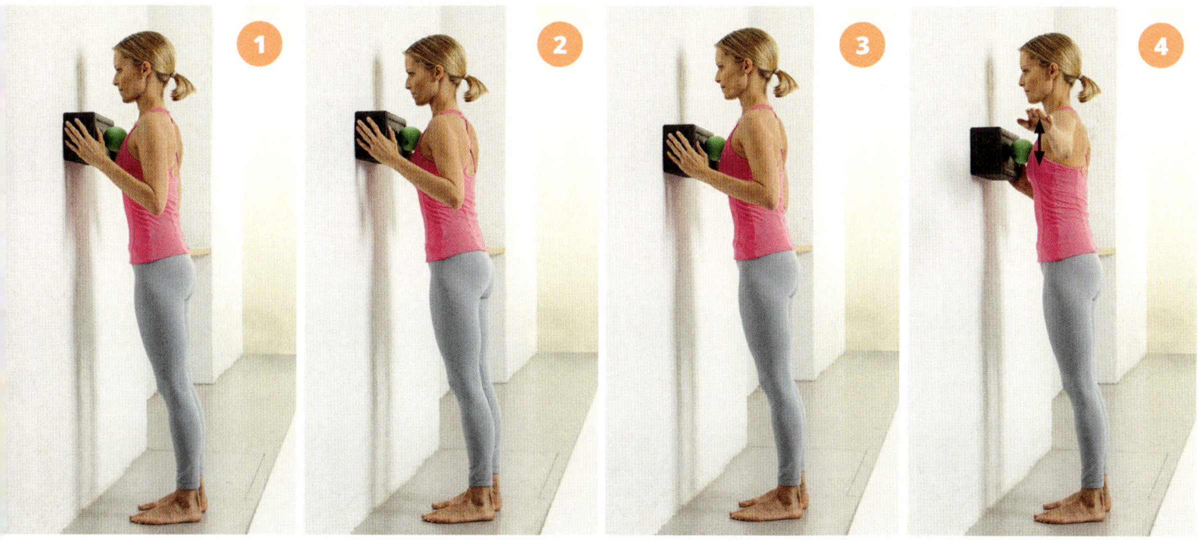

1. Stehen Sie circa 30 cm entfernt mit der Brust zur Wand. Setzen Sie den Block quer an die Wand, er dient als Abstandshalter, damit Sie den Kopf entspannt gerade ausgerichtet halten können. Platzieren Sie den BALL mittig auf dem Block und lehnen Sie sich mit Ihrer Brust auf einer Seite so dagegen, dass der BALL im Dreieck zwischen Brustbein und Schlüsselbein aufliegt.
2. Massieren Sie nun langsam und konzentriert unterhalb des Schlüsselbeins entlang horizontal nach außen bis zur Kuhle zwischen Brust und Arm. Dann wieder zurück.
3. Dann wiederholen Sie Schritt 2, starten diesmal jedoch ein Stück tiefer. Die Rollrichtung geht entlang der Muskelfasern wieder zum Armansatz, das heißt diesmal leicht schräg nach oben. So verfahren Sie bis der komplette Brustmuskel abgerollt ist.
4. Bei Schmerzpunkten arbeiten Sie am besten auch mit der Technik »Druck und Dehnung«, indem Sie den Arm wiederholt seitlich anheben und wieder absenken.

Variante ohne Wand

Die Methode entspricht prinzipiell der Hauptübung, jedoch greifen Sie den Block mit beiden Händen und üben darüber Druck auf BALL und Brust aus. Bei dieser Variante fällt es durch den aufzubringenden Kraftaufwand jedoch schwerer, in die Entspannung der Brustmuskulatur zu kommen.

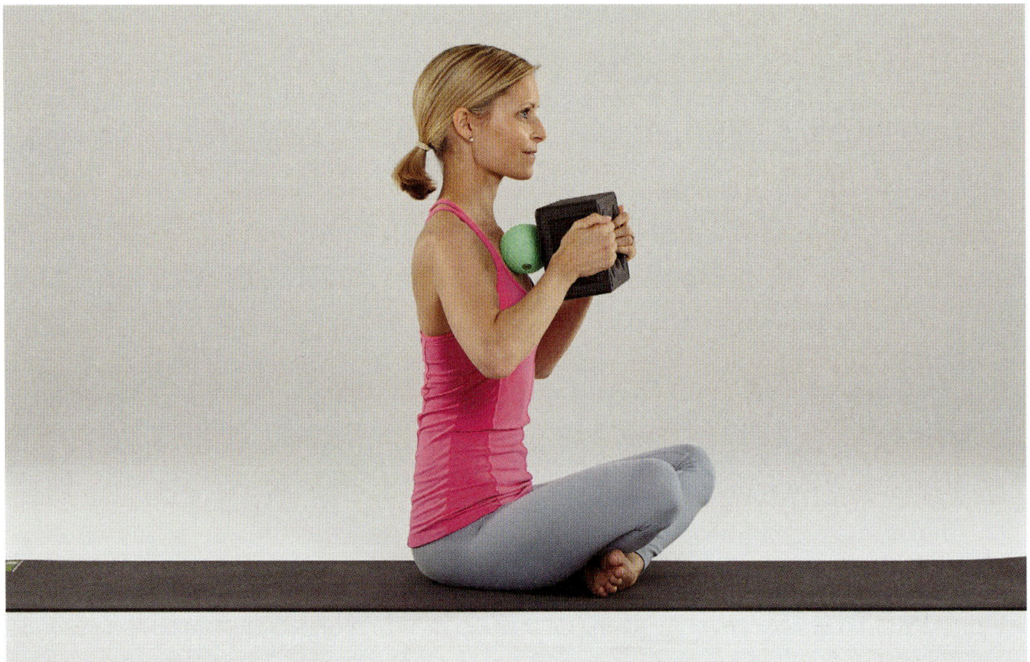

Brustmuskel verdrehen

Tool: TWISTER

Geeignete Techniken:

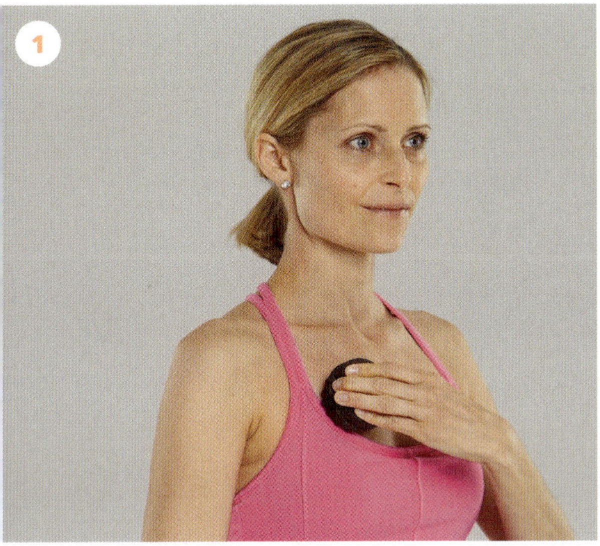

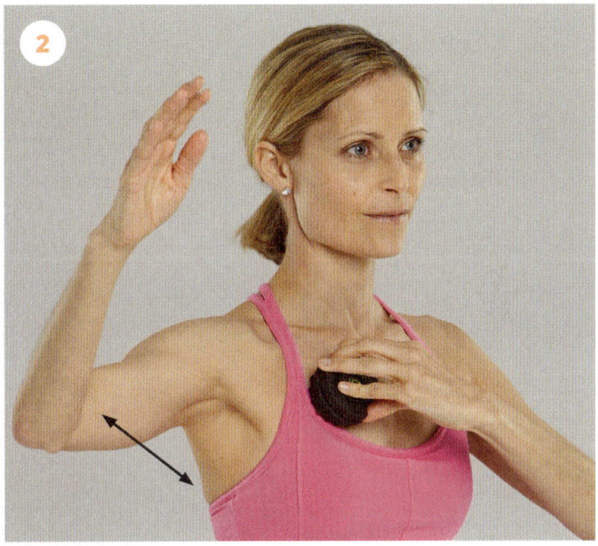

1. Stehen oder sitzen Sie aufrecht und entspannt. Greifen Sie den TWISTER mit Daumen und Mittelfinger der gegenseitigen Hand in den dafür vorgesehenen Vertiefungen. Setzen Sie den TWISTER an einem (schmerzenden) Punkt des Brustmuskels an. Üben Sie leichten Druck aus, sodass die Noppen langsam für circa 5 Sekunden ins Gewebe »einschmelzen«, denn so erreichen Sie auch tiefere Bindegewebsschichten.
2. Anschließend führen Sie mit etwas Druck abwechselnd in beide Richtungen langsame Drehbewegungen aus, sodass das Bindegewebe mitverdreht wird. Halten Sie die Endposition der Drehung für etwa 5 Sekunden. Führen Sie pro Punkt drei bis fünf Drehungen durch. Währenddessen führen Sie den Arm immer wieder nach außen, um das Gewebe unter dem Twist zu dehnen. Behandeln Sie so den gesamten Brustmuskel.

Halswender verdrehen

Tool: TWISTER

Geeignete Techniken:

Achtung: Fragen Sie bitte Ihren Arzt, ob er ausschließen kann, dass Plaque-Ablagerungen in den Halsschlagadern, die sich in unmittelbarer Nähe befinden, vorliegen. Diese Übung könnte sonst schlimmstenfalls einen Schlaganfall auslösen.

1. Stehen oder sitzen Sie aufrecht und entspannt. Drehen Sie den Kopf nach rechts. Auf der linken Halsseite wird nun der Halswendemuskel sichtbar.
2. Neigen Sie den Kopf dann leicht nach links, damit der TWISTER ins entspannte Gewebe schmelzen kann. Greifen Sie den TWISTER mit der gleichseitigen Hand in den dafür vorgesehenen Vertiefungen und legen Sie ihn in der weichen Gewebekuhle hinter Ihrem linken Ohrläppchen an. Üben Sie leichten Druck aus, sodass die Noppen langsam für circa 5 Sekunden ins Gewebe »einschmelzen«, denn so erreichen Sie auch tiefere Bindegewebsschichten.
3. Anschließend führen Sie mit etwas Druck abwechselnd in beide Richtungen langsame Drehbewegungen aus, sodass das Bindegewebe mitverdreht wird. Halten Sie die Endposition der Drehung für etwa 5 Sekunden. Führen Sie pro Punkt drei bis fünf Drehungen durch. Währenddessen drehen Sie Ihren Kopf immer wieder zur Gegenseite, um das Gewebe unter dem Twist zu dehnen.
4. Wiederholen Sie mehrmals die Schritte 1 und 2 jeweils ein Stück tiefer, bis Sie den Halswender entlang bis nach vorn unten zum Schlüsselbein durchgearbeitet haben.

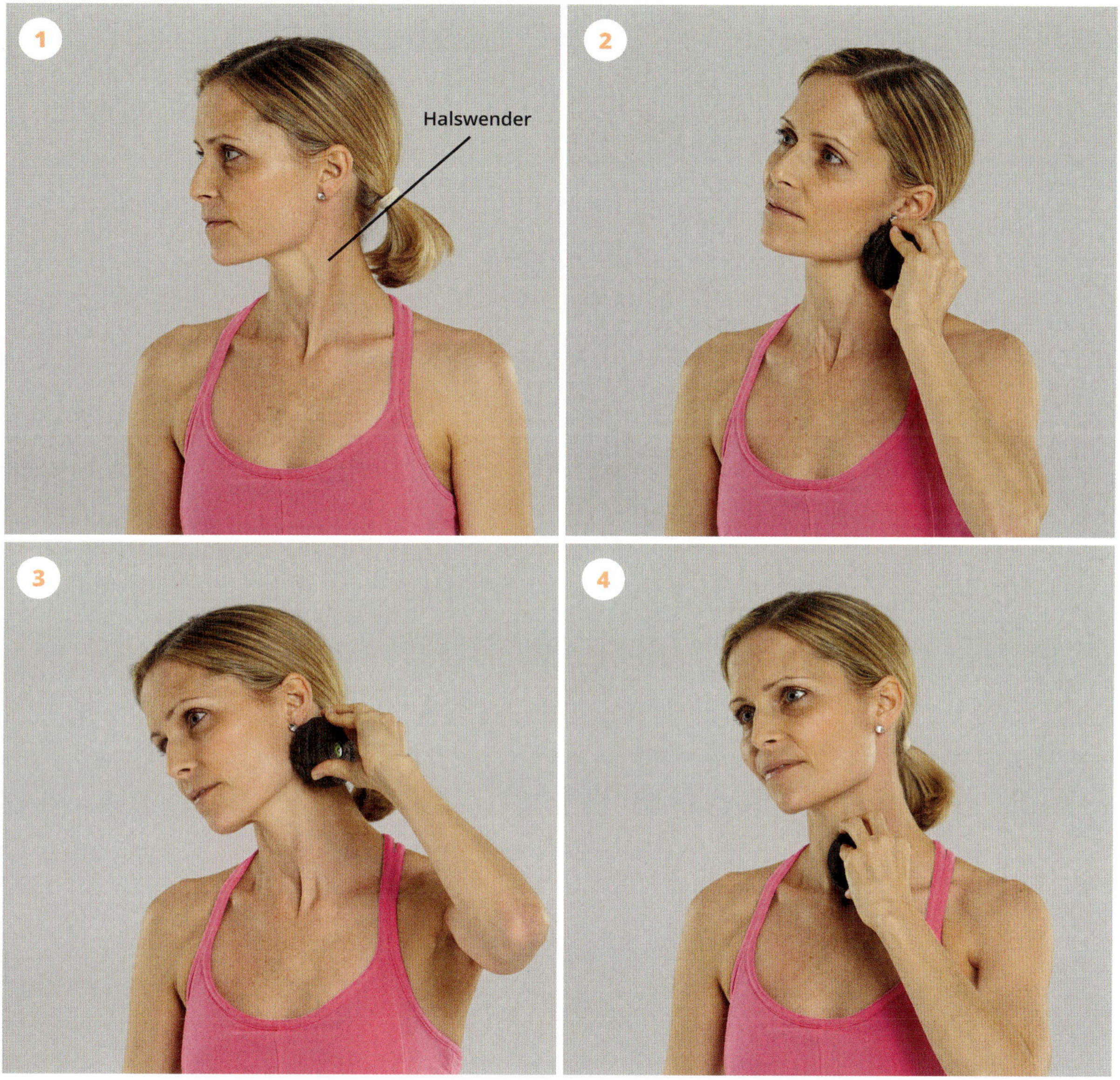
1
Halswender
2
3
4

Halswender ausstreichen

Tool: TWISTER plus Massageöl oder Lotion

Geeignete Techniken:

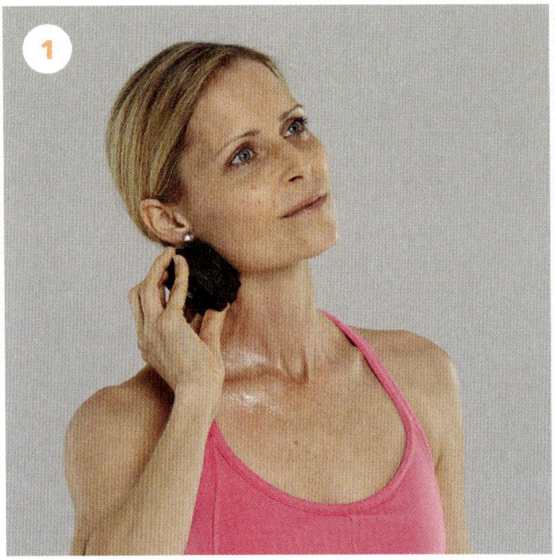

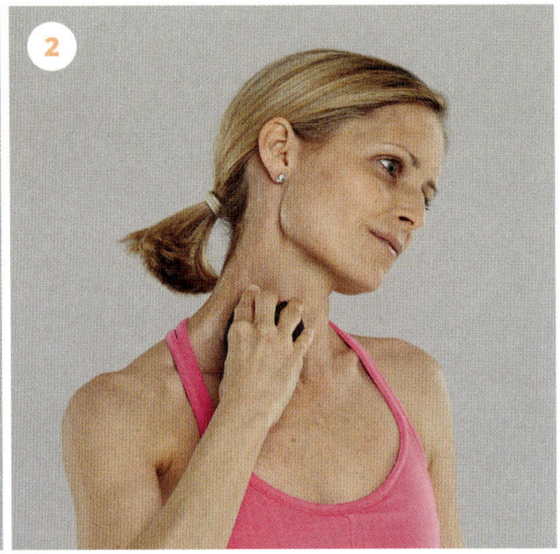

Achtung: Fragen Sie bitte Ihren Arzt, ob er ausschließen kann, dass Plaque-Ablagerungen in den Halsschlagadern, die sich in unmittelbarer Nähe befinden, vorliegen. Diese Übung könnte sonst schlimmstenfalls einen Schlaganfall auslösen.

1. Stehen oder sitzen Sie aufrecht und entspannt und neigen Sie den Kopf leicht zur betroffenen Seite. Greifen Sie den TWISTER mit der gleichseitigen Hand und legen Sie ihn in der weichen Gewebekuhle hinter Ihrem Ohrläppchen an. Üben Sie leichten Druck aus, sodass die Noppen langsam für circa 5 Sekunden ins Gewebe »einschmelzen«, denn so erreichen Sie auch tiefere Bindegewebsschichten.
2. Anschließend streichen Sie in sehr langsamer Zeitlupengeschwindigkeit mit etwas Druck den Halswender entlang bis nach vorn unten zum Schlüsselbein aus. Neigen Sie während des Ausstreichens den Kopf ganz langsam zur Gegenseite und kippen Sie ihn gleichzeitig leicht nach hinten.

Hinweis: Es kann angenehmer sein, wenn Sie ein wenig Massageöl benutzen, ohne können sich die Noppen des TWISTERs zu rau anfühlen.

Nacken ausrollen

Tool: DUOBALL klein

Geeignete Techniken:

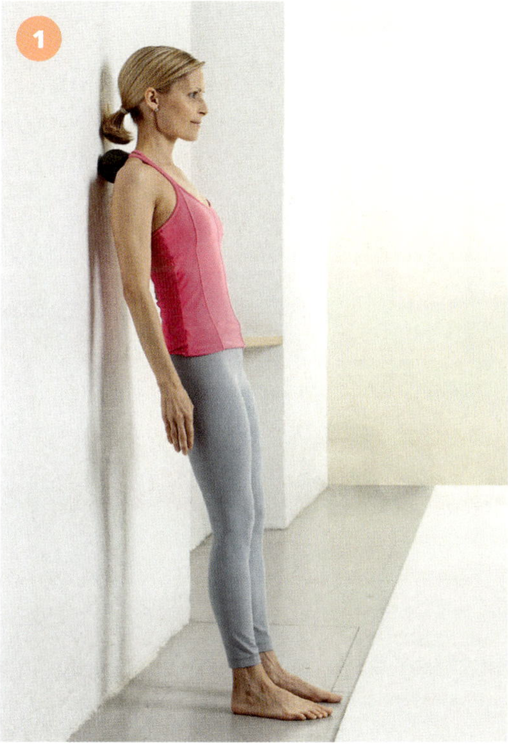

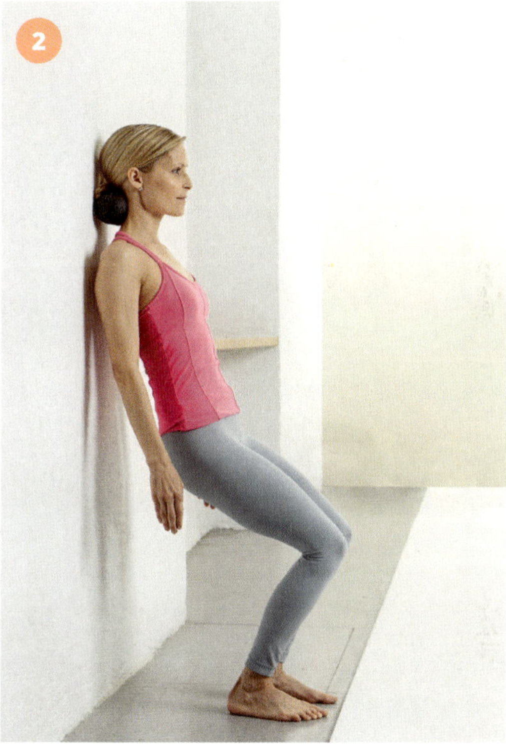

1. Stehen Sie circa 20 cm entfernt mit dem Rücken zur Wand. Setzen Sie den DUOBALL mit Aussparung über der Wirbelsäule unten am Nacken, auf Schulterhöhe, an. Stabilisieren Sie während der gesamten Übung den Nacken, indem Sie das Kinn etwas nach hinten und unten ziehen.
2. Rollen Sie nun langsam und konzentriert mit wenig Druck den Nacken in Auf- und Abbewegungen bis zum Hinterkopfknochen hin aus. Die Bewegungen kommen durch Beugen und Strecken der Knie.

Nackenmuskeln verdrehen

Tool: TWISTER

Geeignete Techniken:

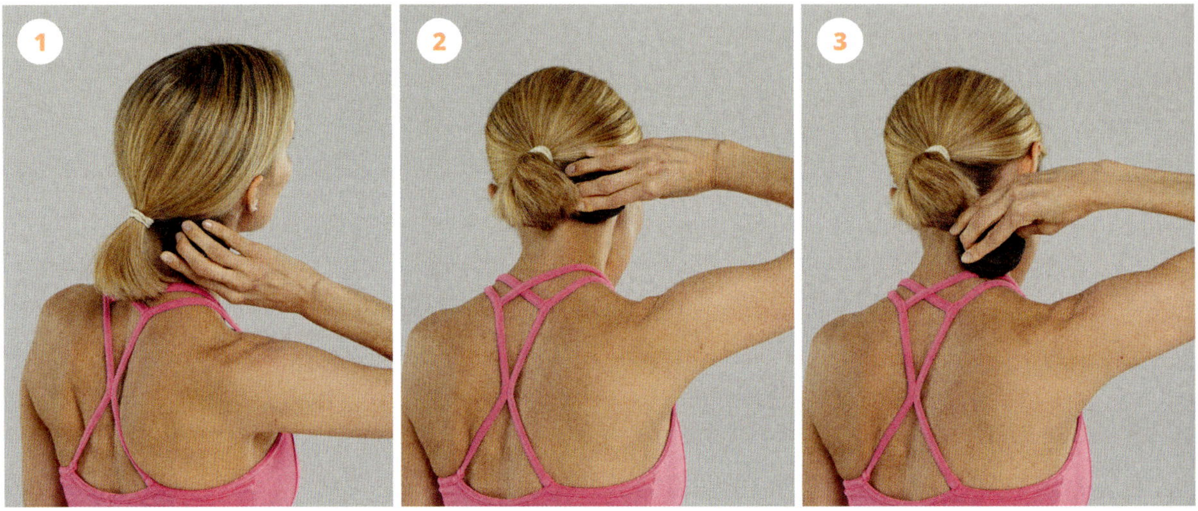

1. Stehen oder sitzen Sie aufrecht und entspannt. Neigen Sie den Kopf zur hinteren Schulter der zu behandelnden Seite, damit der TWISTER ins entspannte Gewebe schmelzen kann. Greifen Sie den TWISTER in den Aussparungen mit Daumen und Mittelfinger der gleichen Hand und legen Sie ihn neben der Wirbelsäule am Nacken direkt unterhalb des Hinterkopfknochens an. Üben Sie leichten Druck aus, sodass die Noppen langsam für circa 5 Sekunden ins Gewebe »einschmelzen«, denn so erreichen Sie auch tiefere Bindegewebsschichten.
2. Anschließend führen Sie mit etwas Druck abwechselnd in beide Richtungen langsame Drehbewegungen aus, sodass das Bindegewebe mitverdreht wird. Halten Sie die Endposition der Drehung für etwa 5 Sekunden. Führen Sie pro Punkt drei bis fünf Drehungen durch. Währenddessen neigen Sie Ihren Kopf immer wieder schräg nach vorn, um das Gewebe unter dem Twist zu dehnen.
3. Wiederholen Sie mehrmals die Schritte 1 und 2 jeweils ein Stück tiefer, bis Sie den Nacken entlang bis auf Höhe der Schulter durchgearbeitet haben.

Nackenmuskeln ausstreichen

Tool: TWISTER plus Massageöl oder Lotion

Geeignete Techniken:

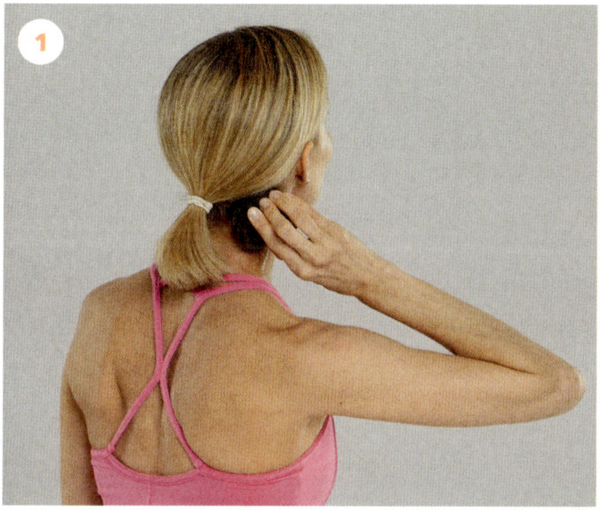

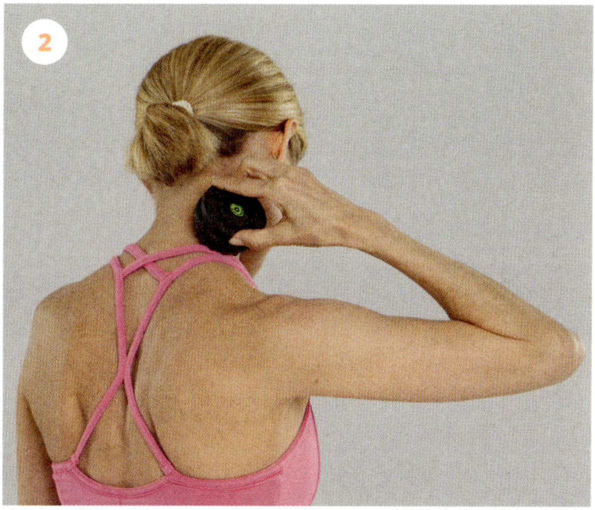

1. Stehen oder sitzen Sie aufrecht und entspannt. Neigen Sie den Kopf leicht nach hinten, damit der TWISTER ins entspannte Gewebe schmelzen kann. Legen Sie den TWISTER auf einer Seite des Nackens direkt unterhalb des Hinterkopfknochens an. Üben Sie leichten Druck aus, sodass die Noppen langsam für circa 5 Sekunden ins Gewebe »einschmelzen«, denn so erreichen Sie auch tiefere Bindegewebsschichten.
2. Anschließend streichen Sie in sehr langsamer Zeitlupengeschwindigkeit mit etwas Druck die Nackenmuskulatur bis auf Schulterhöhe hin aus. Bewegen Sie während des Ausstreichens den Kopf ganz langsam nach vorn, um die Nackenmuskulatur gleichzeitig leicht zu dehnen.

Hinweis: Es kann angenehmer sein, wenn Sie dabei ein wenig Massageöl benutzen, ohne können sich die Noppen des TWISTERs zu rau anfühlen.

Trapezmuskel von hinten ausrollen

Tool: BALL klein

Geeignete Techniken:

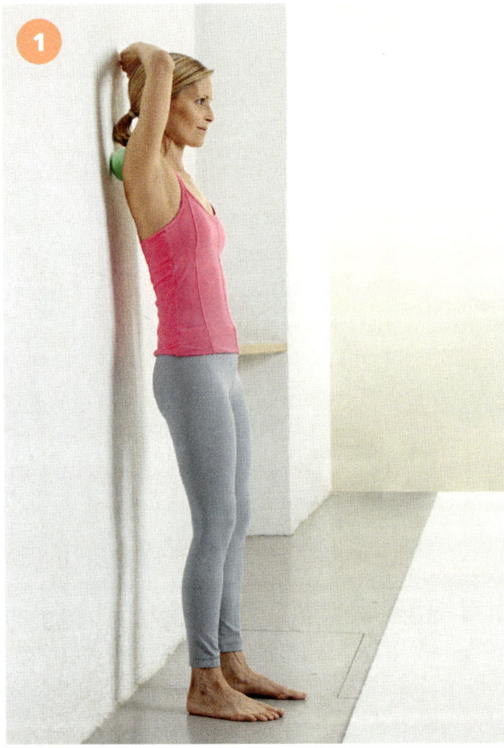

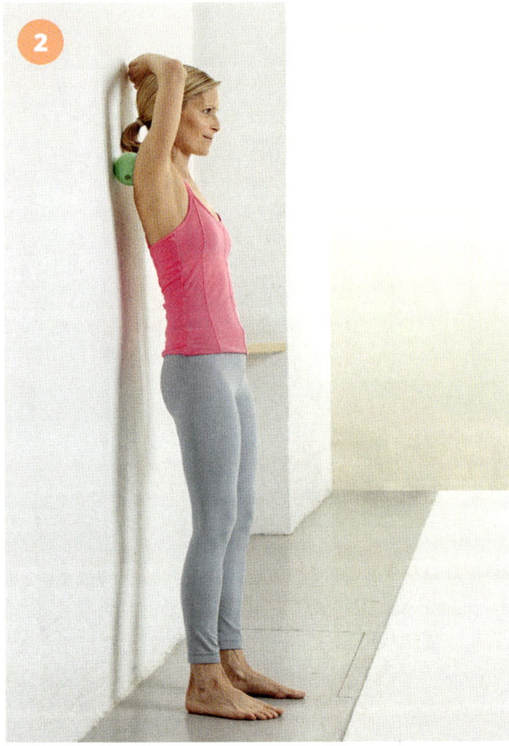

1. Stehen Sie circa 20 cm entfernt mit dem Rücken zur Wand. Heben Sie den Arm der zu bearbeitenden Seite und legen Sie die Hand auf den Kopf. Der Trapezmuskel kommt dadurch etwas nach oben und kann gut von hinten abgerollt werden. Setzen Sie den 8-cm-BALL zwischen Wand und Trapezmuskel an.
2. Massieren Sie nun langsam und konzentriert von außen Richtung Nacken.

Achtung: Rollen Sie außer mit oben beschriebener Technik nie mit dem Einzelball direkt am Nacken, da der einseitige Druck die empfindliche Halswirbelsäule schädigen kann.

Trapezmuskel von oben ausrollen

Tool: BALL klein oder BALL groß

Geeignete Techniken:

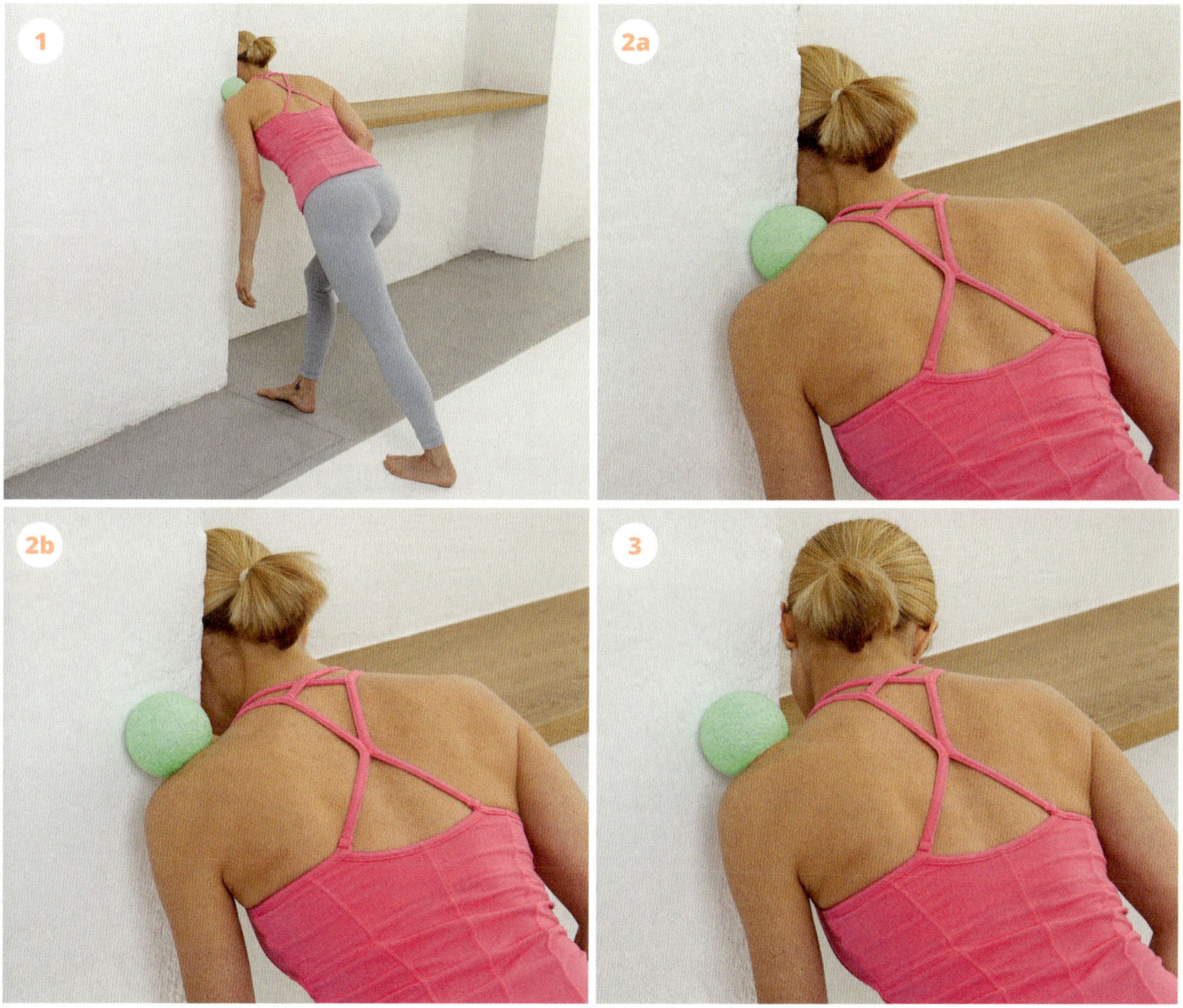

1. Stehen Sie neben einem Türrahmen oder Wandvorsprung in Schrittstellung mit dem hinteren Bein circa einen knappen Meter entfernt zur Wand. Platzieren Sie den BALL seitlich des Türrahmens an der Wand, ungefähr auf Oberbauchhöhe. Beugen Sie Ihren Oberkörper nach vorn gegen den BALL, sodass dieser am Übergang vom Nacken zur

Schulter aufliegt. Der Arm auf der Seite des BALLS hängt locker herunter, der Kopf befindet sich gerade und entspannt zwischen den Türrahmen.

2. a+b: Massieren Sie nun langsam und konzentriert den Trapezmuskel nach außen hin Richtung Schulter.

3. Bei Schmerzpunkten arbeiten Sie am besten auch mit der Technik »Druck und Dehnung«, indem Sie den Kopf wiederholt langsam zur Gegenseite und zurück bewegen.

Variante der Armhaltung

Positionieren Sie sich und den BALL wie in der Hauptübung »Trapezmuskel von oben ausrollen« beschrieben. Legen Sie dann den Arm mit dem Handrücken nach unten nach hinten auf den Rücken, anstatt ihn locker hängen zu lassen.

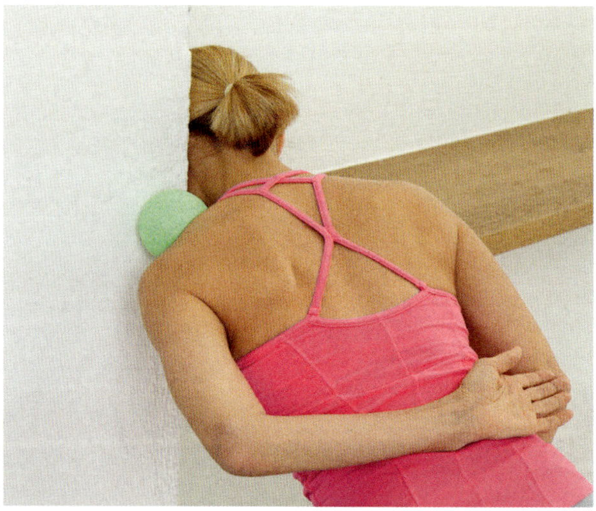

Nacken mobilisieren

Tool: DUOBALL klein oder Rolle 30 cm

Geeignete Techniken:

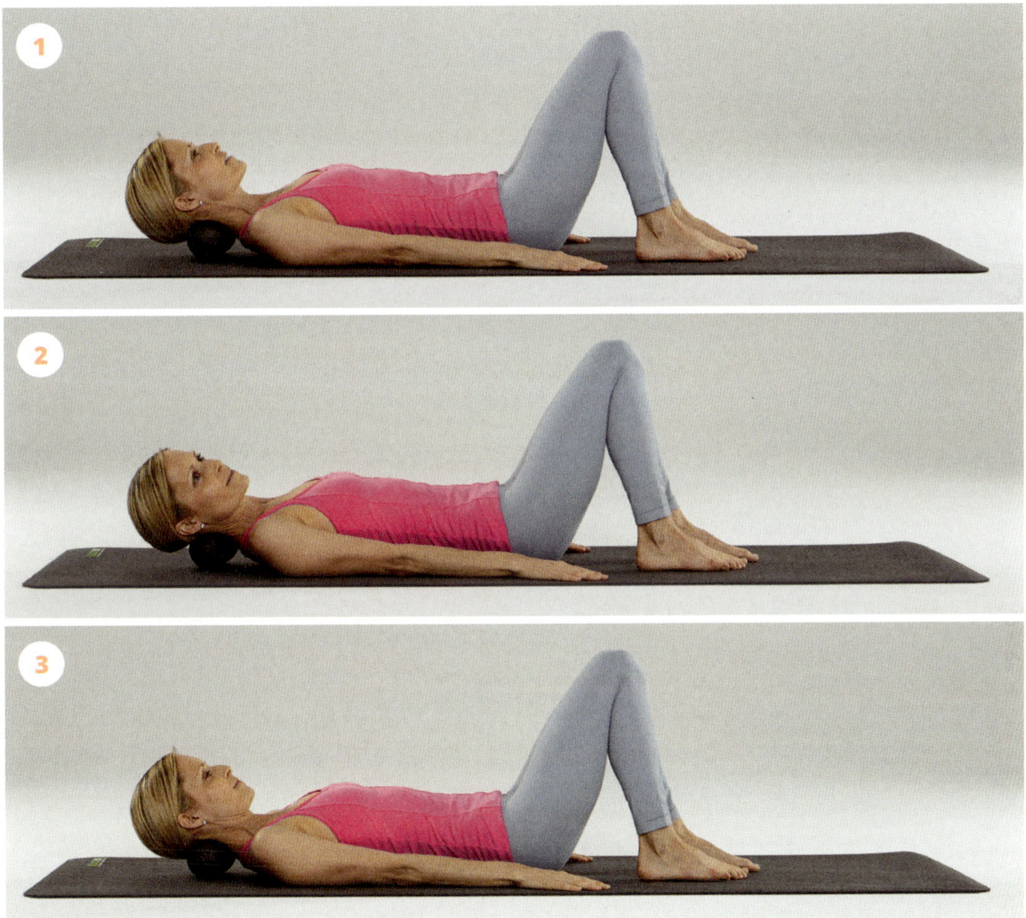

1. Legen Sie sich entspannt mit dem Rücken und aufgestellten Beinen auf den Boden. Platzieren Sie den DUOBALL unter dem Nacken.
2. Drehen Sie nun langsam und konzentriert den Kopf mit der Ausatmung nach rechts und mit der Einatmung wieder zurück in die Mitte. Dann mit der nächsten Ausatmung nach links und so weiter. Geben Sie das gesamte Kopfgewicht entspannt ab. Zehn Atemzüge insgesamt.

3. Anschließend wechseln Sie die Bewegungsrichtung in ein Nicken. Ziehen Sie beim Einatmen das Kinn zum Hals und lassen Sie beim Ausatmen wieder locker, sodass sich möglichst nur der Kopf auf dem obersten Halswirbel bewegt. Machen Sie das für zehn Atemzüge.

Achtung: Es sind schon manche Patienten zu mir gekommen, die eine ähnliche Übung auf YouTube gefunden haben und anschließend mehr Nackenbeschwerden hatten als zuvor. Die YouTube-Übung zeigt, dass man in der gerade beschriebenen Position sein Becken heben soll. Wenn Sie das machen, haben Sie fast Ihr gesamtes Körpergewicht auf dem Nacken, was ich keinesfalls empfehle zu tun!

Zusätzliche SMT-Übungen angrenzender Körperbereiche

- Kiefer (Seite 82)
- Schulter (Seite 108)
- oberer Rücken (Seite 155)
- die entsprechende myofasziale Kette (Seiten 248)

Fallbeispiel Nackenschmerzen

Eine 44-jährige Außendienstmitarbeiterin stellt sich vor mit Nackenschmerzen, die seit circa sieben Monaten immer mal wieder abends auftreten und seit einer Woche ständig spürbar sind. Die Patientin fühlt besonders beim Kopfdrehen nach links einen verstärkten und in den Hinterkopf ziehenden Schmerz. Bei ihren beruflichen Autofahrten sowie in ihrem Familienleben als alleinerziehende Mutter schränkt sie dies sehr ein.

Maßnahmen

Die gründliche Anamnese und Diagnostik zeigt keine Nervenstörungen, sodass zunächst über manuelle myofasziale Techniken die verkürzte Brust-, Schultergürtel- und zuletzt Nackenmuskulatur gelöst werden. Anschließend werden mit der Patientin Längenkraftübungen durchgeführt, die die beteiligten Muskeln über die Zeit aus der Verkürzung wieder auf Länge umbauen sollen. Der Patientin werden entsprechende BLACKROLL®-Übungen gezeigt und es wird ihr empfohlen, diese täglich zu Hause vor den Längenkraftübungen durchzuführen. Für den nachhaltigen Erfolg bekommt die Patientin unterstützend Tipps zur Autositzeinstellung, besonders der Nackenstütze, und es werden ihr zwei einfache Entspannungs- und Lockerungsübungen für unterwegs mitgegeben.

Verlauf

Die Entspannung nach der ersten Behandlung ist für die Patientin schon deutlich spürbar, sodass sie motiviert während der nächsten zwei Wochen die Übungen und Tipps umsetzt. Bereits bei der folgenden Sitzung berichtet die Patientin, dass die Spannungskopfschmerzen weg sind und die Nackenschmerzen in der Intensität nachlassen. Bei der dritten Behandlung berichtet die Patientin, dass sie beruflich sehr viel Stress hat und dass sie deswegen die letzten beiden Wochen leider die Übungen vernachlässigt hat. Sie merkt dies durch wieder stärkere Schmerzen. Den BLACKROLL® DUOBALL will sie nun immer in ihrer Arbeitstasche mitnehmen, um die Wartezeiten bei Kunden effektiv nutzen zu können. Nach der fünften Behandlung, sieben Wochen nach Erstvorstellung, verspürt die Patientin nur noch bei der Kopfdrehung nach links, kurz vor der Endposition, leichte Schmerzen. Weitere zwei Sitzungen später ist die Patientin beschwerdefrei.

Körperbereich Schulter

Beschwerdebilder/Diagnosen: Schulterschmerzen, Schulter-Arm-Syndrom, Kalkschulter, Impingement-Syndrom, Frozen Shoulder

Das Schultergelenk ist das flexibelste Kugelgelenk im menschlichen Körper und daher auch anfällig für muskuläre Dysbalancen, Verletzungen und Abnutzungsbeschwerden. **Schulterschmerzen** sind nicht nur unangenehm, sondern behindern enorm im Alltag. Häufig stammen Schmerzen in der Schulterregion von akuten Verletzungen, beispielsweise ist hier an die sogenannte Sportlerschulter nach einer Rotatorenmanschettenruptur oder Schultereckgelenkssprengung zu denken. Liegt kein akutes Trauma vor, so sind Missverhältnisse der Spannungszustände des Schulter- und Schulterblattkomplexes als Ursache sehr wahrscheinlich.

Durch die myofaszialen und nervalen Verbindungen treten Schulterschmerzen nicht selten mit gleichzeitigen Armschmerzen auf, dem sogenannten **Schulter-Arm-Syndrom**. Veränderungen der Hals- und Brustwirbelsäule können sich über diese Zusammenhänge ebenfalls in Schulterschmerzen äußern. Wichtig ist in jedem Fall: Schmerzen im Schulterbereich sollten immer als Alarmsignal wahrgenommen werden, denn es können auch ernstere, organische Ursachen dahinterstehen.

Bei der **Kalkschulter** kommt es durch chronische Überlastung zu Gewebeveränderungen meist der Sehne des Obergrätenmuskels (*Musculus supraspinatus*), an der sich Kalziumsalzkristalle ablagern. Diese können durch Entzündungen und Verdickungen plötzlich auftretende, heftig stechende Schmerzen auslösen. Bei Ruhigstellung und Schonung der betroffenen Schulter klingen die Symptome in den allermeisten Fällen nach zwei bis vier Wochen von selbst wieder ab. Dennoch ist angeraten, die Überlastungen zu reduzieren und das myofasziale Gewebe zu entspannen.

Zu den häufigsten Gründen für Schulterschmerzen zählt das **Impingement-** oder **Schulterengpass-Syndrom**. Es entsteht durch ständige Überlastung und muskuläre Fehlspannungen des Schultergelenks mit Gewebeveränderungen wie Verkalkung, Abnutzung oder Entzündungen. Dadurch kommt es zu einer schmerzhaften Einengung vor allem der Obergrätenmuskelsehne zwischen Oberarmkopf und Schulterdach. Häufig ist durch den Druck auch der Schleimbeutel gereizt oder gar entzündet. Die schmerzhafte Bewegungseinschränkung macht sich vor allem bei seitlichem Anheben des Arms zwischen 60 bis 120 Grad bemerkbar oder auch nachts, wenn man auf der Schulter liegt.

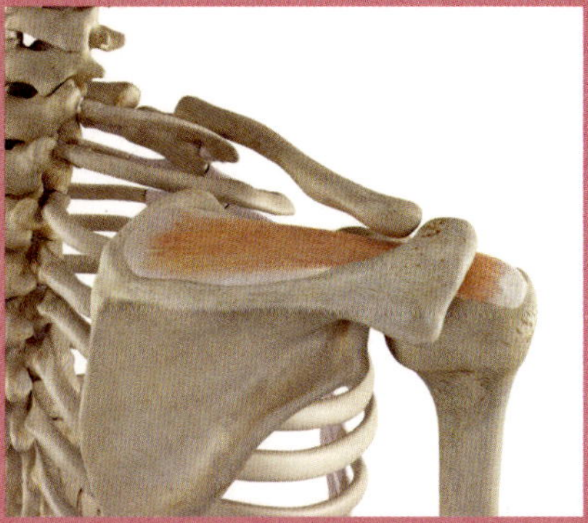

Hier wird die Lage der Obergrätenmuskelsehne am Oberarmkopf deutlich.

Die **Frozen Shoulder** beschreibt eine schmerzhafte Schultersteife mit Verklebung und Schrumpfung der Gelenkkapsel. Sie kann ohne offensichtliche Gründe oder als Folge von Verletzungen, Operationen und länger andauernden Gewebeveränderungen, wie Schulterengpass-Syndrom oder Schleimbeutelentzündungen, auftreten.

Der Teufelskreis von Ungleichgewicht, Reizung, Verletzung und Abnutzung

Muskuläre Dysbalancen im komplexen Schultergürtel kommen oft von viel Schreibtisch- und Computerarbeit mit nach innen eingedrehten Schultern, nach vorn gestrecktem Kopf und vorgebeugtem Rücken. Das bedingt eine reaktiv hohe Spannung auf die umliegenden Faszien und Muskeln der sogenannten Rotatorenmanschette des Schultergelenks. Auch häufig wiederkehrende Bewegungsabläufe – vornehmlich über dem Kopf, wie zum Beispiel bei Malern oder beim Badmintonspielen – verursachen über die Zeit Ungleichgewichte in den Zugkräften der Muskel-Faszien-Ketten. Es kommt zu Verspannungen, Verkürzungen, Verhärtungen und Verklebungen der Muskeln und Faszien, die dadurch ihrer Funktion nicht mehr nachkommen können. All dies macht wiederum anfällig für knöcherne Engstellen mit Reizungen, Verletzungen und Abnutzungserscheinungen. Wenn der Körper das funktionell nicht mehr ausgleichen kann, signalisiert er es als Schmerz.

Der Preis der Beweglichkeit

INFO

Im Laufe der Evolution und mit dem aufrechten Gang haben sich knöcherne Anteile des Schultergelenks teilweise zurückgebildet, um die große Beweglichkeit der Schulter zu ermöglichen. Für die Führung des Gelenks ist ein äußerst komplexes Zusammenspiel der beteiligten Strukturen wie Muskeln, Sehnen und Bänder notwendig, die bei Überforderung schnell zu Schmerz führen können.

SMT-Übungsprogramm bei Schulterschmerzen

Seitliche Schulter ausrollen

Tool: Rolle MINI oder DUOBALL klein oder BALL klein

Geeignete Techniken: 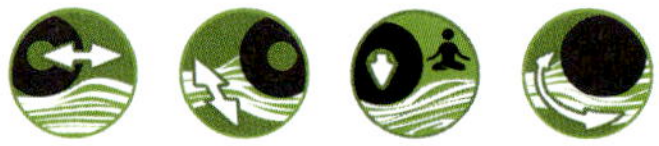

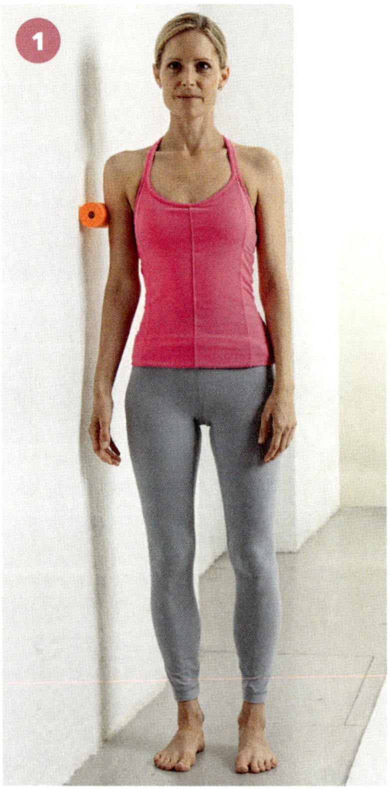

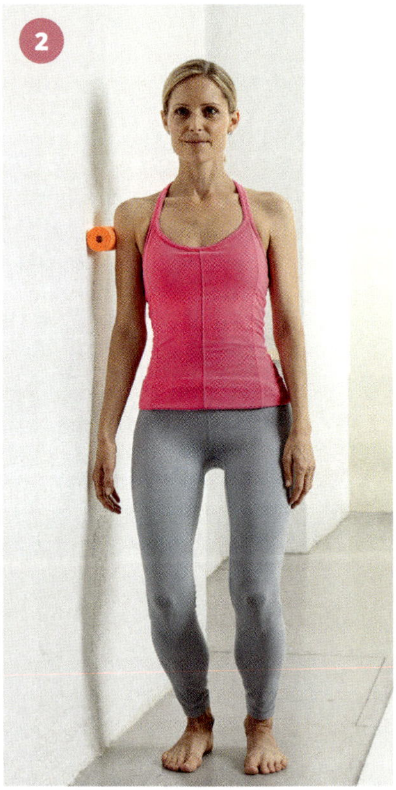

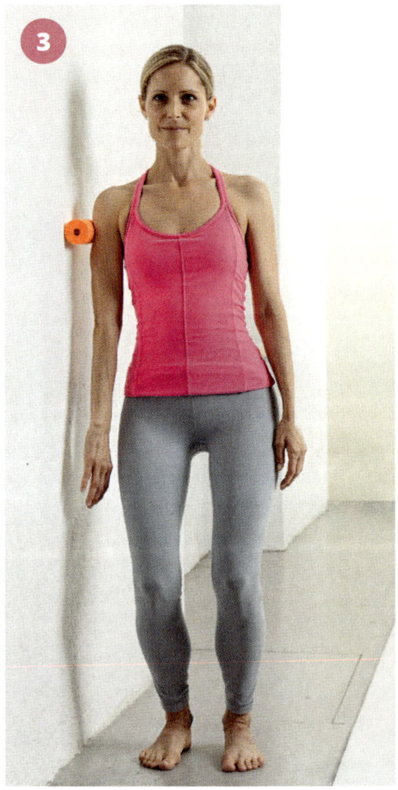

1. Stellen Sie sich mit der betroffenen Schulter seitlich zur Wand. Der Arm hängt entspannt nach unten. Setzen Sie die MINI-Rolle oder den BALL am seitlichen Oberarm an.
2. Massieren Sie nun langsam und konzentriert den Deltamuskel aus. Die Bewegung kommt durch Beugen und Strecken der Knie, nicht durch Hochziehen der Schulter.
3. Drehen Sie den Arm dabei leicht nach innen und nach außen, sodass auch vordere und hintere Anteile des Muskels einbezogen werden.

Obere Flanke ausrollen

Tool: Rolle 30 cm, Geübte: BALL klein

Geeignete Techniken:

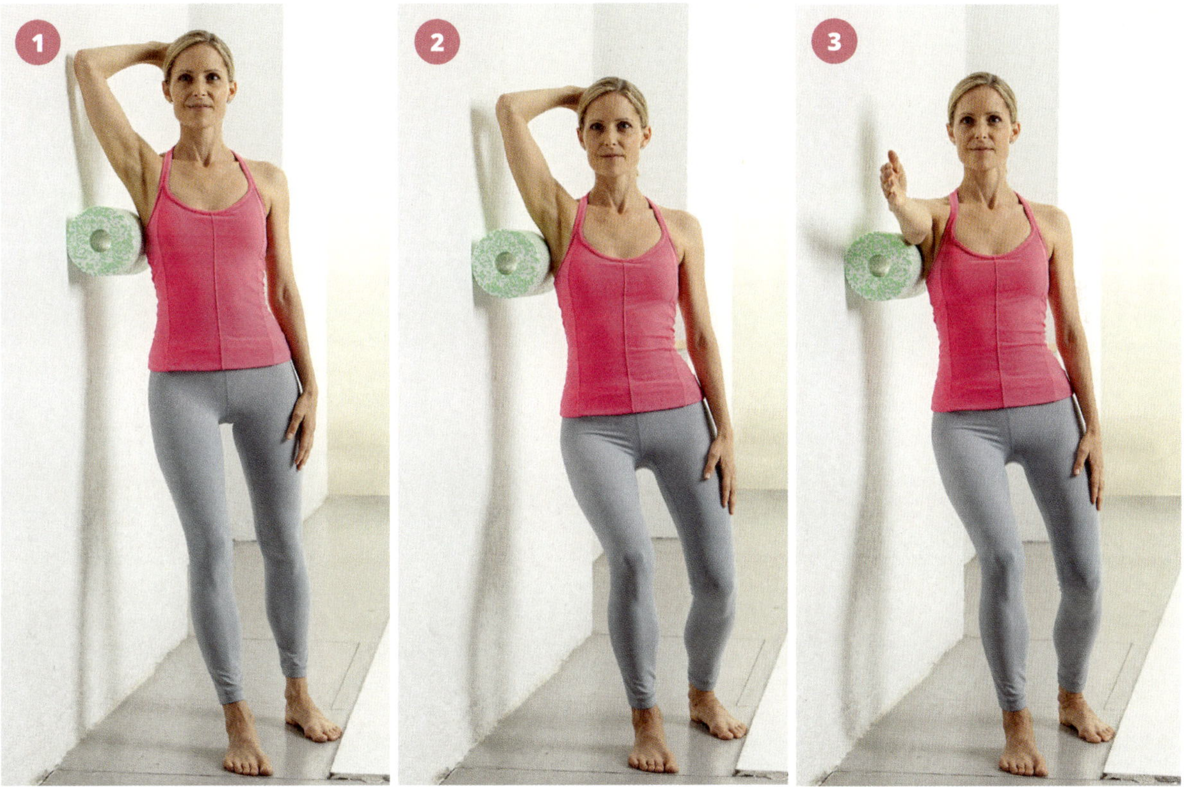

1. Stehen Sie mit der betroffenen Schulter und Schrittstellung der Beine seitlich zur Wand. Legen Sie die Hand des inneren Armes entspannt auf den Kopf. Setzen Sie die BLACKROLL® circa eine Hand breit unterhalb der Achsel seitlich am Brustkorb an. Konzentrieren Sie sich eher auf den rückwärtigen Bereich der Flanke.
2. Rollen Sie nun langsam diesen Bereich bis hoch zum Arm hin aus, sodass der obere Teil des Arms gleich mitbehandelt wird.
3. Verweilen Sie an Schmerzpunkten und bewegen Sie Ihren Arm parallel zur Wand mehrmals nach unten und wieder nach oben.

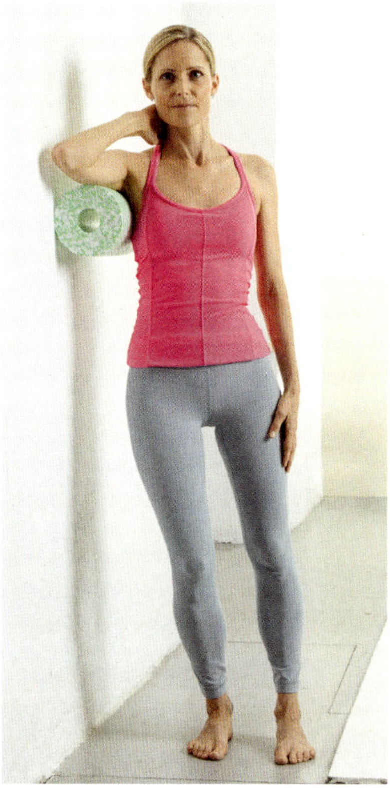

Variante der Armhaltung

Wenn Ihnen das Arm-Anheben Probleme bereitet, können Sie die Hand an den Nacken legen und den Ellenbogen etwas tiefer lassen. Ansonsten positionieren Sie sich und die Rolle wie in der Hauptübung »Obere Flanke ausrollen« beschrieben.

Variante für Geübte

Für mehr Druck durch das Körpergewicht können Sie die gleiche Übung am Boden ausführen.

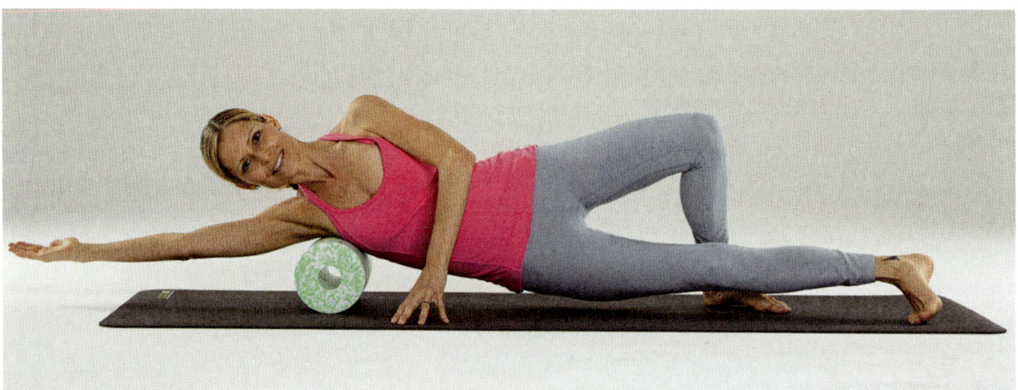

Inneren Schulterblattmuskel lösen

Tool: BALL klein plus Block

Geeignete Techniken:

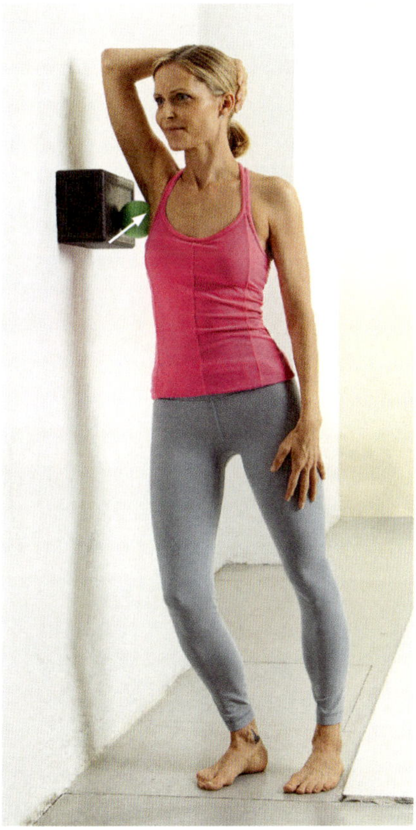

Stehen Sie mit der betroffenen Schulter seitlich zur Wand, den Körper leicht zur Wand eingedreht. Legen Sie die Hand des inneren Armes entspannt auf den Kopf. Setzen Sie den Block quer gegen die Wand und den BALL darauf. Er soll im unteren Achselbereich von vorn gegen das Schulterblatt drücken. Suchen Sie einen Schmerzpunkt und arbeiten Sie über die Technik »Druck und Entspannung«.

Hinweis: Üblicherweise existieren in diesem Bereich ein bis zwei Schmerzpunkte, die nicht ganz einfach zu finden sind. Versuchen Sie daher, sich über kleine Positionsänderungen vorzutasten, um die Schmerzpunkte ausfindig zu machen.

Kleinen Brustmuskel lösen

Tool: BALL klein plus Block

Geeignete Techniken:

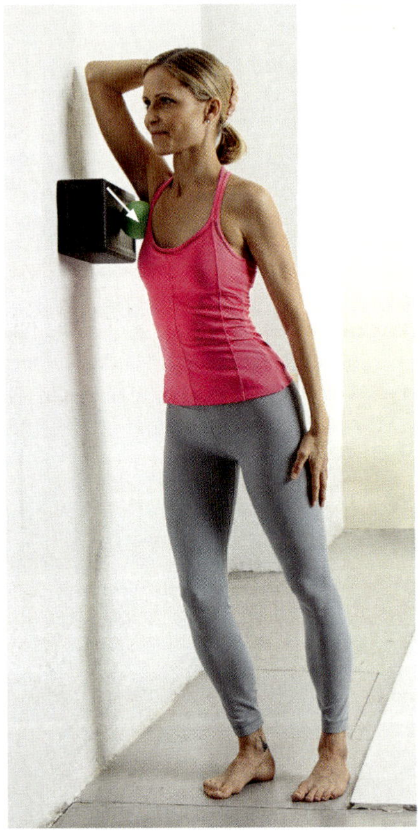

Stehen Sie mit der betroffenen Schulter seitlich zur Wand, den Körper leicht nach außen weggedreht. Legen Sie die Hand des inneren Armes entspannt auf den Kopf. Setzen Sie den Block quer gegen die Wand und den BALL darauf. Er soll im vorderen Achselbereich von innen gegen den Brustmuskel drücken. Suchen Sie ein bis zwei Schmerzpunkte und arbeiten Sie über die Technik »Druck und Entspannung«.

Schultergürtel mobilisieren

Tool: Rolle 45 cm oder 30 cm

Geeignete Techniken:

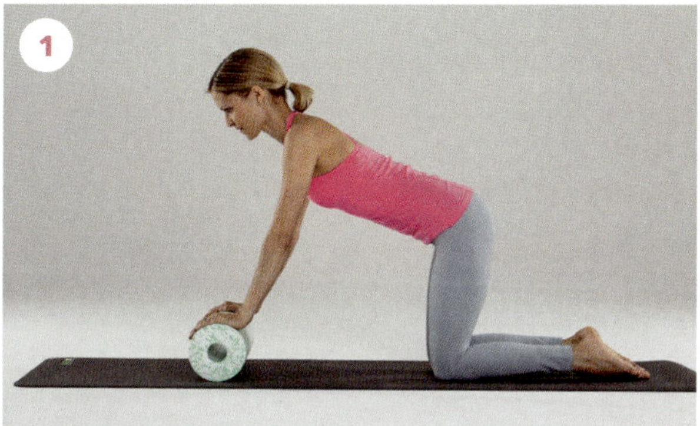

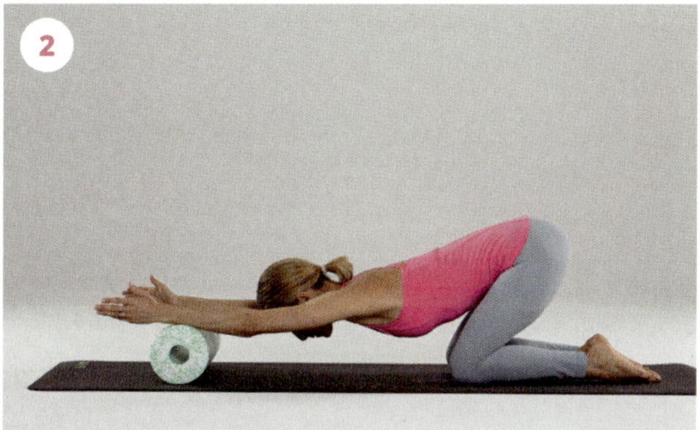

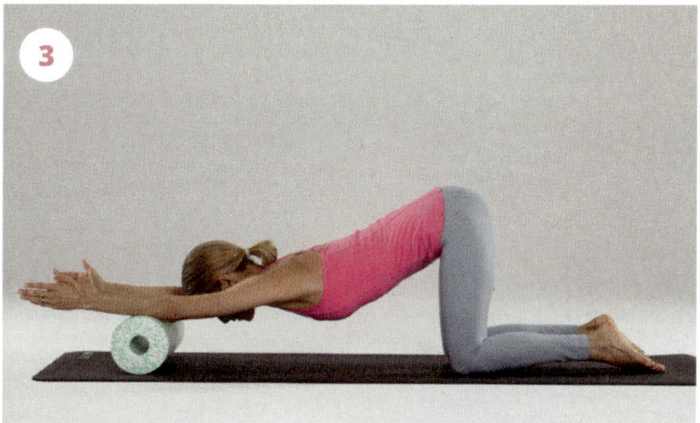

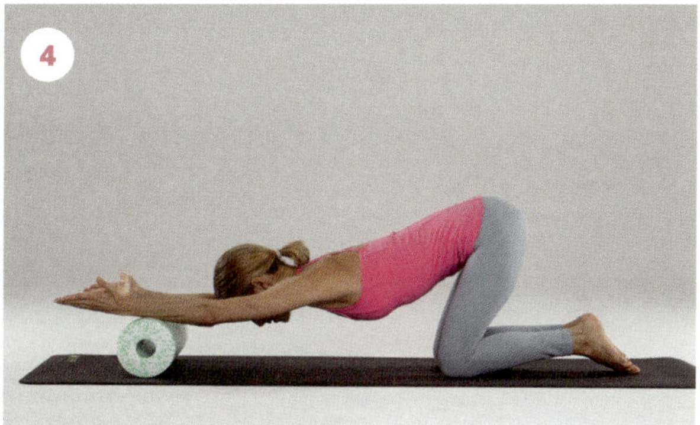

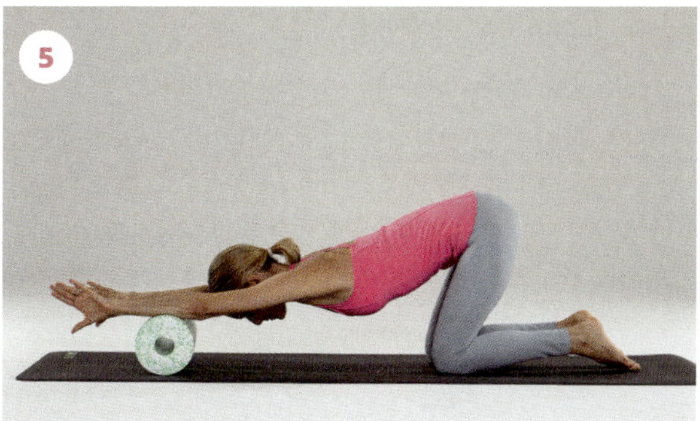

1. Gehen Sie in den Vierfüßlerstand und platzieren Sie die Hände mit nach unten gedrehten Handflächen jeweils ganz außen auf der Rolle.
2. Rollen Sie dann ein Stück nach vorn bis zu Ihren Handgelenken und senken Sie gleichzeitig das Gesäß. Lassen Sie in dieser Position den Kopf und die Brust zwischen den Armen nach unten in die Dehnung sinken und genießen Sie das öffnende Gefühl.
3. Rollen Sie mit etwas Druck die Unterarme bis zu den Ellenbogen hoch und zurück.
4. Wiederholen Sie Schritt 3 mit nach oben gedrehten Handflächen.
5. Wiederholen Sie Schritt 3 mit nach außen gedrehten Handflächen, sodass der Daumen nach unten zeigt.

Hinweis: Bei dieser Übung rollen Sie gleichzeitig Ihre Unterarme aus.

Zusätzliche SMT-Übungen angrenzender Körperbereiche

- Nacken (Seite 91)
- Arm (Seite 118)
- oberer Rücken (Seite 155)
- die entsprechende myofasziale Kette (Seiten 248)

Fallbeispiel Schulterschmerzen

Eine 39-jährige Bankerin stellt sich vor mit Schmerzen in der rechten Schulter, die je nach Belastung auftreten. Die Symptomatik trat erstmals vor circa drei Monaten auf und hat sich in den letzten 1,5 Wochen (nach einem Tennisturnier) deutlich verstärkt. Inzwischen hat die Patientin von ihrem Hausarzt zunächst schmerzstillende Medikamente (Ibuprofen 600 mg, einmal täglich) und therapeutische Maßnahmen verordnet bekommen. Es wird festgestellt, dass die Patientin insbesondere dann schmerzempfindlich ist, wenn sie den rechten Arm im Bereich von 60 bis 120 Grad seitlich abspreizt. Weitere Tests wurden durchgeführt und schließlich wurde die Diagnose eines Schulterengpass-Syndroms (Impingement) gestellt.

Maßnahmen

Die Patientin wird ganzheitlich mit Osteopathie und Myofaszial-Kinematik (Seite 270) sowohl an der Brust- und Halsmuskulatur als auch an der Rotatorenmanschette, insbesondere dem Obergrätenmuskel *(M. supraspinatus)*, behandelt. Ergänzend werden mit der Frau spezielle Längenkraftübungen durchgeführt und BLACKROLL®-Übungen zur Selbstbehandlung (SMT) für Schulter, Brust, Arm und Nacken hinzugenommen, um die gesamte myofasziale Kette weiter zu lösen und auf Länge umzubauen. Der Patientin wird nahegelegt, auch zu Hause zwischen den Behandlungsterminen täglich diese Übungen zu machen und das Tennisspielen für die nächsten Wochen zunächst auszusetzen oder zumindest lockerer anzugehen.

Verlauf

Bereits ein paar Tage nach der Erstvorstellung bei mir und konsequenter Anwendung der gezeigten Übungen, berichtet die Patientin (telefonisch) über ein »leichteres Gefühl in der Schulter«, wobei die Schmerzen größtenteils noch bestehen. Im Laufe der Behandlungszeit kann – und das obwohl die Medikamente abgesetzt werden – eine stetige Verbesserung des schmerzvollen Bewegungsumfangs festgestellt werden. In der siebten Woche hat die Patientin bei der wiederholten Durchführung der Tests keine Schmerzen mehr und berichtet dies auch von Ihrem Alltag. Über den Zustand während des Tennisspielens kann die Patientin zu diesem Zeitpunkt keine abschließende Aussage treffen, da die Saison vorbei ist. Zur nachhaltigen Stabilisierung der Situation wird ihr empfohlen, die BLACKROLL®- und Längenkraft-Übungen weiterhin in Ihren Alltag zu integrieren.

Körperbereich Arm und Ellenbogen

Beschwerdebilder/Diagnosen: Armschmerzen, Tennisarm, Mausarm, Golferellenbogen, Schulter-Arm-Syndrom

So gut wie an jeder Tätigkeit und Bewegung sind unsere Arme beteiligt. Sei es bei Alltagsbewegungen am Computer, im Haushalt oder beim Sport – oft sind die Arme hohen Belastungen oder immer wiederkehrenden Bewegungsmustern ausgesetzt. Entsprechend sind die meisten Beschwerden im Bereich der Arme Überbeanspruchungen geschuldet. Eine über längere Zeit andauernde myofasziale Überanspruchung führt, außer zu Verkrampfungen, auch zu Reizungen und kleinen Rissen der Muskeln, Sehnenansätze oder der Knochenhaut. In der Folge entstehen oft als stechend beschriebene, häufig bis in Schulter und Nacken ausstrahlende Schmerzen sowie Kraftlosigkeit im Arm oder der Hand. Eine andere Bezeichnung für derartige Schmerzbilder lautet RSI-Syndrom. Es steht für »Repetitive Strain Injury«, was übersetzt bedeutet, dass bestimmte Schmerzen durch ständig wiederholte, immer gleiche Bewegungsabläufe auftreten. Je nachdem, welche Strukturen hauptsächlich betroffen sind, spricht man von:

- **Tennisarm/-ellenbogen *(Epicondylitis humeri radialis)*:** Schmerzen vor allem am Knochenvorsprung des Unterarmknochens am äußeren Ellenbogen (Speiche), die durch Muskelverkrampfungen entstehen und bei Druck, Gelenkstreckung und Belastung der den Unterarm nach außen drehenden Muskeln verstärkt werden.
- **Golferellenbogen *(Epicondylitis humeri ulnaris)*:** Schmerzen vor allem am Knochenvorsprung des Unterarmknochens am inneren Ellenbogen (Elle), die durch Muskelverkrampfungen entstehen und bei Druck und Gelenkbeugung und Belastung der den Unterarm nach innen drehenden Muskeln verstärkt werden.
- **Mausarm:** Betroffen sind bevorzugt die Fingerstrecker, also die Oberseite der Finger, der Handrücken, das Handgelenk und die Oberseite des Unterarms. Der Mausarm entsteht üblicherweise durch ein oft nach oben abgeknicktes Handgelenk, wie es beim Tippen auf der Tastatur oder Klicken der Maus auftritt.

Oberarmschmerzen kommen häufig vom Deltamuskel, der die Schulter mit dem Oberarm verbindet. Besonders Überkopfbewegungen, so das Anziehen eines T-Shirts, bereiten dann ziehende Schmerzen. Oberarmschmerzen können jedoch auch von anderen Muskeln, die am Oberarmknochen ansetzen, kommen, so zum Beispiel dem Obergrätenmuskel der Schulter, den Armbeugern oder Armstreckern. Letzteres führt üblicherweise zu eher punktuellen Schmerzen an der Rückseite des Oberarms.

Veränderungen in angrenzenden Strukturen können sich durch die myofasziale und neurale Verbindung auch in ausstrahlenden Armschmerzen und anderen Missempfindungen äußern. Beispiele sind hier das **Schulter-Arm-Syndrom** oder das **Thoracic-outlet-Syndrom** durch Strukturveränderungen im Schulter-, Hals-, Nacken- und Brustbereich. Hier kommen neben muskulären Verspannungen auch Nerveneinklemmungen und -reizungen durch Bandscheibenvorwölbungen beziehungsweise -vorfälle, Entzündungen der Wirbelgelenke, Brüche vom Schlüsselbein, Skoliose oder Spinalkanalstenose in Betracht. Missempfindungen oder Schwächegefühl in den Armen mit oft gleichzeitigen Verspannungen und Schmerzen im Schulter-Nacken-Bereich können ein Hinweis auf solche Geschehen sein.

Gute Perspektiven für Schmerzfreiheit

INFO

Schmerzen in den Armen wirken sich besonders einschränkend im Alltag aus. Bis auf akute Verletzungen, wie zum Beispiel Brüche, sind sie jedoch in den häufigsten Fällen eher harmloser Natur und bei frühzeitiger Behandlung mit den passenden Maßnahmen wieder gut in den Griff zu bekommen.

SMT-Übungsprogramm bei Arm-/Ellenbogenschmerzen

Seitlichen Oberarm ausrollen

Tool: Rolle 30 cm oder Rolle MINI

Geeignete Techniken:

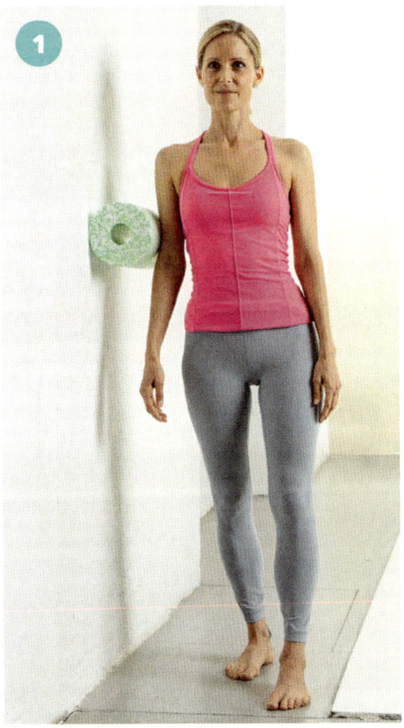

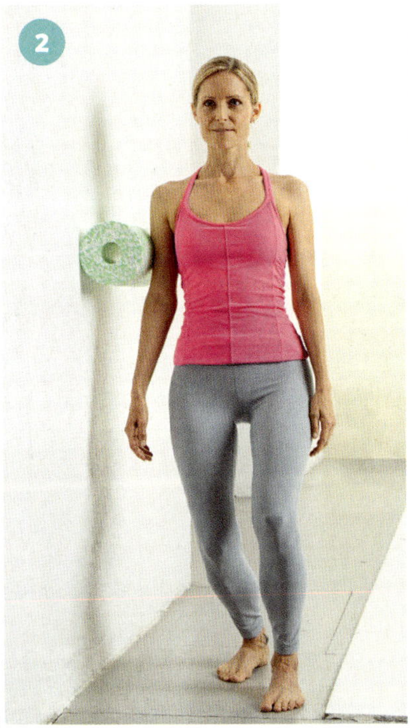

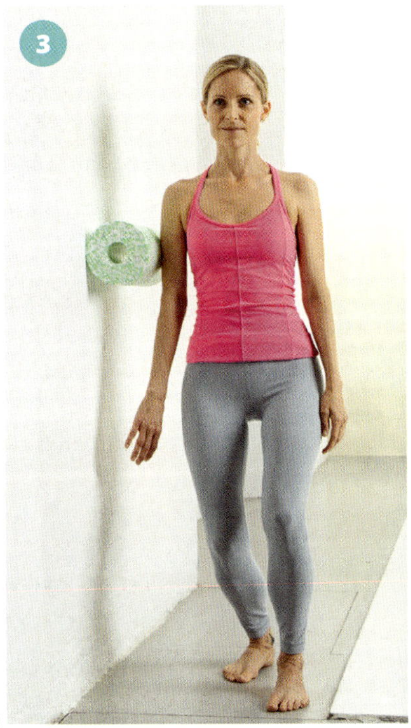

1. Stehen Sie mit dem betroffenen Arm seitlich zur Wand. Der Arm hängt entspannt nach unten. Setzen Sie die Rolle auf mittlerer Höhe am seitlichen Oberarm an.
2. Massieren Sie nun langsam und konzentriert den Arm aus. Die Bewegung kommt durch Beugen und Strecken der Knie, nicht durch Hochziehen der Schulter.
3. Drehen Sie den Arm dabei leicht nach innen und nach außen, sodass auch vordere und hintere Anteile der Muskulatur einbezogen werden.

Ellenbogen mobilisieren

Tool: BALL klein plus Block

Geeignete Techniken:

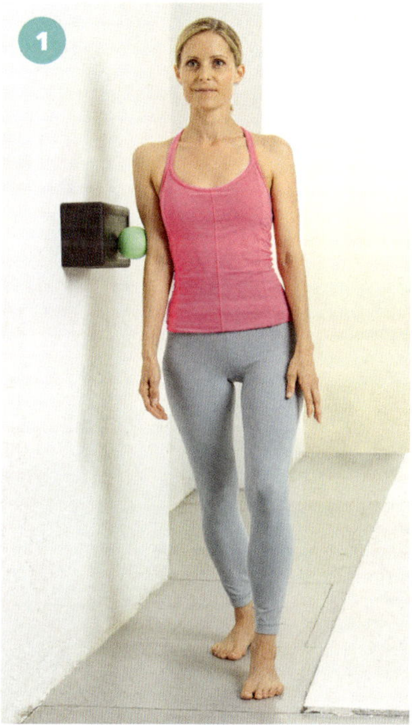

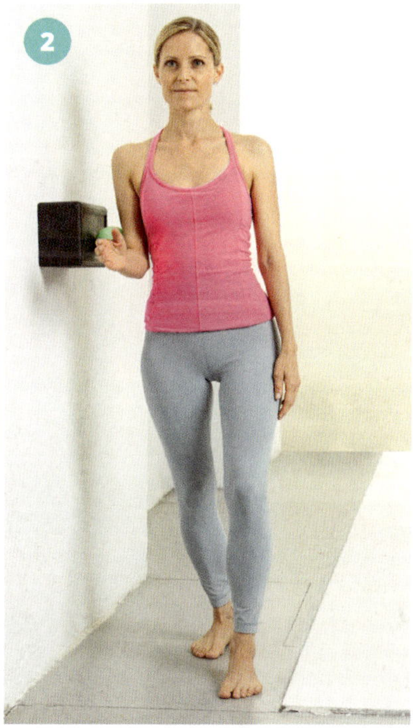

1. Stehen Sie mit dem betroffenen Arm seitlich zur Wand. Der Arm hängt entspannt nach unten. Setzen Sie den Block quer an die Wand und den BALL darauf, sodass dieser direkt oberhalb des Ellenbogens an der Außenseite des Arms zum Liegen kommt.
2. Suchen Sie einen Schmerzpunkt und entspannen Sie zunächst über »Druck und Entspannung« in diesen hinein. Dann arbeiten Sie über die Technik »Druck und Mobilisation«, indem Sie den Unterarm wiederholt langsam anbeugen und wieder absenken und dadurch den Schmerzpunkt lösen.

Hinteren Oberarm ausrollen

Tool: DUOBALL klein oder Rolle MINI

Geeignete Techniken: 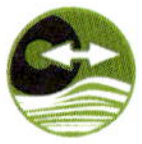 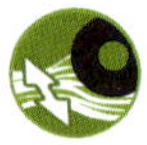 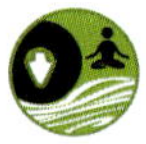 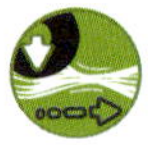

1. Stellen oder setzen Sie sich an einen Tisch und legen Sie den DUOBALL vor sich. Drehen Sie den betroffenen Arm nach außen, sodass die Handfläche nach oben zeigt und legen Sie ihn direkt oberhalb des Ellenbogens auf den DUOBALL.
2. Rollen Sie nun den hinteren Oberarm langsam bis hoch zum Anschlag der Schulter hin aus. Die Bewegung kommt dabei aus einem Vor- und Zurücklehnen des Oberkörpers, um Druck auf den Arm ausüben zu können. Stabilisieren Sie den Arm mit der Hand des anderen Arms.
3. Danach arbeiten Sie über die Technik »Druck und Dehnung«, indem Sie den Unterarm während der Rollbewegung wiederholt langsam anbeugen und wieder absenken.
4. Um das Gewebe auch in Querrichtung zu verschieben, bewegen Sie den Unterarm mehrmals abwechselnd nach rechts und links.

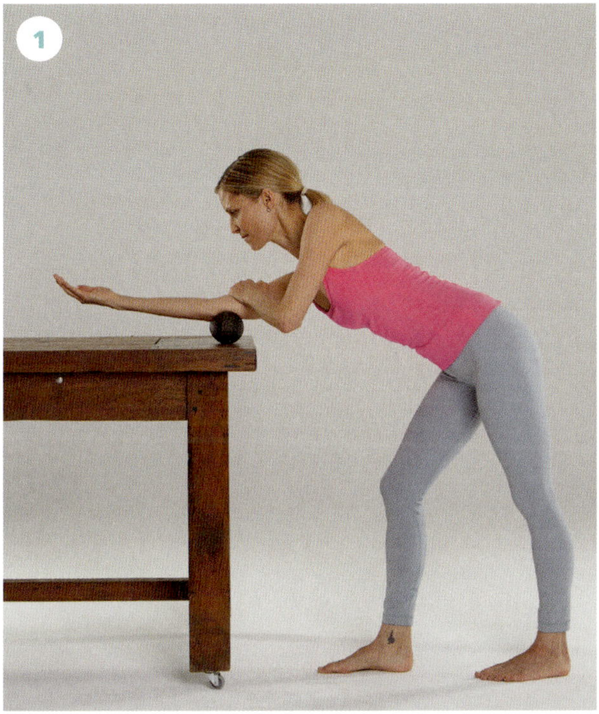
1

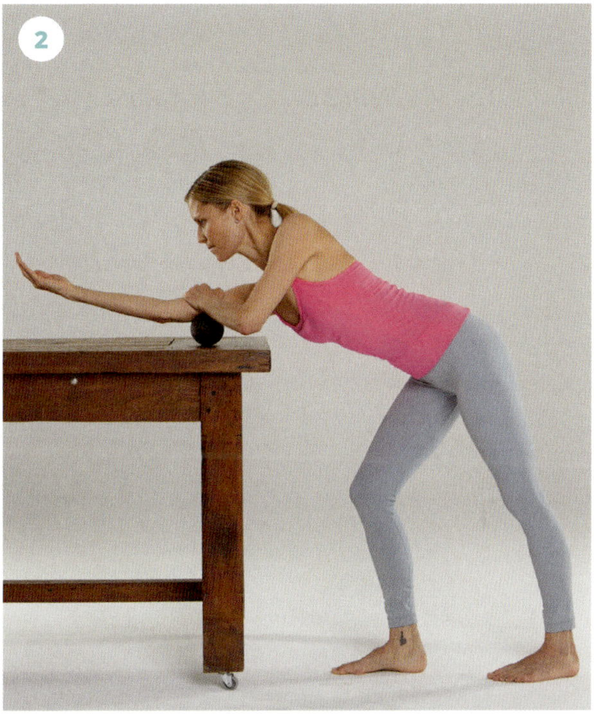
2

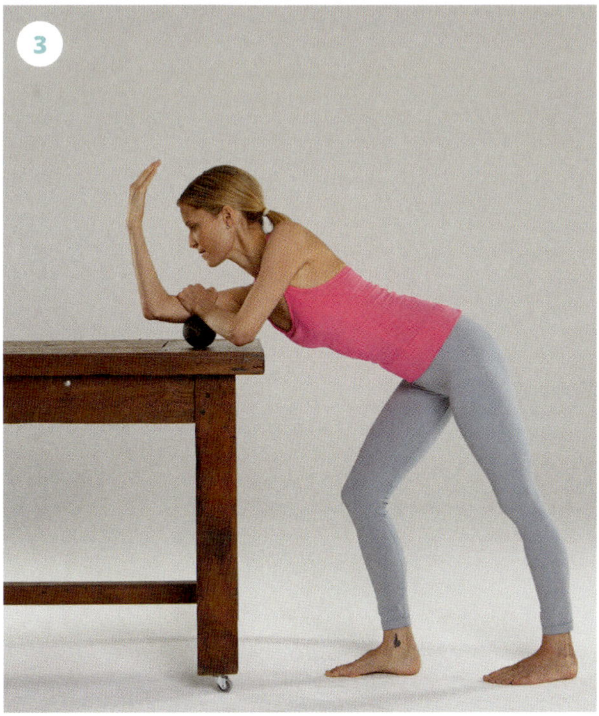
3

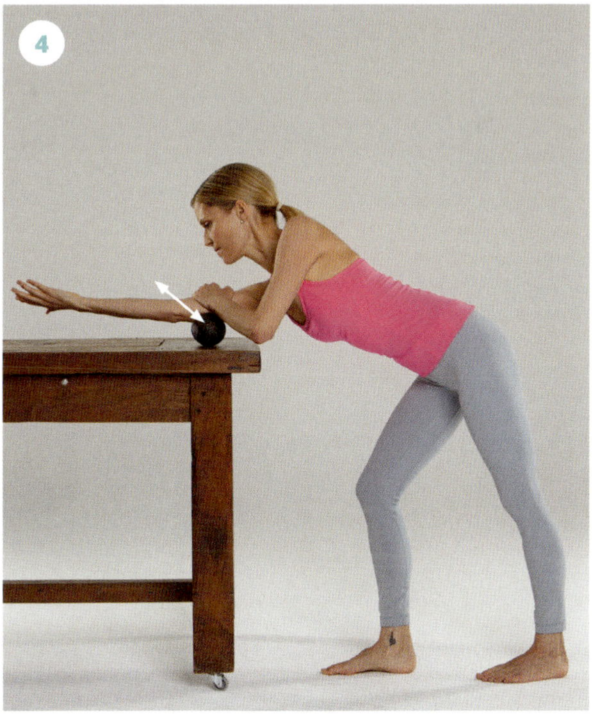
4

SMT-Übungsprogramm bei Kopfschmerzen und Migräne
SMT-Übungsprogramm bei Kieferschmerzen
SMT-Übungsprogramm bei Nackenschmerzen
SMT-Übungsprogramm bei Schulterschmerzen
SMT-Übungsprogramm bei Arm-/Ellenbogen-schmerzen

Armbeugemuskel verdrehen

Tool: TWISTER

Geeignete Techniken:

1. Stellen oder setzen Sie sich an einen Tisch und legen Sie den betroffenen Arm mit der Handfläche nach oben locker gebeugt vor sich ab. Greifen Sie den TWISTER in den Aussparungen mit Daumen und Mittelfinger der anderen Hand und setzen Sie ihn am Muskelansatz in der inneren Ellenbeuge an. Üben Sie leichten Druck aus, sodass die Noppen langsam für circa 5 Sekunden ins Gewebe »einschmelzen«, denn so erreichen Sie auch tiefere Bindegewebsschichten.
2. Anschließend führen Sie mit etwas Druck abwechselnd in beide Richtungen langsame Drehbewegungen aus, sodass das Bindegewebe mitverdreht wird. Halten Sie die Endposition der Drehung für etwa 5 Sekunden. Führen Sie pro Punkt drei bis fünf Drehungen durch.
3. Wiederholen Sie mehrmals die Schritte 1 und 2 jeweils ein Stück höher, bis Sie den Armbeugemuskel entlang bis auf Höhe der Schulter durchgearbeitet haben.
4. Danach arbeiten Sie über die Technik »Druck und Dehnung«, indem Sie den Unterarm während der Drehung des TWISTER wiederholt langsam anbeugen und wieder absenken.

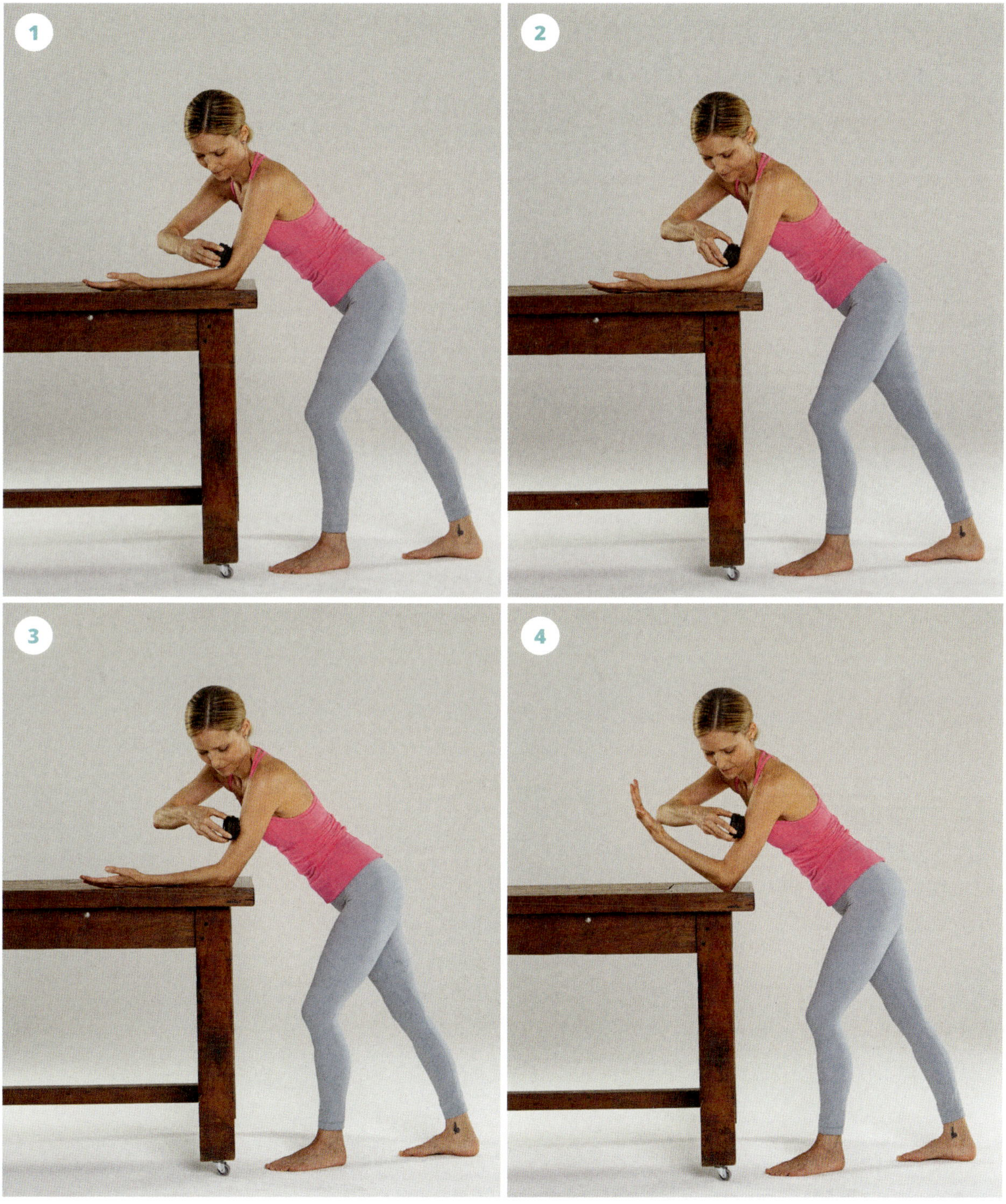
1
2
3
4

Unterarmmuskeln ausrollen

Tool: Rolle MINI/MICRO oder DUOBALL klein oder BALL klein

Geeignete Techniken: 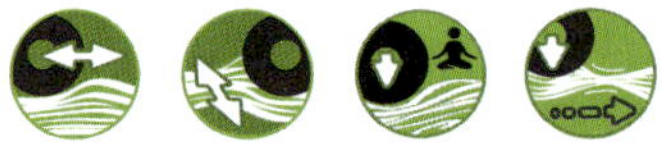

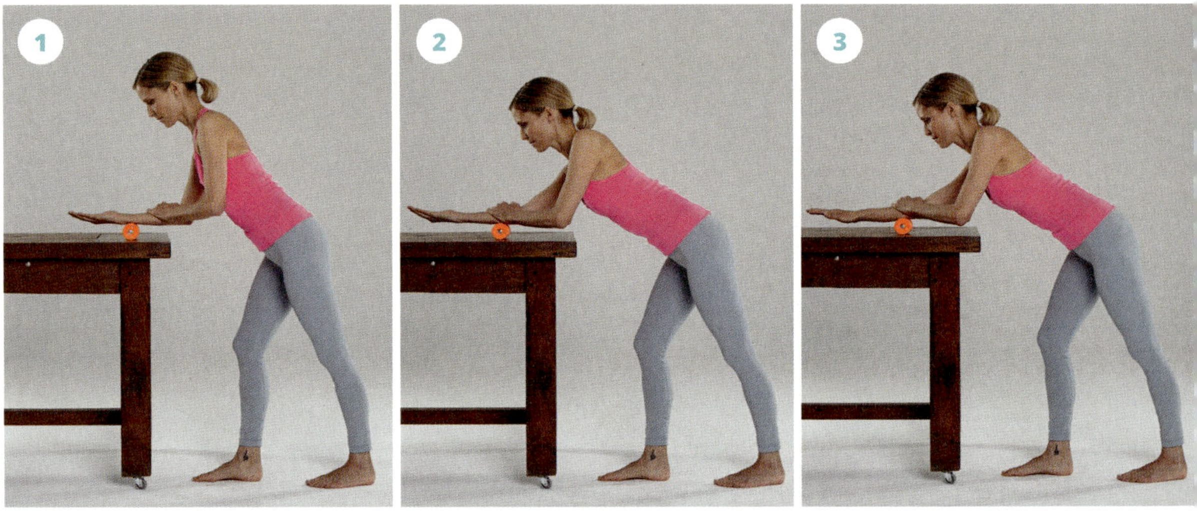

1. Stellen oder setzen Sie sich an einen Tisch und legen Sie die MINI-Rolle vor sich. Drehen Sie den betroffenen Arm nach außen, sodass die Handfläche nach oben zeigt und legen Sie den Arm direkt oberhalb des Handgelenks auf die MINI-Rolle.
2. Rollen Sie nun den äußeren Unterarm langsam bis hoch zum Anschlag am Ellenbogen hin aus. Die Bewegung kommt dabei aus einem Vor- und Zurücklehnen des Oberkörpers, um Druck auf den Arm ausüben zu können. Stabilisieren Sie den Arm mit der anderen Hand.
3. Danach drehen Sie den Arm mit der Handfläche nach unten und wiederholen die Übung, jedoch diesmal am inneren Unterarm.

Variante mit Dehnung

Behandeln Sie zusätzlich auch über die Technik »Druck und Dehnung«, indem Sie die Hand während der Rollbewegung wiederholt langsam nach oben zu sich heranziehen und wieder absenken.

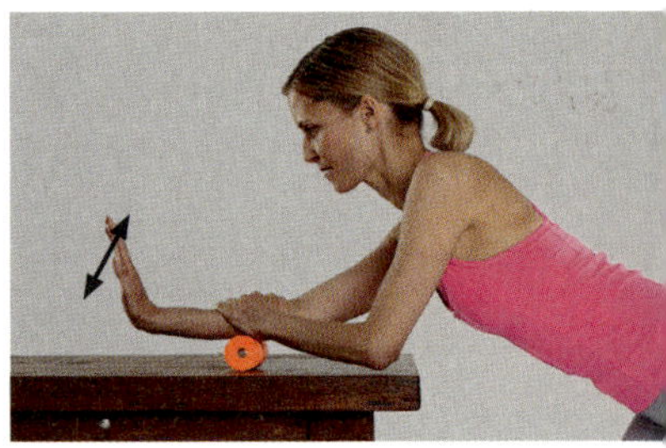

Unterarmmuskeln ausrollen am Boden

Tool: Rolle 45 cm oder 30 cm, optional plus Booster

Geeignete Techniken:

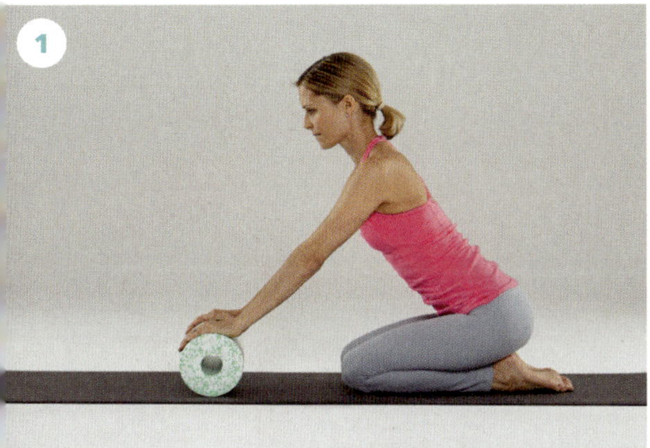

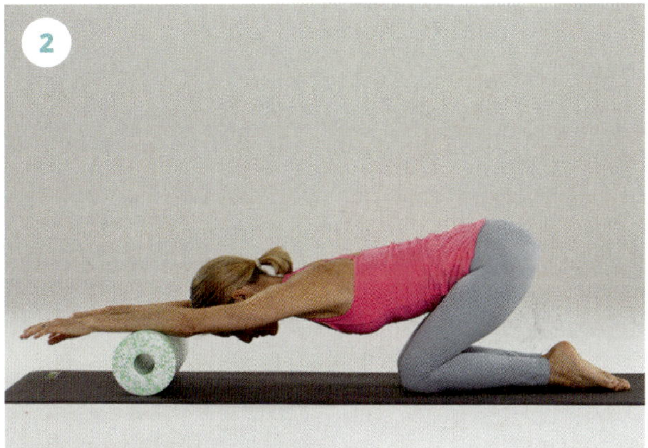

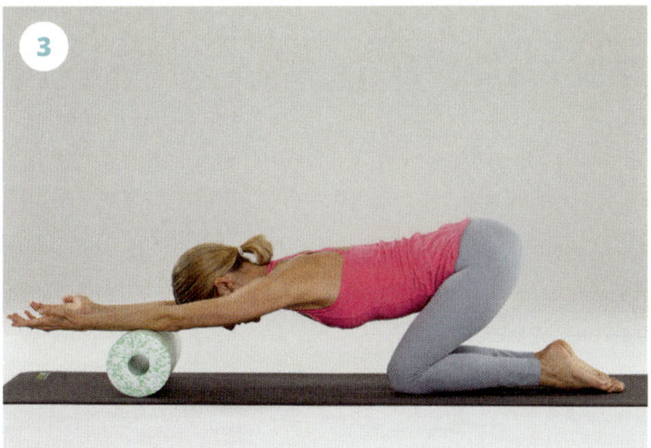

1. Gehen Sie in den Fersensitz und platzieren Sie die Rolle circa eine Unterarmlänge vor Ihren Knien. Legen Sie die Finger mit nach unten gedrehten Handflächen auf die Rolle.
2. Rollen Sie nun die inneren Unterarme langsam bis hoch zum Anschlag am Ellenbogen aus.
3. Danach drehen Sie die Arme und wiederholen die Übung, jedoch diesmal am äußeren Unterarm. Um die relevanten Armmuskeln zu erreichen, müssen Sie die Arme auch an den Ellenbogen eng nebeneinander legen und die Handflächen stark nach außen drehen.

Unterarmmuskeln verdrehen

Tool: TWISTER

Geeignete Techniken: 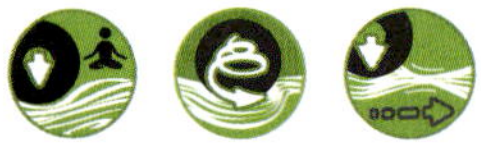

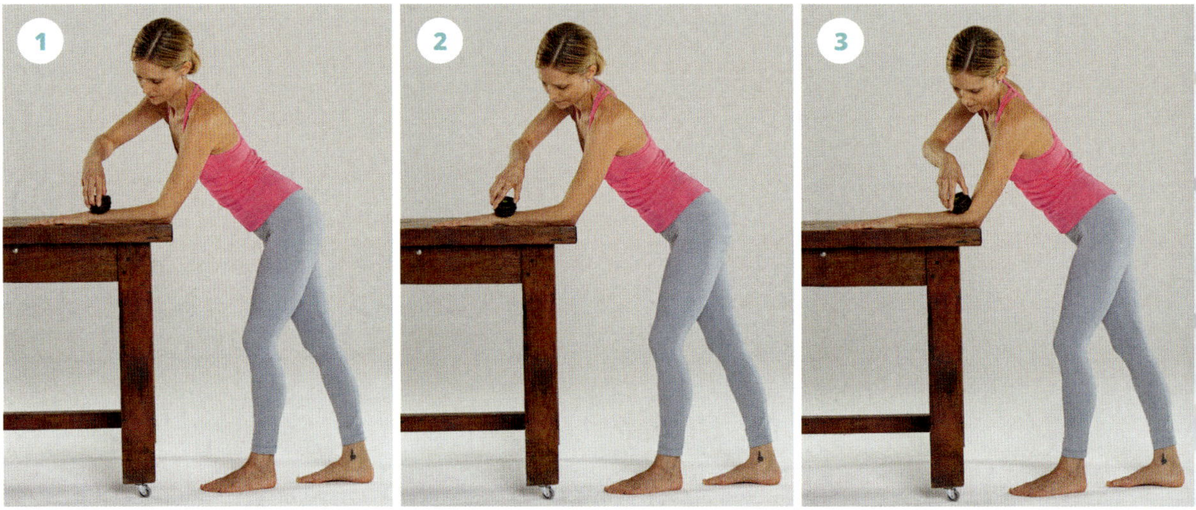

1. Stellen oder setzen Sie sich an einen Tisch und legen Sie den betroffenen Arm mit der Handfläche nach unten locker vor sich ab. Greifen Sie den TWISTER mit der anderen Hand in den beiden Aussparungen und platzieren Sie ihn knapp oberhalb des Handgelenks auf dem Unterarm. Üben Sie leichten Druck aus, sodass die Noppen langsam für circa 5 Sekunden ins Gewebe »einschmelzen«, denn so erreichen Sie auch tiefere Bindegewebsschichten.
2. Anschließend führen Sie mit etwas Druck abwechselnd in beide Richtungen langsame Drehbewegungen aus, sodass das Bindegewebe mitverdreht wird. Halten Sie die Endposition der Drehung für etwa 5 Sekunden. Führen Sie pro Punkt drei bis fünf Drehungen durch.
3. Wiederholen Sie mehrmals die Schritte 1 und 2 jeweils ein Stück höher, bis Sie den Unterarm entlang bis zum Ellenbogen durchgearbeitet haben. Insbesondere kurz unterhalb des Ellenbogens befinden sich oft stärkere Verhärtungen. Danach drehen Sie den Arm mit der Handfläche nach oben und wiederholen die Übung, jedoch diesmal am inneren Unterarm.

Variante mit Dehnung

Behandeln Sie zusätzlich auch über die Technik »Druck und Dehnung«, indem Sie das Handgelenk während der Endposition des TWISTERs langsam kreisen.

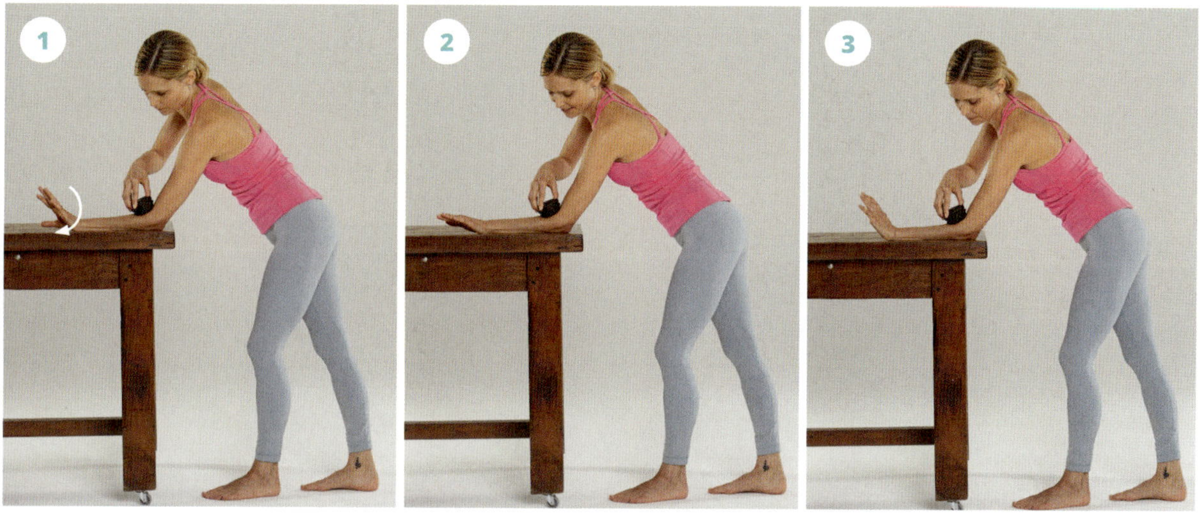

Unterarmmuskeln ausstreichen

Tool: TWISTER plus Massageöl oder Lotion

Geeignete Techniken:

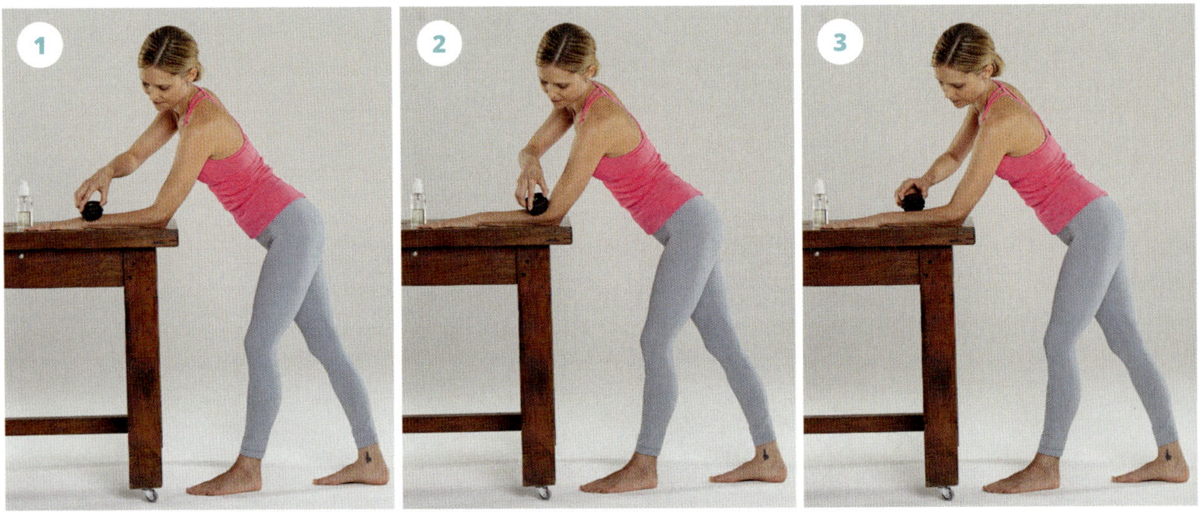

1. Stellen oder setzen Sie sich an einen Tisch und legen Sie den betroffenen Arm mit der Handfläche nach unten locker vor sich ab. Greifen Sie den TWISTER mit der anderen Hand und platzieren Sie ihn knapp oberhalb des Handgelenks auf dem Unterarm. Üben Sie leichten Druck aus, sodass die Noppen langsam für circa 5 Sekunden ins Gewebe »einschmelzen«, denn so erreichen Sie auch tiefere Bindegewebsschichten.
2. Anschließend streichen Sie in sehr langsamer Zeitlupengeschwindigkeit mit etwas Druck die Unterarmmuskulatur bis zum Ellenbogen hin aus.
3. Wiederholen Sie die Schritte 1 und 2, jedoch diesmal in einer Streichbahn leicht neben der vorigen.

Hinweis: Es kann angenehmer sein, wenn Sie dabei ein wenig Massageöl benutzen, ohne können sich die Noppen des TWISTERs zu rau anfühlen.

Variante mit TWISTER-Kante

Für eine noch punktuellere Behandlung verhärteter Muskelstränge können Sie hier anstatt der Noppenseite die Kante des TWISTERs verwenden. Ansonsten verfahren Sie wie in der Hauptübung beschrieben.

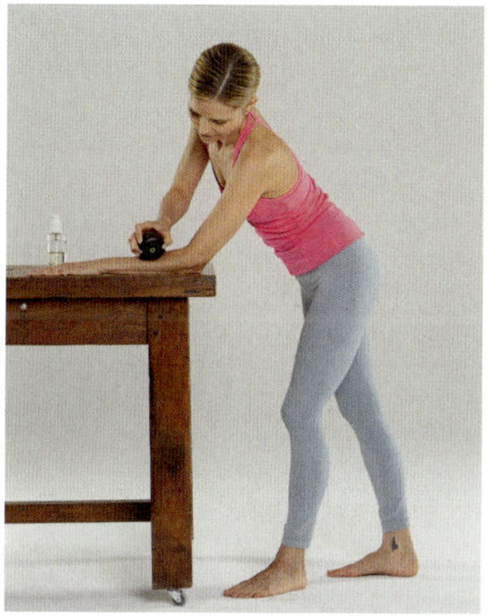

Zusätzliche SMT-Übungen angrenzender Körperbereiche

- Hand (Seite 133)
- Schulter (Seite 108)
- Nacken (Seite 91)
- die entsprechende myofasziale Kette (Seiten 248)

Fallbeispiel Armschmerzen

Ein 48-jähriger Grafiker stellt sich vor mit seit acht Wochen bestehenden stechenden Schmerzen im rechten äußeren Unterarm und morgendlicher Kraftlosigkeit in der Hand. Bisherige Diagnose: Sehnenscheidenentzündung. Die bisherigen Behandlungsversuche mit Ruhigstellung durch eine Bandage, entzündungshemmenden Medikamenten und klassischer Physiotherapie haben nur kurzzeitig und bedingt geholfen. Tatsächlich werden die Beschwerden in letzter Zeit sogar stetig schlimmer.

Maßnahmen

Nach gründlicher, ganzheitlicher Untersuchung und aufgrund des erfolglosen bisherigen Behandlungsverlaufs wird die Diagnose Mausarm gestellt. Dem Patienten wird geraten, die entzündungshemmenden Medikamente abzusetzen und er wird ganzheitlich mit Osteopathie und Myofaszial-Kinematik am gesamten Hand-Arm-Schultergürtelbereich behandelt. Ergänzend werden mit ihm spezielle Längenkraftübungen der entsprechenden Muskel-Faszienkette durchgeführt, um diese auf Länge umzubauen. Außerdem werden BLACKROLL®-Übungen zur Selbstmassage (SMT) hinzugenommen, um die verkrampften, verhärteten Muskeln weiter zu lösen. Dem Patienten wird empfohlen, zwischen den Behandlungsterminen auch zu Hause mindestens morgens und abends die verschiedenen Übungen durchzuführen. Des Weiteren werden Maßnahmen besprochen, die seine Arbeitsweise am Computer ergonomischer und weniger belastend für seine Handstreckermuskulatur gestalten. Ein wichtiger Punkt ist hierbei die Stuhl-Tisch-Einstellung, um einen entspannt abgelegten Schulter-Arm-Bereich mit möglichst geringer Handgelenkstreckung zu erreichen.

Verlauf

Bereits eine Woche später berichtet der Patient von einer Besserung, sowohl was die Kraftlosigkeit als auch was die Schmerzen anbelangt. Das spürt er besonders nach der Durchführung der BLACKROLL®- und den anschließenden Längenkraftübungen. Im Laufe der nächsten zwei Behandlungen, insgesamt drei Wochen nach Erstvorstellung, ist die volle Kraft wieder da und der Patient hat nur noch ab und zu ein Stechen unterhalb des Ellenbogens. Weil die Maßnahmen so gut anschlagen, sind keine weiteren Behandlungen notwendig, dem Patienten wird jedoch ans Herz gelegt, alle Übungen weiterhin konsequent fortzuführen. Beim Kontrolltermin drei Wochen später, ist der Patient bei der Untersuchung auch bei aktivem Druck auf den ehemaligen Hauptschmerzpunkt beschwerdefrei.

Körperbereich Hand und Handgelenk

Beschwerdebilder/Diagnosen: Handschmerzen, Handgelenksschmerzen, Fingerschmerzen, Schnellender Finger, Karpaltunnelsyndrom, Guyontunnelsyndrom, Wartenberg-Syndrom, Morbus Dupuytren

Auch wenn unsere Hände, was Knochen, Gelenke, Sehnen, Bänder und Muskeln anbelangt, in einer den Füßen sehr ähnlichen Weise aufgebaut sind, haben Füße und Hände doch sehr unterschiedliche Anforderungen zu erfüllen. Die Hände und Finger sind in der Regel keinen großen Gewichtsbelastungen ausgesetzt, müssen dafür jedoch präzise Bewegungen ausführen. Als wichtige Greifwerkzeuge sind die Hände ständig im Einsatz. Durch den komplexen Aufbau besteht eine gewisse Anfälligkeit für Verletzungen und Überlastungen der feingliedrigen Strukturen, die dann zu starken Beeinträchtigungen im Alltag führen. Solchen belastungsbedingten Beschwerden kann man oft mit einfachen Übungen entgegenwirken.

Die meisten Beschwerden der Hände haben damit zu tun, dass diese heutzutage im Alltag oft durch einseitige Abläufe überbeansprucht werden. In der Folge entstehen Schmerzen, die von vielen als stechend beschrieben werden. Auch von einer Kraftlosigkeit in den Fingern und der Hand wird berichtet. Das bereits beim Körperbereich Arm beschriebene RSI-Syndrom (Seite 118), das durch monotone Wiederholung von Bewegungsabläufen entsteht, betrifft außer dem Unterarm häufig auch die Fingerstrecker, also die Oberseite der Finger, den Handrücken sowie das Handgelenk. Eine weitere Form des RSI-Syndroms ist der sogenannte Handydaumen oder SMS-Daumen. Hier liegt die Ursache im wahrsten Sinne des Wortes auf der Hand. Durch ständiges Tippen des Daumens auf dem Handy wird mit der Zeit der Daumenbeugemuskel überlastet und verspannt. Die Schmerzen zeigen sich im Daumenballen und dem inneren Unterarm.

Der **»Schnellende Finger«**, eine auch als *Tendovaginitis stenosans* bezeichnete Erkrankung der Fingerbeugesehnen – meist des Daumengrundgelenks – entsteht häufig durch

Überlastung. Monotone Bewegungsabläufe der Finger, wie sie beispielsweise Musiker oder Handwerker durchführen, können entzündliche Verdickungen an Sehnen hervorrufen. Die Verdickungen bleiben an den ringförmigen Bändern des Gelenks, durch die sie gleiten müssen, hängen. Der Finger schnappt dann vor oder zurück, sobald bei erhöhtem Kraftaufwand die Verdickung durch die Engstelle rutscht. Bewegungsabhängige Schmerzen können das Fingerschnappen begleiten.

Eine weitere Gruppe von Beschwerden an der Hand und dem Handgelenk sind diejenigen, an denen die Nerven beteiligt sind. Nerven, die durch Druck, Zug oder Unterversorgung irritiert werden, können ihre Signale nicht mehr wie vorgesehen weiterleiten und so zu Schmerzen, Muskelschwäche, Kribbeln oder anderen Missempfindungen führen. Meist treten solche Beschwerden an anatomischen Engstellen auf, die zusätzlich durch hohe Beanspruchung und damit einhergehende Verkrampfungen und Muskelverhärtungen weiter zusammengedrückt werden. Je nachdem, wo die Schmerzen auftreten, können folgende Diagnosen in der Hand damit in Verbindung gebracht werden.

- **Karpaltunnelsyndrom:** Dieses, häufiger Frauen betreffende, Nervenkompressionssyndrom bezeichnet eine durch Einklemmung im inneren Handgelenkbereich (Karpaltunnel) bedingte Reizung des Mittelarmnervs *(Nervus medianus)*. Dadurch kommt es zu überwiegend nächtlich auftretenden Schmerzen und Empfindungsstörungen, die von der Hand in den gesamten Arm ausstrahlen können. Bei Fortschreiten kann es zu Greifschwierigkeiten durch Kraftverlust und einem Muskelschwund des Daumenballens kommen.
- **Guyontunnelsyndrom:** Dies beschreibt eine Kompression des Unterarm- und Handnervs *Nervus ulnaris*, die zu Schmerzen und Missempfindungen am Kleinfinger und am gleichseitigen Handgelenkbereich führt. Diese Störung wird auch als Radfahrerlähmung bezeichnet, da sie häufig durch starkes Umklammern eines Griffes, wie beim Fahrradlenker, kommt.
- **Wartenberg-Syndrom *(Cheiralgia paraesthetica)*:** Diese Störung des Handnervs namens *Nervus digitalis dorsalis* entsteht meist durch enge Arm- oder Uhrenbänder, die zu Schmerzen und Missempfindungen am Daumen und am Handrücken führt.

Der **Morbus Dupuytren** zeigt sich durch ein knotiges Zusammenziehen der Bindegewebsplatte an der Handinnenfläche (Palmaraponeurose), was mit der Zeit zu einer Beugung der Grund- und Mittelgelenke, meist des Klein- und Ringfingers, führt (Beugekontraktur). Sie ist gutartig und in der Regel schmerzlos, solange die Verhärtungen nicht auf

Nerven drücken. Das Fortschreiten hat allerdings meist eine Bewegungseinschränkung zur Folge.

Ebenso wie bei Armschmerzen können sich sowohl durch den myofaszialen Zusammenhang als auch durch Verbindungen über Blutgefäße und Nerven, auch Strukturveränderungen des Ellenbogens, der Schulter sowie der Hals-, Nacken- und Brustregion in ausstrahlenden Handschmerzen äußern. Missempfindungen, Kälte- oder Schwächegefühl in den Händen mit oft gleichzeitigen Verspannungen und Schmerzen im Arm-Schulter-Nacken-Bereich können ein Hinweis auf solche verbundenen Geschehen sein.

SMT-Übungsprogramm bei Hand- und Handgelenksschmerzen

Handfläche ausrollen

Tool: Rolle MINI/MICRO oder BALL klein

Geeignete Techniken:

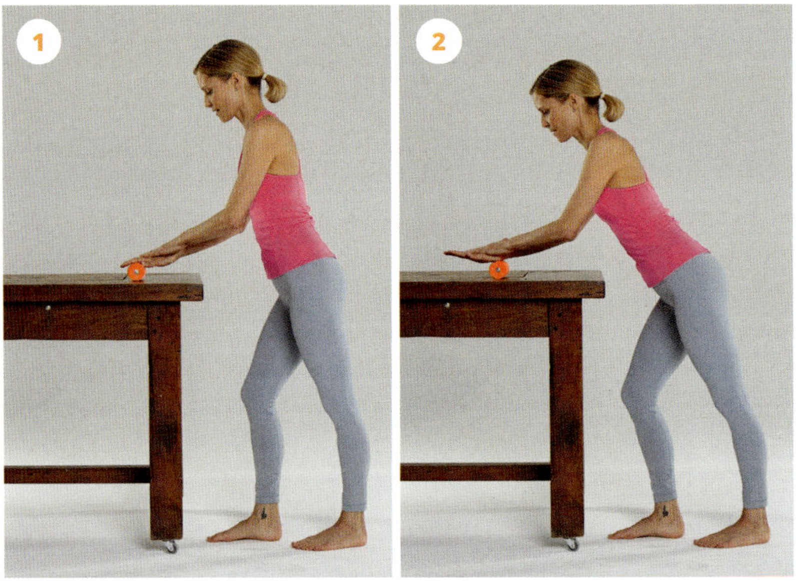

1. Stellen oder setzen Sie sich an einen Tisch und legen Sie die MINI-Rolle vor sich. Legen Sie die betroffene Handfläche mit den Fingerspitzen auf die MINI-Rolle.
2. Rollen Sie nun langsam die gesamte Handfläche bis über das Handgelenk hinaus ab. Die Bewegung kommt dabei aus einem Vor- und Zurücklehnen des Oberkörpers, um Druck auf den Arm ausüben zu können. Die andere Hand liegt zur Druckerhöhung und Führung auf der Hand.

Hinweis: Achten Sie besonders bei Durchführung mit dem BALL darauf, sowohl den Daumenballen als auch die äußere Handkante miteinzubeziehen.

Handfläche verdrehen

Tool: TWISTER

Geeignete Techniken: 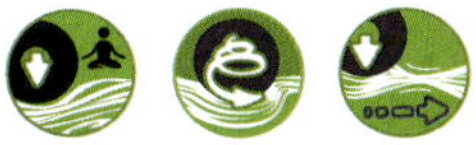

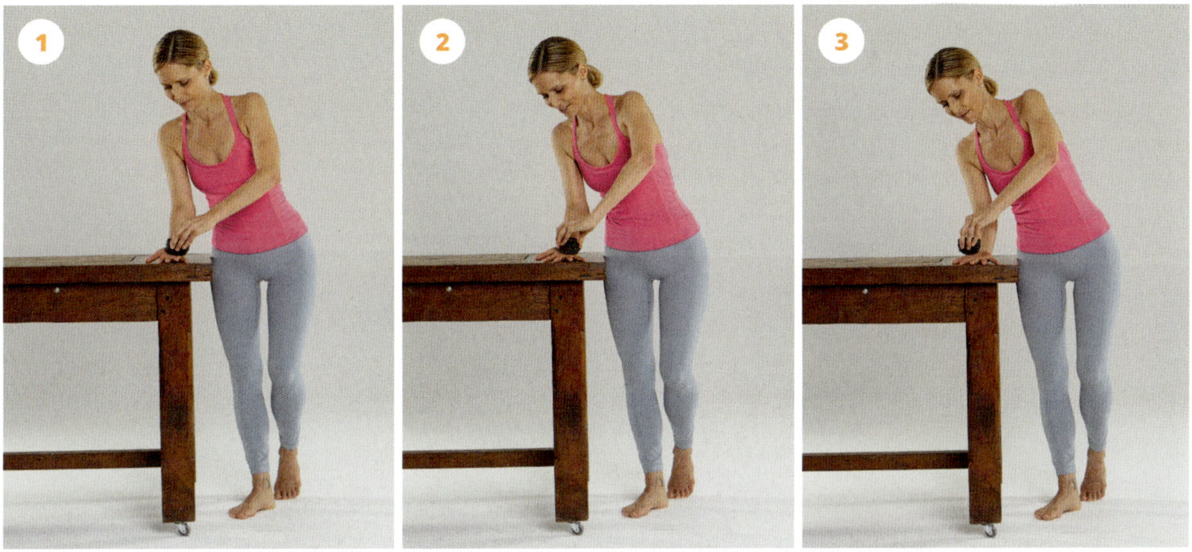

1. Stellen oder setzen Sie sich an einen Tisch und legen Sie den betroffenen Arm mit der Handfläche nach oben locker vor sich ab. Greifen Sie den TWISTER mit der anderen Hand in den beiden Aussparungen und platzieren Sie ihn in der Handfläche. Üben Sie leichten Druck aus, sodass die Noppen langsam für circa 5 Sekunden ins Gewebe »einschmelzen«, denn so erreichen Sie auch tiefere Bindegewebsschichten.
2. Anschließend führen Sie mit etwas Druck abwechselnd in beide Richtungen langsame Drehbewegungen aus, sodass das Bindegewebe mitverdreht wird. Halten Sie die Endposition der Drehung für etwa 5 Sekunden. In der Endposition öffnen Sie die Hand ein wenig, indem Sie die Finger abspreizen. Führen Sie pro Punkt drei bis fünf Drehungen durch.
3. Wiederholen Sie mehrmals die Schritte 1 und 2 bis Sie die gesamte Handfläche und das Handgelenk behandelt haben. Insbesondere am Daumenballen befinden sich oft stärkere Verhärtungen.

Finger aufweiten

Tool: Rolle MINI

Geeignete Techniken:

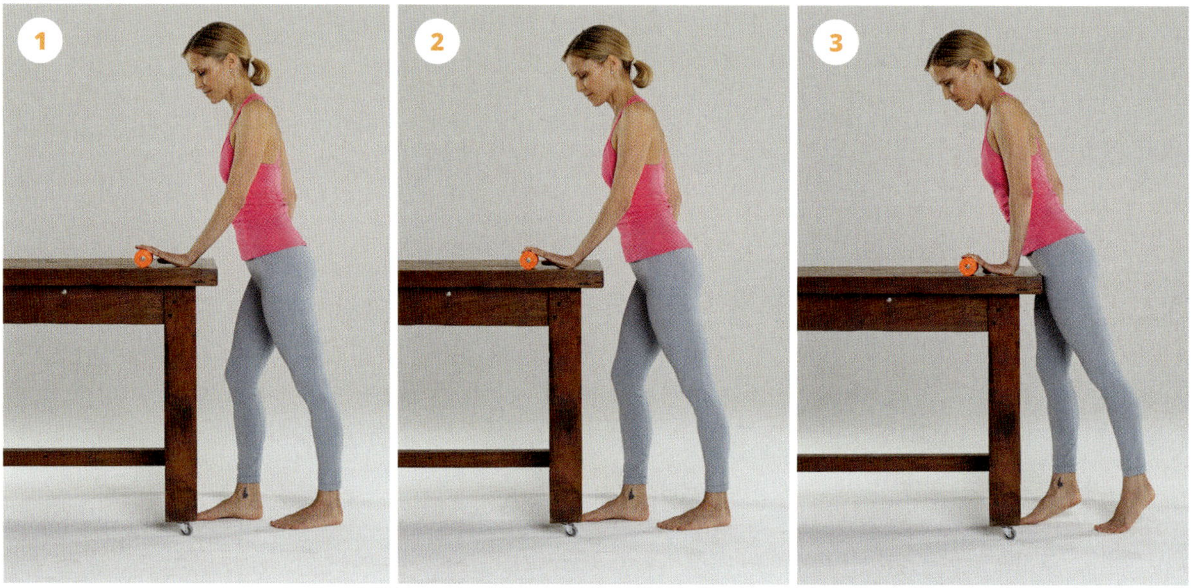

1. Stellen Sie sich an einen Tisch und legen Sie die MINI-Rolle vor sich. Legen Sie die Hand mit der Handfläche nach unten so auf den Tisch, dass die Fingerkuppen der gespreizten Finger auf der MINI-Rolle zu liegen kommen.
2. Drücken Sie aus dieser Vorspannung die Finger für 7 bis 10 Sekunden in die MINI-Rolle.
3. Lassen Sie dann den Druck los und intensivieren Sie die Dehnung von den Fingerspitzen über die Handfläche und das Handgelenk für circa 7 Sekunden noch ein wenig mehr, indem Sie den Winkel des Unterarms etwas steiler stellen. Wiederholen Sie die Schritte 2 und 3 noch ein bis zwei Mal. Rollen Sie dann die gesamte Handfläche bis über die Handgelenke ab, wie in der Übung »Handfläche ausrollen« von Seite 136 beschrieben.

Handballen aufweiten

Tool: DUOBALL klein

Geeignete Techniken:

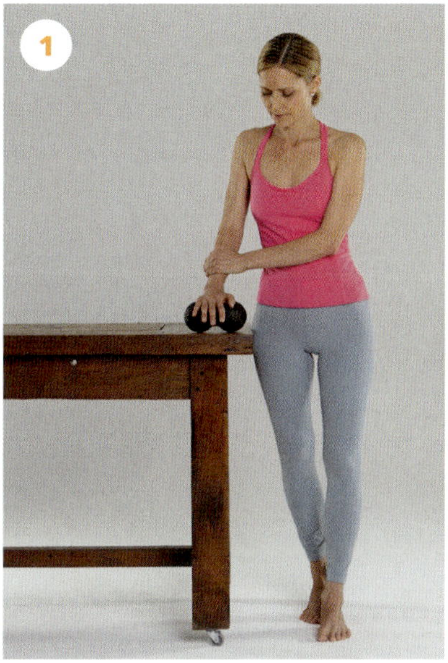

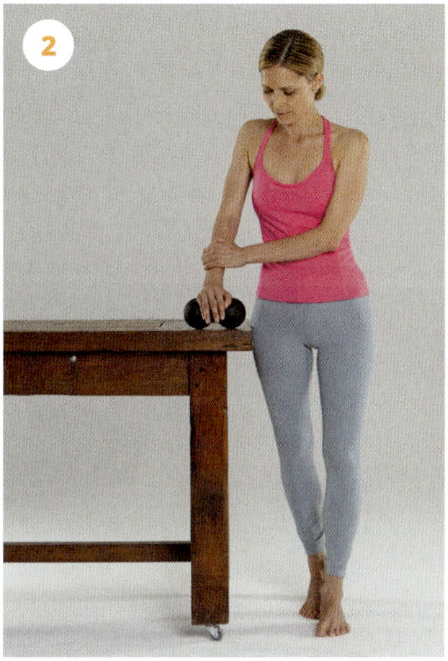

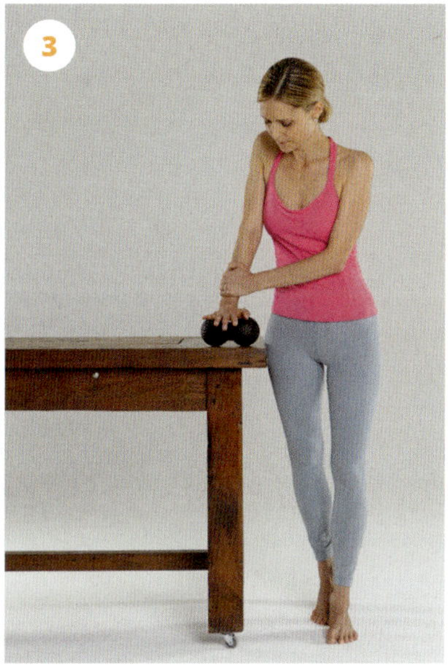

1. Stellen Sie sich an einen Tisch und legen Sie den DUOBALL vor sich. Legen Sie die Hand mit der Handfläche nach unten so auf den DUOBALL, dass der Daumenballen auf dem Ball der einen Seite und der kleinfingerseitige Handballen auf dem der anderen Seite zu liegen kommen. Bringen Sie über Vorbeugen des Oberkörpers etwas Druck auf die beiden Handballen, die durch die Aussparung in der Mitte des DUOBALLS gedehnt werden.
2. Während Sie den leichten Druck und die Vordehnung aufrechterhalten, üben Sie für 7 bis 10 Sekunden einen Zug mit beiden Handballen zur Mitte des DUOBALLs aus, als ob Sie die beiden Bälle zusammenschieben wollten. Die Handballen entwickeln dabei eine Kraft, bewegen sich jedoch kaum.
3. Lassen Sie dann den Zug wieder los und intensivieren Sie die Dehnung zwischen den beiden Handballen für circa 7 Sekunden noch ein wenig mehr. Wiederholen Sie die Schritte 2 und 3 noch ein bis zwei Mal. Rollen Sie dann die gesamte Handfläche bis über die Handgelenke ab, wie in der Übung »Handfläche ausrollen« von Seite 136 beschrieben.

Handrücken und Handfläche gleichzeitig ausrollen

Tool: Rolle MICRO/MINI oder BALL klein

Geeignete Techniken: 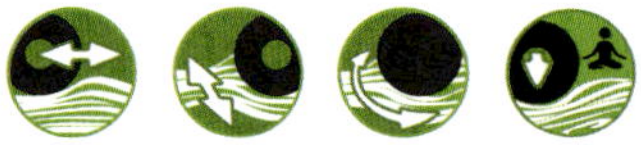

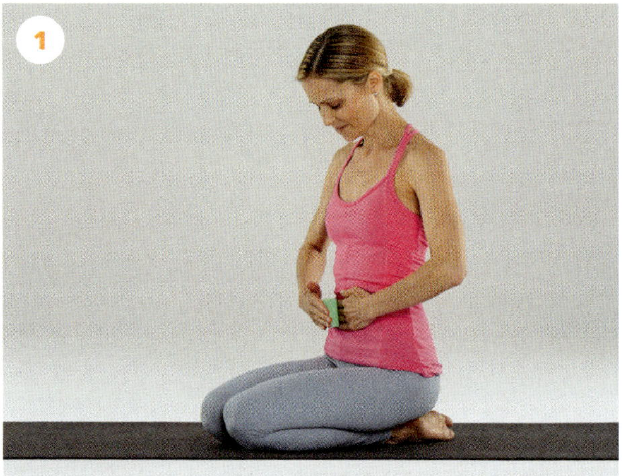

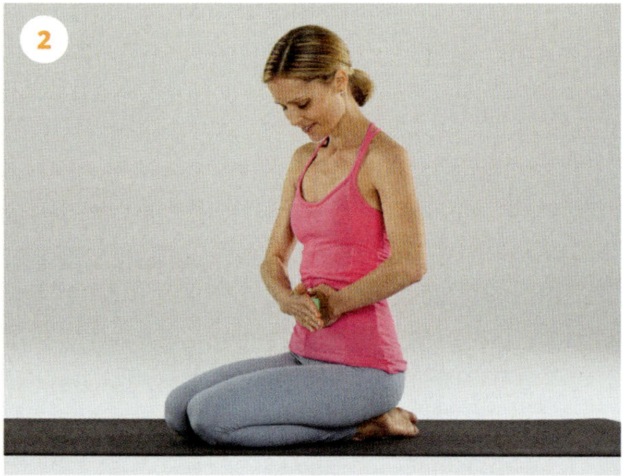

1. Setzen oder Stellen Sie sich entspannt hin und legen Sie die Handfläche der zu behandelnden Hand auf Ihren Bauch. Platzieren Sie die MICRO-Rolle an den Fingerspitzen und legen Sie die andere Hand flach darauf.
2. Rollen Sie dann alle Finger inklusive dem Daumen sowie den Handrücken bis hin zum Handgelenk langsam aus. Dabei wird gleichzeitig die Handfläche der anderen Hand mitmassiert.

Zusätzliche SMT-Übungen angrenzender Körperbereiche

- Arm (Seite 118)
- die entsprechende myofasziale Kette (Seiten 248)

Fallbeispiel Handschmerzen

Eine 69-jährige agile Pensionärin stellt sich vor mit Morbus Dupuytren an der rechten Hand, das bedeutet, sie hat dort knotige Verhärtungen, wobei der Klein- und der Ringfinger mittlerweile deutlich sichtbar eingezogen sind. Die Diagnose wurde bei ihr bereits vor zwei Jahren gestellt. Da die Patientin jedoch keine Beschwerden hatte, wurde damals noch nichts unternommen. Nun fühlt sie sich durch die fortschreitende Streckbehinderung der beiden Finger in ihren alltäglichen Aktivitäten allerdings leicht eingeschränkt und fürchtet eine Verschlimmerung. Schmerzen bestehen immer mal wieder bei Streckversuchen der Finger.

Maßnahmen

Die Patientin wird zunächst aufgeklärt, dass, gemäß Literatur, bisher untersuchte konservative Maßnahmen wie Massagen oder klassisches Dehnen, meist nicht zu den erwarteten Veränderungen führen. Die Patientin möchte jedoch »alles andere versuchen, bevor sie sich unters Messer legt«, wie sie sagt. Die Behandlung bei der Seniorin erfolgt über die gesamte myofasziale Kette, von den Fingern bis zu Brust und Nacken, mit zusätzlichen feinfühligen Bewegungsübungen und Längenkraftübungen, um die mittlerweile verkürzte Muskulatur von den Nerven wieder besser ansteuerbar zu machen und auf Länge zu bringen. Der wichtige Unterschied zum klassischen Dehnen besteht darin, dass die Muskel-Faszien-Kette über Kraftaktivierung in der Länge einen Reiz zum Umbau bekommt, um sich diesem bei regelmäßigen Impulsen auf Dauer anzupassen. In der Kombination dazu werden der Patientin spezielle BLACKROLL®-Übungen zur Eigenmassage der kompletten Kette gezeigt.

Verlauf

Wie bei dieser Krankheit zu erwarten, ist während der ersten fünf Wochen keine bleibende Veränderung festzustellen. Nach der fünften Woche berichtet die Patientin aber von einem geringeren Spannungsgefühl in den beiden betroffenen Fingern beim Streckversuch. Die Kombination der BLACKROLL®-Übungen mit den regelmäßig durchgeführten Längenkraftübungen scheint anzuschlagen. Auf dieser Basis wird gemeinsam entschieden, die Therapie fortzuführen. Während weiterer sechs Wochen werden die Verhärtungen wiederum ein wenig weicher und die Patientin kann beide Finger wieder ein Stückchen mehr strecken. Die Schmerzen haben sich reduziert. Die Patientin ist hierdurch motiviert, von nun an alle Übungen komplett selbstständig zu Hause weiter fortzuführen. Zwei Monate später erzählt sie in einem Telefonat, dass die ehemals gelegentlichen Schmerzen komplett weg sind, sie in ihren Alltagsaktivitäten wieder besser zurecht kommt und die Übungen weiter fortführen will.

Körperbereich Brustkorb

Beschwerdebilder/Diagnosen: Brustkorbschmerzen, Flankenschmerzen, Interkostalneuralgie, Xiphoidalgiesyndrom, Syndrom der vorderen Brustwand, Tietze-Syndrom

Schmerzen in der Brust müssen nach ihren Ursachen unterschieden werden. Man kann hier trennen zwischen eher oberflächlichen, strukturellen Schmerzen der Brustwand und solchen, die von inneren Organen herrühren. Zu den meisten Schmerzen im Brustkorb führen tatsächlich jedoch strukturelle Veränderungen und Funktionsstörungen in benachbarten Gebieten, die entweder in die vordere Brustwand ausstrahlen oder direkt zu einer Überlastung der Muskeln und Faszien der vorderen Brustregion führen. Von myofaszialen Spannungsungleichgewichten im Brustbereich sind besonders folgende Muskeln betroffenen:

- Kleiner und großer Brustmuskel (*Musculus pectoralis minor* und *major*)
- Treppenmuskeln (*Musculus scaleni*)
- Kopfwendemuskel (*Musculus sternocleidomastoideus*)
- Unterschlüsselbeinmuskel (*Musculus subclavius*)
- Vorderer Sägemuskel (*Musculus serratus anterior*)
- Zwischenrippenmuskeln (*Musculi intercostales*)
- Gerade und schräge Bauchmuskeln (*Musculi rectus, obliquus abdominis*)
- Zwerchfell (*Diaphragma*)

Da die Zusammenhänge aber ja oft sehr weitreichend sind, können natürlich auch andere Bereiche der jeweiligen myofaszialen Kette beteiligt sein oder der Auslöser ist entlang der Wirbelsäule in den jeweiligen Gegenspielern der schmerzenden Muskeln zu finden. Werden im Bereich der Brustwirbelsäule durch Verspannungen und Blockaden Zwischenrippennerven gereizt, so kann dies des Weiteren zu meist gürtelförmig ausstrahlenden, oft plötzlich einsetzenden Schmerzen und Missempfindungen führen – der sogenannten **Intercostalneuralgie**.

Das **Xiphoidalgiesyndrom** betrifft das Xiphoid, mit diesem Fachausdruck wird der unterste Teil des Brustbeins beschrieben. Druckempfindlichkeit und wiederkehrende Schmerzen in diesem Bereich sind häufig verbunden mit bestimmten Bewegungen oder schweren Mahlzeiten. Der ursächliche Grund ist jedoch nicht bekannt.

Beim **Syndrom der vorderen Brustwand** betreffen die Schmerzen üblicherweise die gesamte Brustwand, können bis in den Rücken und Unterbauch ausstrahlen und treten sowohl in Ruhe als auch bei bestimmten Bewegungen auf. Vor allem die Ansätze der oberen Rippen am Brustbein sind dann beidseits druckempfindlich. Anzeichen für eine Entzündung (wie etwa Schwellungen) liegen hierbei nicht vor. Insgesamt wird ein Zusammenhang mit Abnutzungserscheinungen vermutet (zum Beispiel der Halswirbelsäule), die sich über die entsprechenden Zugbahnen nach vorn verlagern.

Das **Tietze-Syndrom** ist eher selten. Es beschreibt eine häufig einseitig auftretende schmerzhafte Schwellung des knorpeligen Rippenübergangs zum Brustbein, meist ist sie auf Höhe der zweiten Rippe zu beobachten. Die Erkrankung ist nicht entzündlich, eine abschließende Ursachenklärung gibt es jedoch bislang nicht, was einen myofaszialen Zusammenhang wahrscheinlich macht.

Brustschmerzen ernst nehmen — INFO

Da innerhalb unseres Brustkorbs (Thorax) lebenswichtige Organe, wie zum Beispiel das Herz und die Lunge liegen, sind Brustschmerzen hier in jedem Fall ernst zu nehmen, weil sie Notfälle darstellen können. Aus diesem Grund wird hier noch einmal darauf hingewiesen, derartige Schmerzen beim Arzt untersuchen zu lassen. Ist dies abgeklärt, kann mit entsprechenden Methoden der Bewegungsapparat behandelt werden.

SMT-Übungsprogramm bei Brustkorbschmerzen

Seitlichen Brustkorb ausrollen

Tool: Rolle 30 cm

Geeignete Techniken:

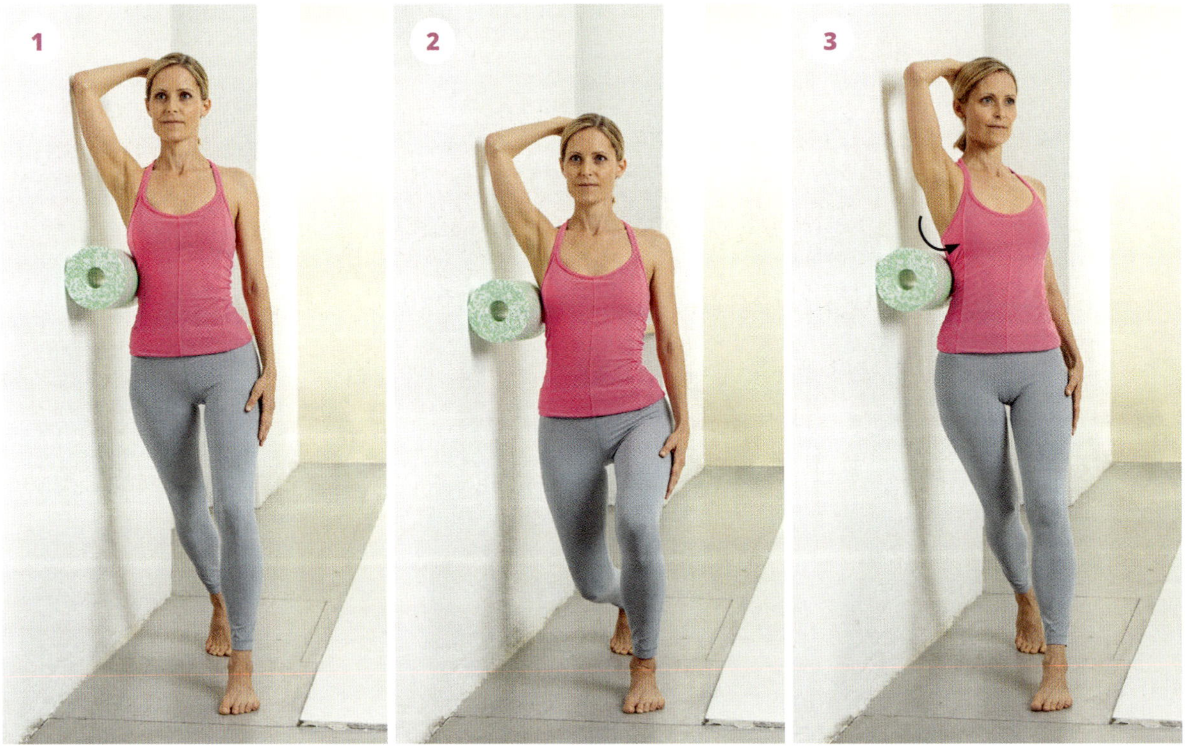

1. Stehen Sie mit der betroffenen Körperseite und Schrittstellung der Beine zur Wand. Legen Sie die Hand des inneren Armes entspannt auf den Kopf. Setzen Sie die Rolle auf Höhe der unteren Rippen an.
2. Rollen Sie nun langsam die Flanke bis hoch zur Achsel hin aus. Die Bewegung kommt durch Beugen und Strecken in den Knien.
3. Drehen Sie während der Rollwiederholungen den Körper etwas, sodass auch die seitlich vorderen und seitlich hinteren Brustkorbanteile behandelt werden.

Variante für Geübte

Die Übung »Seitlichen Brustkorb ausrollen« kann auch am Boden ausgeführt werden. Achten Sie hierbei jedoch auf genug Stützpunkte der Arme und Beine, dass der Druck nicht zu groß wird.

Hinweis: Bei Osteoporose ist die Übung am Boden nicht empfohlen!

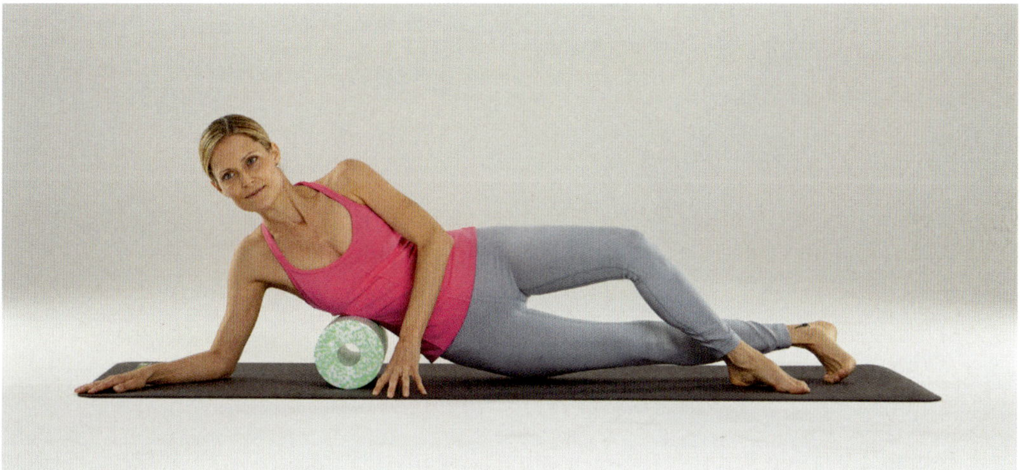

Brustbein ausrollen

Tool: Ball klein, optional mit Block

Geeignete Techniken:

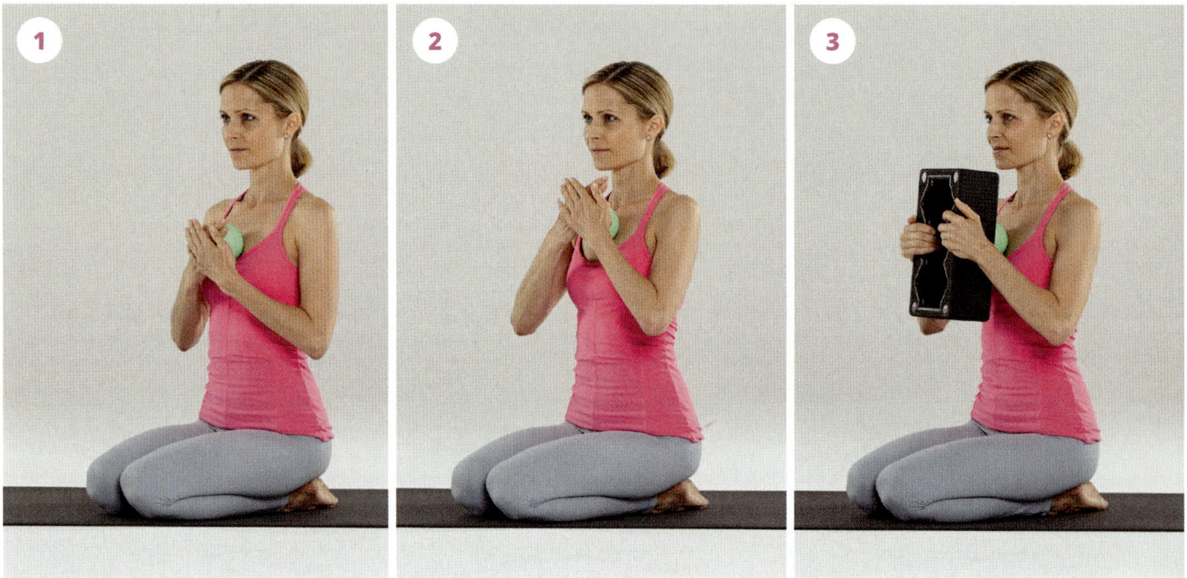

1. Sitzen oder stehen Sie entspannt. Platzieren Sie den kleinen Ball am unteren Ende des Brustbeins und legen Sie beide Hände flach darüber, um mehr Druck ausüben zu können.
2. Rollen Sie dann langsam das Brustbein bis hoch zum Halsansatz hin aus.
3. Für mehr Druck können Sie den Block anstatt der Hände verwenden.

Brustbein ausrollen am Boden

Tool: Rolle 30 cm, optional plus Booster

Geeignete Techniken:

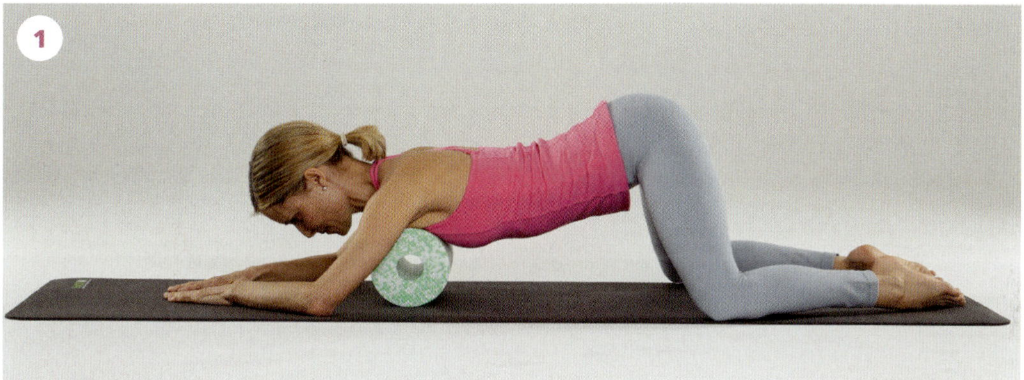

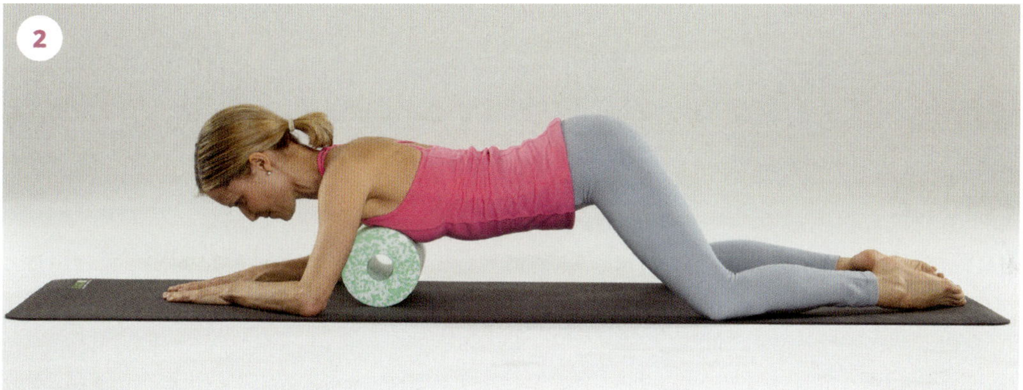

1. Gehen Sie in die Froschposition (Beine abgespreizt, locker auf Ellenbogen gestützt) und platzieren Sie die Rolle im oberen Teil des Brustbeins direkt unter den Schlüsselbeinen.
2. Rollen Sie nun das Brustbein nach unten hin aus, indem Sie sich vor und zurückschieben.

Brustbein lösen

Tool: BALL klein

Geeignete Techniken: 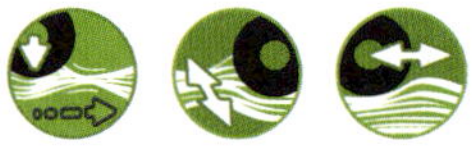

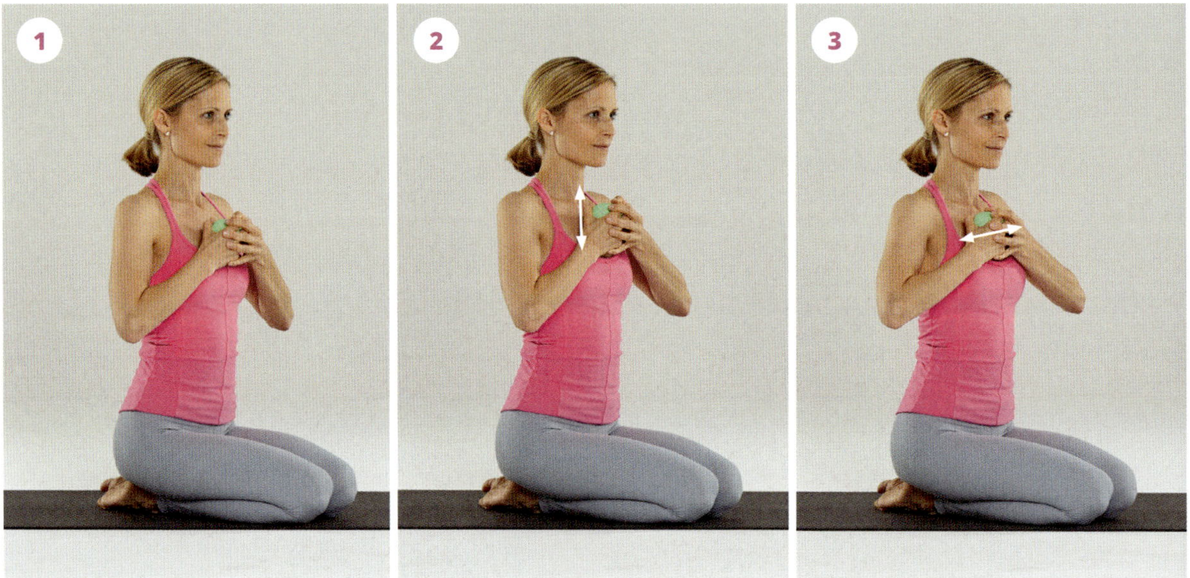

1. Sitzen oder stehen Sie entspannt. Setzen Sie den kleinen BALL auf das untere Ende des Brustbeins und umgreifen Sie ihn fest mit beiden Händen.
2. Verschieben Sie jetzt die Gewebeschichten bis zum Gewebewiderstand, in dem Sie den BALL am Brustbein fixiert langsam nach oben und anschließend nach unten schieben. Halten Sie die Endposition der Verschiebung für etwa 5 Sekunden. Wiederholen Sie diese Technik das gesamte Brustbein entlang bis hoch zum Halsansatz.
3. Anschließend wiederholen Sie die gleiche Technik in Querrichtung.

Variante mit Drehung

Folgen Sie zunächst Schritt 1 der Hauptübung »Brustbein lösen« (1). Anstatt das Gewebe zu verschieben, verwenden Sie nun die Technik »Druck und Drehung«. Drehen Sie den BALL auf jedem Punkt langsam bis zum Gewebewiderstand in beidc Richtungen (2). Halten Sie jeweils die Endposition der Drehung für etwa 5 Sekunden. Sie können alternativ natürlich auch den TWISTER verwenden.

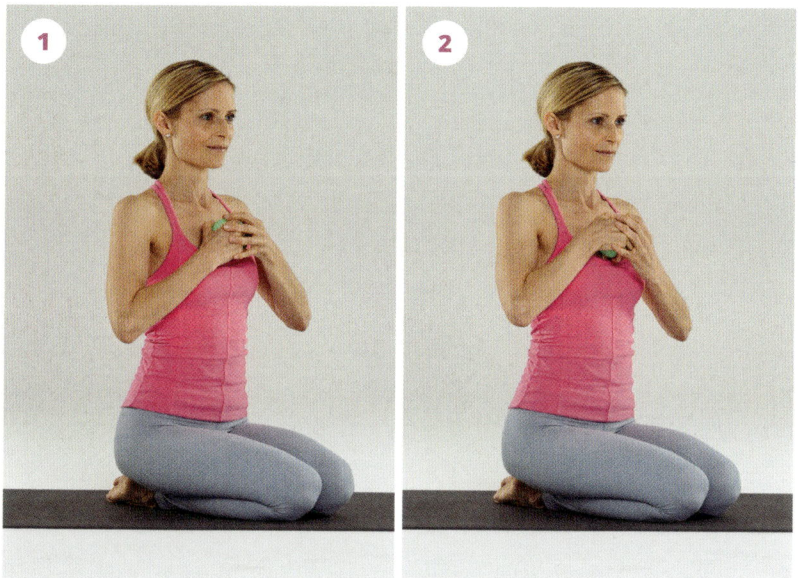

Brustbein aufdehnen

Tool: Rolle 45 cm oder 30 cm

Geeignete Techniken:

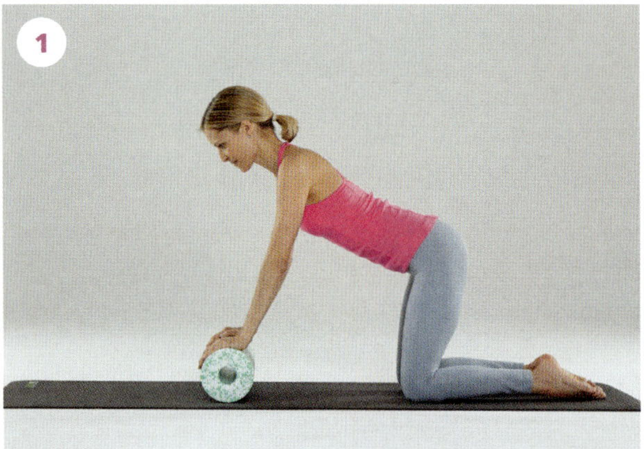

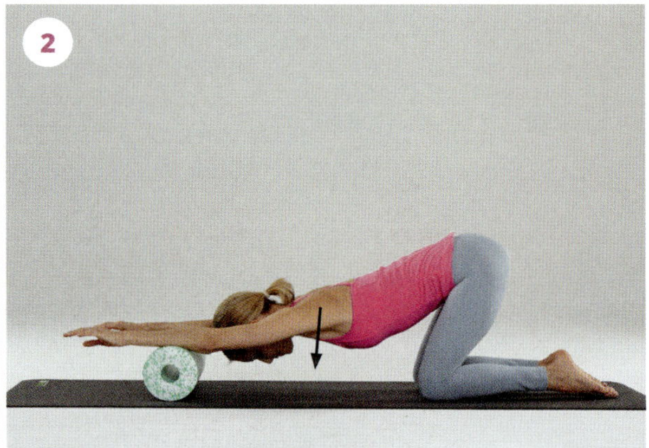

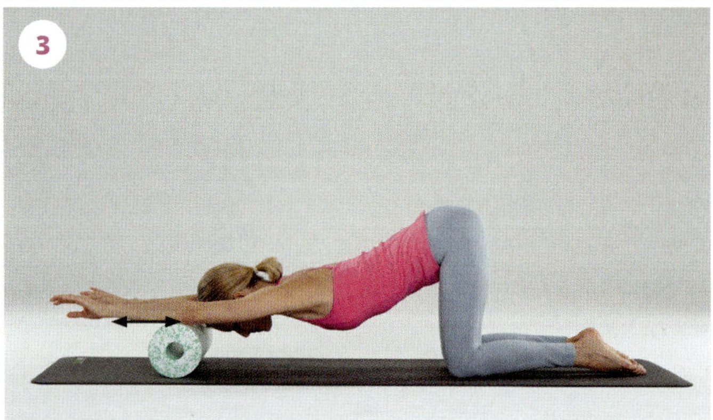

1. Gehen Sie in den Vierfüßlerstand und platzieren Sie die Hände mit nach unten gedrehten Handflächen jeweils ganz außen auf der Rolle.
2. Rollen Sie dann ein Stück nach vorn bis zu Ihren Unterarmen und schieben Sie gleichzeitig das Gesäß ein Stück nach hinten. Lassen Sie in dieser Position den Kopf und die Brust zwischen den Armen nach unten in die Dehnung sinken und genießen Sie das öffnende Gefühl.
3. Zur leichten Intensivierung rollen Sie mit etwas Druck die Unterarme ein wenig hoch und zurück.

Zwischenrippenmuskeln ausrollen

Tool: BALL klein

Geeignete Techniken:

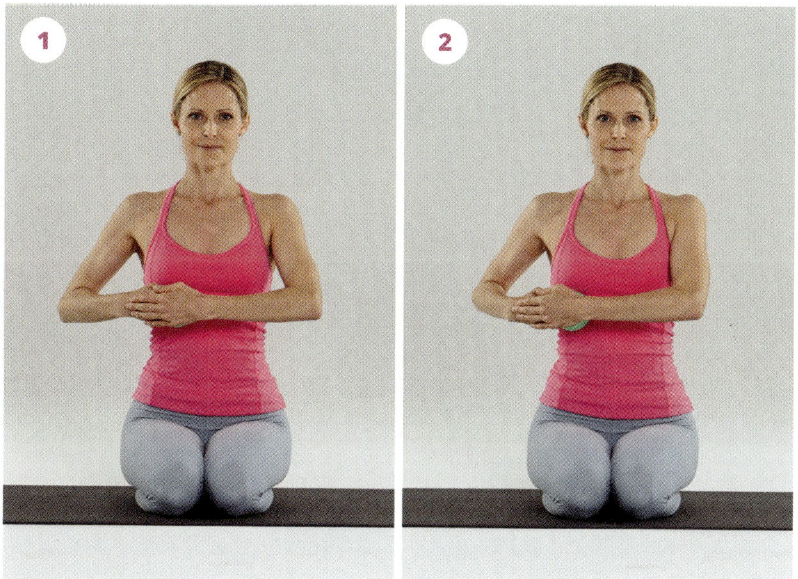

1. Sitzen oder stehen Sie entspannt. Platzieren Sie den kleinen BALL vorn auf dem betroffenen Zwischenrippenmuskel und legen Sie beide Hände flach darüber, um mehr Druck ausüben zu können.
2. Rollen Sie dann langsam den Zwischenrippenmuskel nach außen hin und wieder zurück aus.

Zwerchfell und Bauchmuskelursprünge lösen

Tool: TWISTER

Geeignete Techniken:

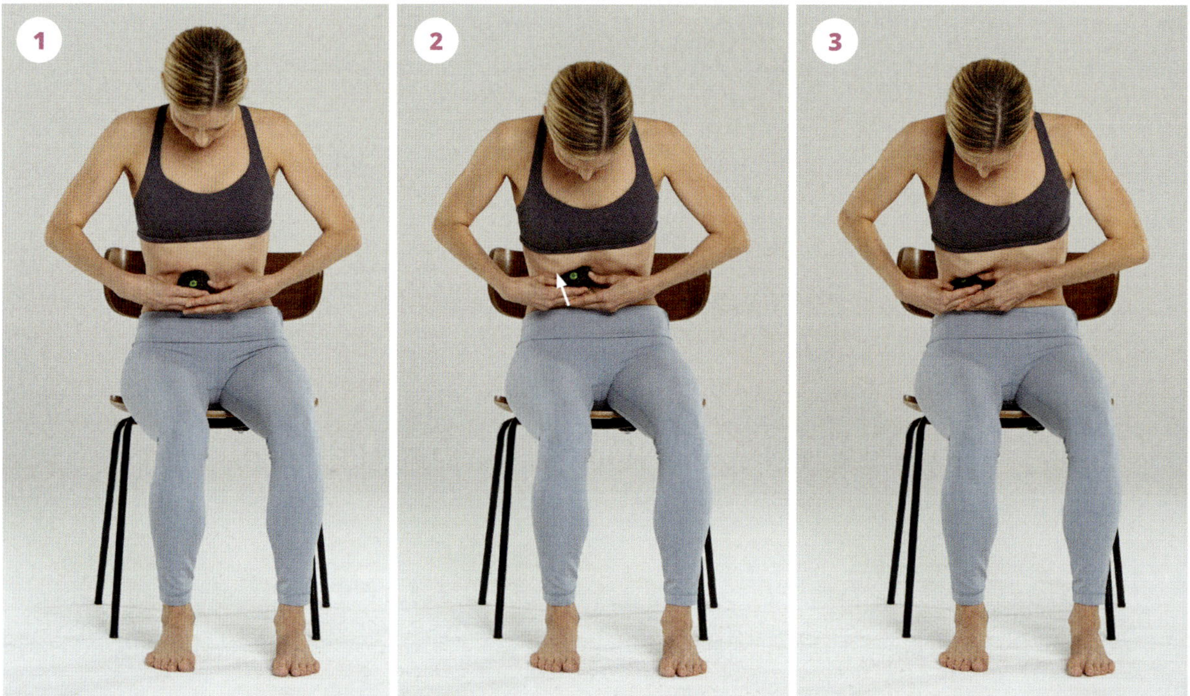

1. Setzen Sie sich entspannt auf einen Stuhl, machen Sie einen Rundrücken und lassen Sie Ihren Oberkörper locker nach vorn sinken. Platzieren Sie den TWISTER mit seiner flachen Seite direkt unterhalb des betroffenen Rippenbogens auf dem Oberbauch.
2. Drücken Sie den TWISTER nun langsam mit Gefühl ins Gewebe, sodass dieser von unten hinten gegen den Rippenbogen drückt. Halten Sie den Druck für circa 5 Sekunden während Sie entspannt gegen den TWISTER atmen.
3. Setzen Sie anschließen ein Stück weiter außen an und behandeln Sie so den gesamten Rippenbogen bis zum untersten Punkt entlang.

Variante für Geübte

Tool: BALL klein

Geeignete Techniken:

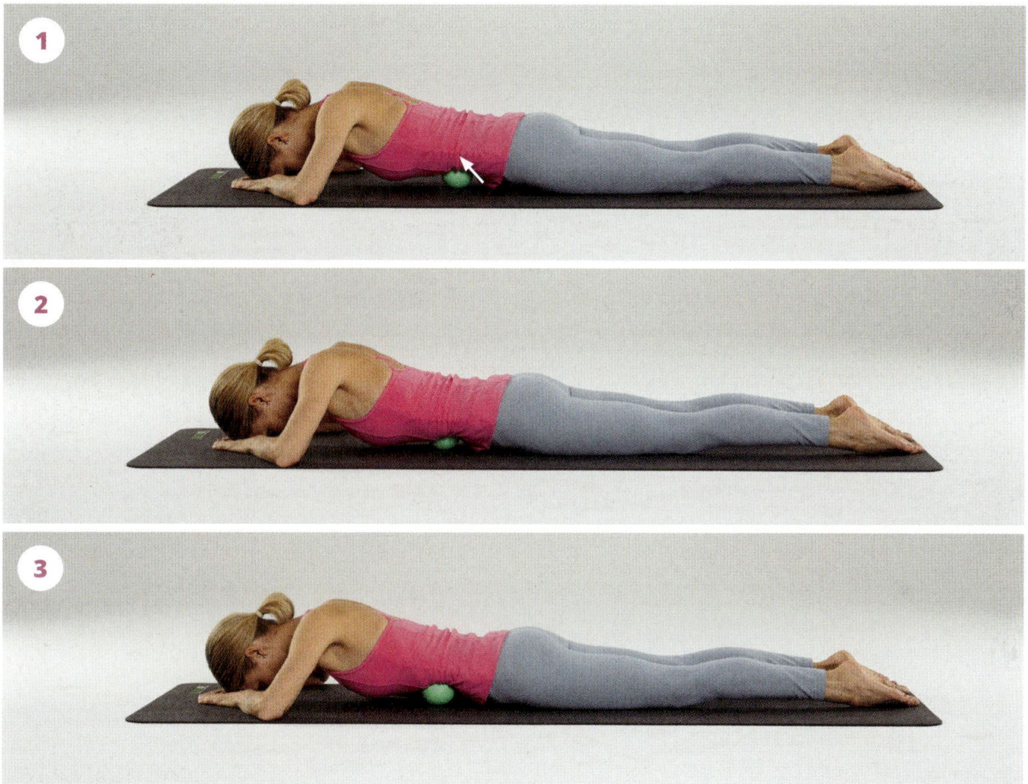

1. Legen Sie sich auf den Bauch und platzieren Sie den BALL im Oberbauch direkt unterhalb des betroffenen Rippenbogens. Er sollte möglichst etwas von unten hinten gegen den Rippenbogen drücken. Erhöhen Sie dafür den Oberkörper ein wenig, indem Sie die Arme seitlich abstützen und den Kopf auf den Händen ablegen.
2. Atmen Sie gegen den BALL und versuchen Sie, diesen mit jeder Ausatmung vorsichtig nach und nach weiter ins Gewebe sinken zu lassen.
3. Rollen Sie anschließen ein Stück weiter nach außen und behandeln Sie so den gesamten Rippenbogen bis zum äußeren Punkt entlang.

Zusätzliche SMT-Übungen angrenzender Körperbereiche

- Nacken (Brust ausrollen/verdrehen, Seite 91)
- oberer Rücken (Seite 155)
- die entsprechende myofasziale Kette (Seiten 248)

Fallbeispiel Brustkorbschmerzen

Ein 21-jähriger Student stellt sich vor mit seit zwei Wochen bestehenden ziehenden Schmerzen im rechten Brustbereich. Gelegentlich strahlt der Schmerz auch nach außen in die vordere Schulter und den inneren Oberarm. Die allgemeinärztliche Untersuchung hat organische Ursachen ausgeschlossen und auch sonst keine Auffälligkeiten gefunden. Während des Gesprächs fällt die lässige Haltung des jungen Patienten mit Rundrücken und nach vorn gezogenen Schultern ins Auge.

Maßnahmen

Die Untersuchung des Bewegungsapparats zeigt beidseitig einen verspannten und stark verkürzten kleinen Brustmuskel (*Musculus pectoralis minor*), der für die Symptomatik verantwortlich ist. Während der folgenden Behandlungen werden die verhärteten Muskeln mittels Myofaszial-Kinematik (Seite 270) und Triggerpunktbehandlung in ihrer Spannung reguliert. Ergänzend werden Längenkraftübungen gemacht, damit die betroffenen Muskeln sich wieder auf Länge umbauen und ihre Funktion erfüllen können (zweimal täglich durchführen). Dem Patienten werden BLACKROLL®-Übungen gezeigt (Brust, Nacken, oberer Rücken), mit denen er regelmäßig seine Muskeln und Faszien unterstützend lockern kann. Des Weiteren werden ihm Tipps zur Haltungs- und Bewegungsoptimierung gegeben.

Verlauf

Nach zwei Behandlungen berichtet der Patient von einer ersten Besserung der Schmerzen. Er gibt zu, dass einige Übungen noch nicht in seine tägliche Routine übergegangen sind, sondern er diese eher sporadisch macht. Jedoch achtet er immer mal wieder darauf, etwas aufrechter zu sitzen – vor allem vor seiner Spielkonsole. Im Laufe der nächsten fünf Wochen und nach weiteren drei Behandlungen hat der Patient nur noch ab und an ein Spannungsgefühl in der Brust. Auch die BLACKROLL®-Übungen macht er mittlerweile regelmäßig und hat richtig Spaß daran. Es ist merklich, dass er langsam ein Körpergefühl entwickelt, und es wird ihm bewusst, wie wenig Bezug er bislang zu seinem Körper hatte. Der Patient ist motiviert, weiter an seiner Haltung zu arbeiten und kommt in größeren Abständen zur Behandlung.

Körperbereich oberer Rücken

Beschwerdebilder/Diagnosen: Schmerzen im oberen Rücken, Schmerzen zwischen den Schulterblättern, Morbus Scheuermann

Die Beweglichkeit der Brustwirbelsäule, als mittlerer Teil der Wirbelsäule zwischen Hals und Lende, ist relativ beschränkt, wenn man Beugung und Streckung betrachtet. Daher sind als Schmerzursache seltener die Wirbelsegmente selbst auszumachen, sondern häufiger sind die kleinen Gelenke zwischen Wirbeln und Rippen, muskuläre Verspannungen oder Verletzungen dafür verantwortlich. Vor allem eine jugendlich lässige, nach vorn eingesunkene Haltung provoziert ein Spannungsungleichgewicht, viel Computerarbeit oder andere Tätigkeiten mit nach vorn gerichteten Armen und nach unten geneigtem Kopf tun dies ebenfalls. Die rückwärtige myofasziale Kette wird hierbei überlastet und meldet dies mit schmerzhaften Verspannungen.

Schmerzen im Bereich der Brustwirbelsäule kommen fast immer durch Verkürzungen und Verspannungen der umliegenden Muskulatur und eventuell daraus folgenden Blockierungen zustande. Wenn die Muskel-Faszien-Ketten, die in diesem Fall vor allem vom Hinterkopf und der Brust bis in die Finger reichen, gründlich untersucht und behandelt werden, können die Schmerzen meist gelöst werden.

Die Wachstumsstörung Morbus Scheuermann

Bei der Wachstumsstörung Morbus Scheuermann, die überwiegend die Brustwirbelsäule betrifft, kommt es oft schon in jungen Jahren zu keilartigen Wirbeldeformierungen. Spannungsungleichgewichte zwischen der vorderen und hinteren myofaszialen Zugbahn spielen bei der Entstehung ebenfalls eine Rolle. Unbehandelt führt sie zu Bewegungseinschränkung, Schmerzen und einem Buckel (Hyperkyphose). Jungs sind häufiger betroffen als Mädchen.

SMT-Übungsprogramm bei oberen Rückenschmerzen

Oberen Rücken ausrollen

Tool: Rolle 30 cm, Geübte: DUOBALL klein oder groß

Geeignete Techniken: 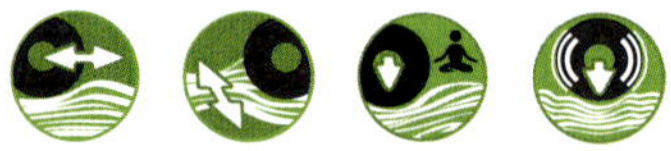

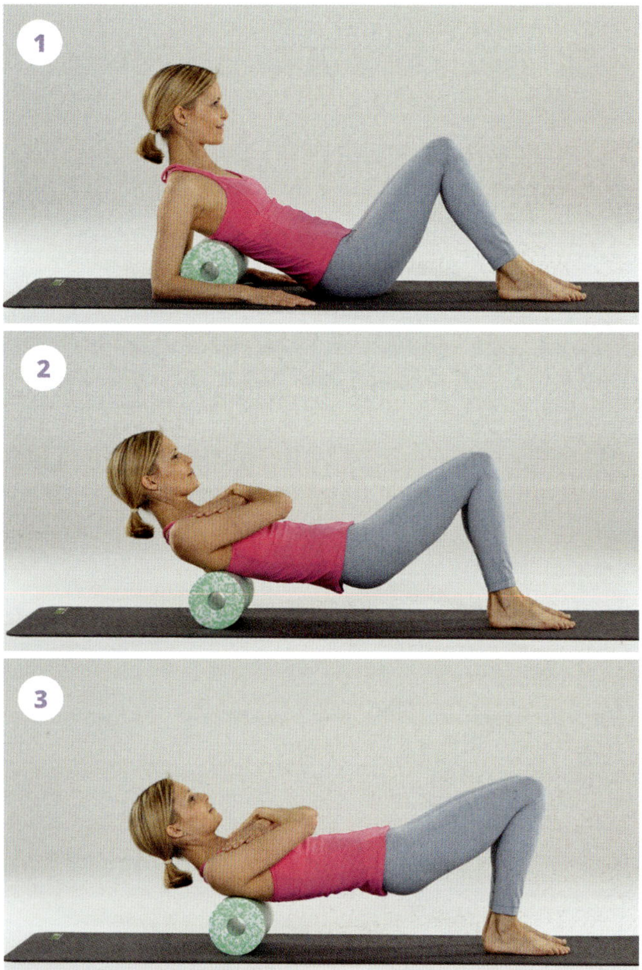

1. Setzen Sie sich mit aufgestellten Beinen auf den Boden, stützen Sie die Arme hinten ab und platzieren Sie die Rolle knapp unterhalb der Schulterblätter.
2. Senken Sie den Oberkörper auf die Rolle während Sie gleichzeitig das Gesäß anheben. Verschränken Sie die Hände vor der Brust oder hinter dem Kopf und halten Sie den Nacken gerade in Verlängerung der Wirbelsäule.
3. Rollen Sie den oberen Rücken bis zu den Schultern hin und her aus, indem Sie die Beine mehr anwinkeln und dann wieder in die Startposition zurückkommen. Verlagern Sie Ihr Gewicht während des Rollens mal auf die eine und dann auf die andere Rückenseite.

Achtung: Rollen Sie keinesfalls auf dem Nacken, da das Körpergewicht eine zu große Belastung für die empfindliche Halswirbelsäule ist! Es sind schon manche Patienten zu mir gekommen, die eine ähnliche Übung auf YouTube gefunden haben und anschließend mehr Nackenbeschwerden hatten als zuvor.

Varianten der Armhaltung

Umgreifen Sie mit beiden Armen den Oberkörper, sodass sich der obere Rückenbereich zwischen den Schulterblättern öffnet. Ansonsten verfahren Sie wie in der Hauptübung »Oberen Rücken ausrollen«.

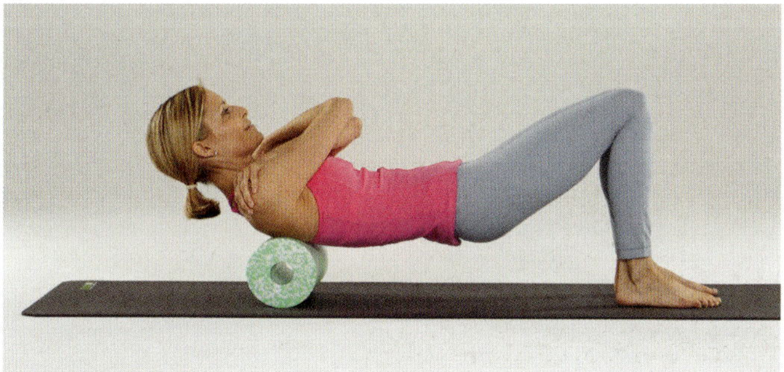

Variante für Geübte

Gehen Sie wie in der Hauptübung »Oberen Rücken ausrollen« vor. Strecken Sie aber beide Arme nach hinten über den Kopf und heben Sie Ihr Becken weiter nach oben, um mehr Druck zu bekommen.

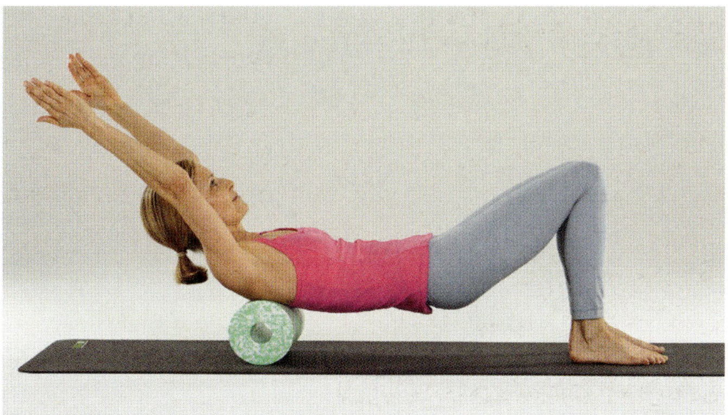

Schmerzpunkte im oberen Rücken lösen

Tool: BALL klein

Geeignete Techniken:

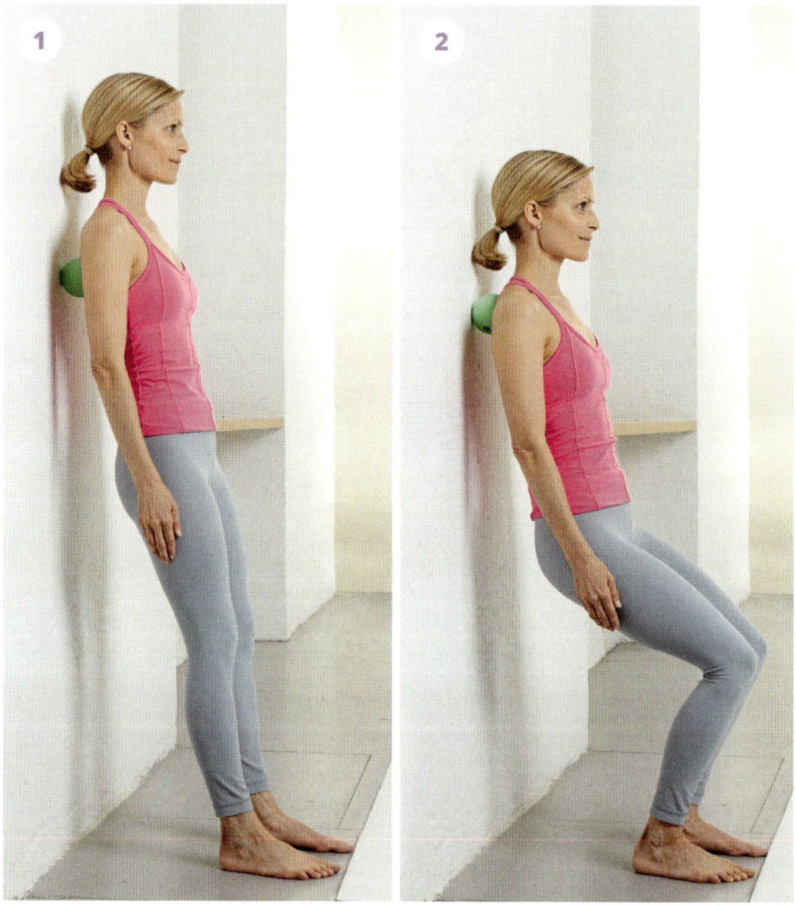

1. Stehen Sie circa 30 cm entfernt rückwärts zur Wand. Platzieren Sie den kleinen BALL seitlich der Wirbelsäule etwa auf Höhe des unteren Schulterblattendes.
2. Rollen Sie den Bereich zwischen Wirbelsäule und Schulterblatt bis hoch zum Schulter-Nackenübergang hin aus. Die Bewegung kommt durch Beugen und Strecken der Knie. Behandeln Sie Schmerzpunkte gezielt mit den verschiedenen Techniken.

Variante der Armhaltung

Gehen Sie wie in der Hauptübung »Schmerzpunkte im oberen Rücken lösen« vor, nehmen Sie den Arm aber auf den Rücken und schieben Sie den Handrücken etwas nach oben, sodass Ihr Schulterblatt hervorkommt. So erreichen Sie mit dem BALL noch besser den Bereich innen am Schulterblatt.

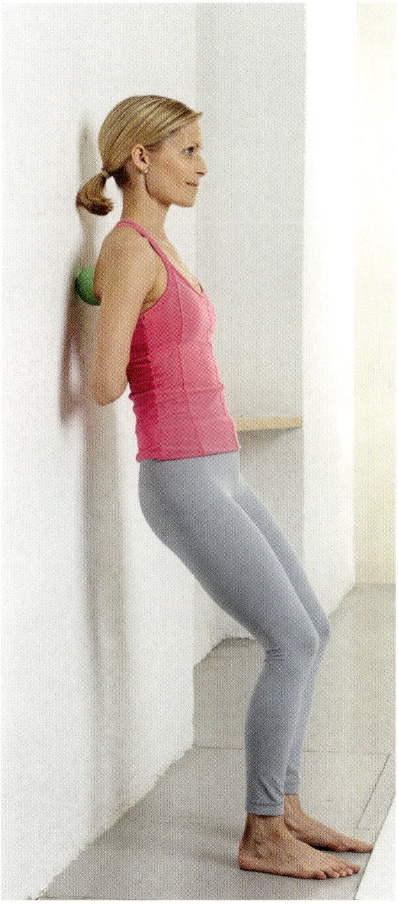

Schulterblätter mobilisieren

Tool: DUOBALL klein oder groß

Geeignete Techniken:

1. Legen Sie sich mit aufgestellten Beinen auf den Rücken. Platzieren Sie den DUOBALL zwischen den unteren Rändern der Schulterblätter und legen Sie die Arme neben den Körper.
2. Führen Sie Ihre Arme in Kreisform nach oben und weiter parallel rückwärts bis auf circa Kopfhöhe.
3. Führen Sie anschließend die Ellenbogen möglichst boden- und körpernah nach vorn bis sie wieder ausgestreckt neben Ihnen liegen. Wenn sich die Muskulatur nach mehrmaliger Durchführung etwas gelockert hat, platzieren Sie den DUOBALL in mehreren Schritten immer etwas höher und wiederholen die Übung, bis Sie am oberen Rand der Schulterblätter angekommen sind.

Variante für Geübte

Um mehr Druck aufzubringen, können Sie bei der Übung »Schulterblätter mobilisieren« das Gesäß vom Boden abheben.

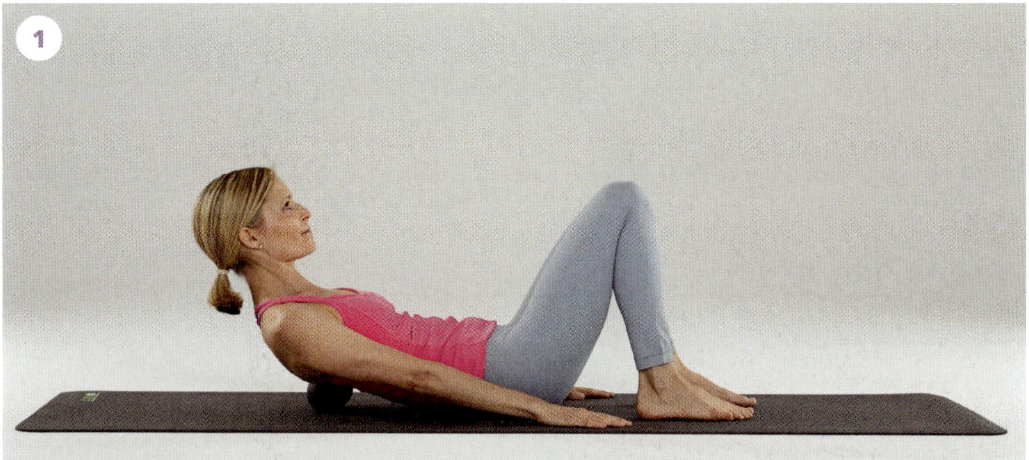
1

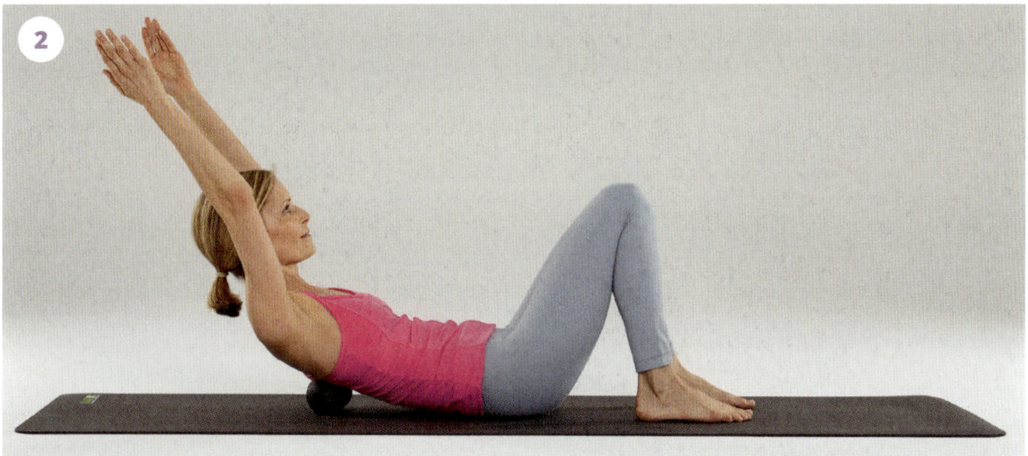
2

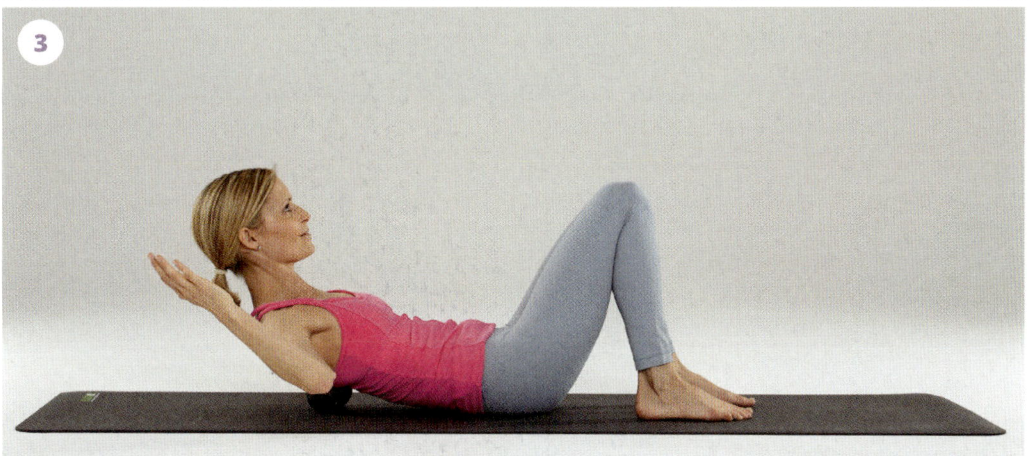
3

Rippenköpfchen mobilisieren

Tool: DUOBALL klein oder groß

Geeignete Techniken:

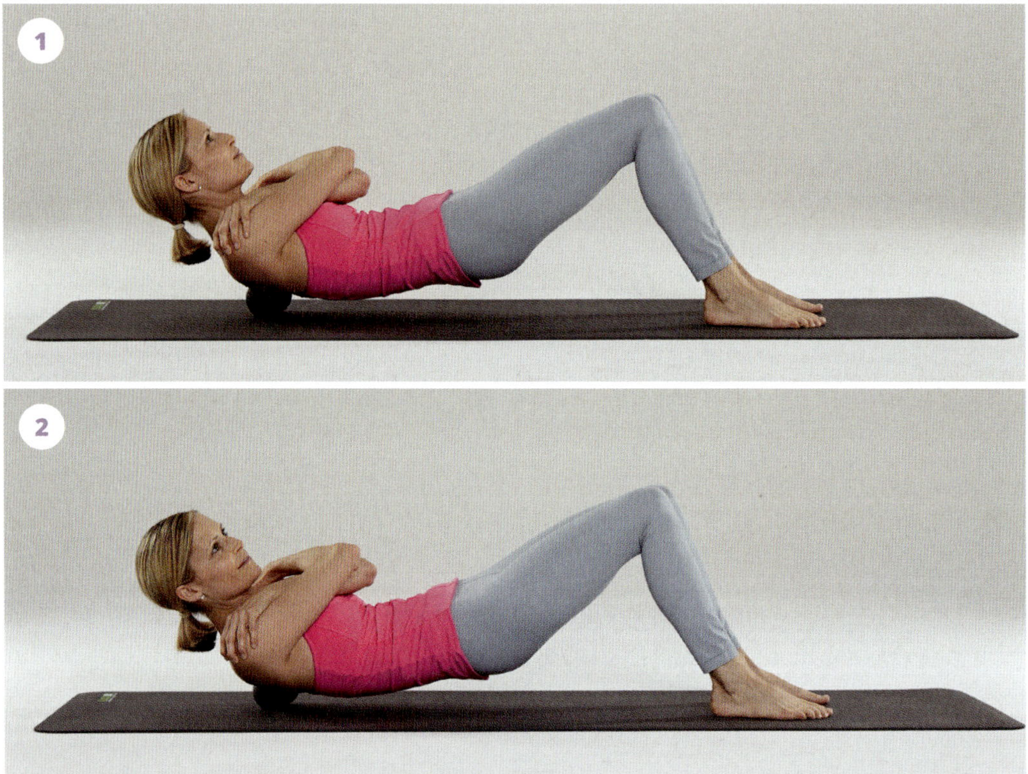

1. Legen Sie sich mit aufgestellten Beinen auf den Rücken. Platzieren Sie den DUOBALL zwischen den oberen Rändern der Schulterblätter und legen Sie die Arme um Ihren Körper wie bei einer eigenen Umarmung. Dabei weitet sich der Bereich zwischen den Schulterblättern. Heben Sie das Gesäß leicht vom Boden ab.
2. Verlagern Sie jetzt abwechseln Ihr Gewicht nach rechts und links während Sie sich in kleinen Schritten nach unten bis zu den unteren Rändern der Schulterblätter vorarbeiten. Die Bewegung ähnelt einem sich Hin- und Herwinden wie beim Ausziehen eines engen Pullovers.

Brustwirbelsäule mobilisieren

Tool: Rolle 30 cm

Geeignete Techniken:

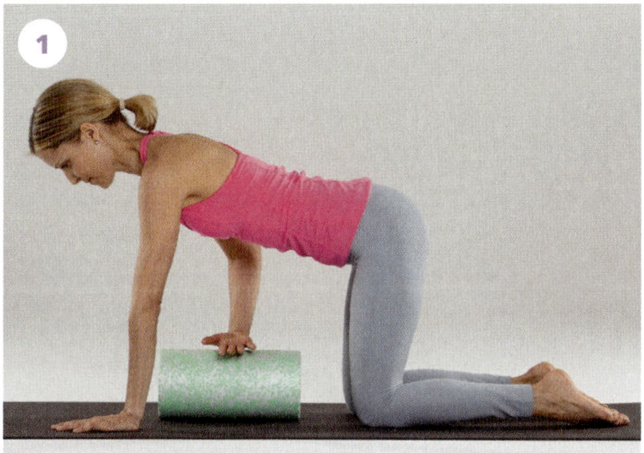

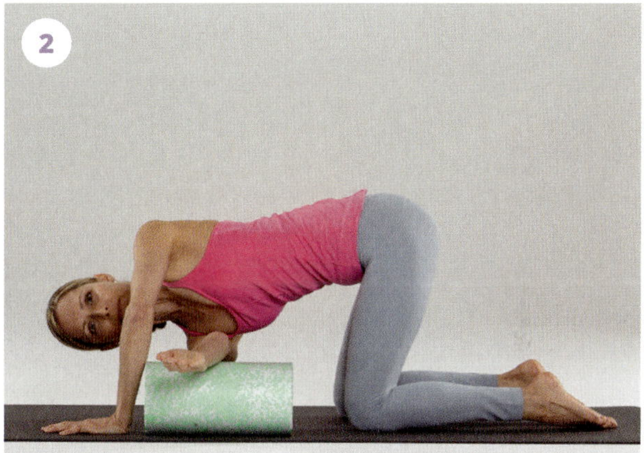

1. Gehen Sie in den Vierfüßlerstand und platzieren Sie die Rolle längs und mittig zwischen Armen und Beinen. Das rechte Handgelenk liegt mit der Handfläche nach oben auf der Rolle.
2. Drehen Sie dann mit dem Arm und dem gesamten Oberkörper so weit wie möglich nach links ein. Folgen Sie mit dem Blick Ihrer Hand, sodass sich der Kopf mit dreht. Die Rotation findet nur in der Brustwirbelsäule statt, das Becken bleibt stabil. Anschließend drehen Sie wieder in die Ausgangsposition zurück. Nach fünf bis acht Wiederholungen wechseln Sie die Seite.

Zusätzliche SMT-Übungen angrenzender Körperbereiche

- Nacken (Seite 91)
- Schulter (Seite 108)
- Brustkorb (Seite 142)
- die entsprechende myofasziale Kette (Seiten 248)

Fallbeispiel Schmerzen in der Brustwirbelsäule

Eine 52-jährige Bibliotheksangestellte stellt sich vor mit seit einem Monat bestehenden, wiederkehrenden stechenden Schmerzen im Brustwirbelsäulenbereich, rechts zwischen Schulterblatt und Wirbelsäule. Gelegentlich strahlt der Schmerz auch nach oben in den Nacken und die Schulter.

Maßnahmen

Während der gründlichen Untersuchung des Bewegungsapparats werden rechtsseitig verspannte Muskeln und myofasziale Ungleichgewichte gefunden. In der Folge hat sich ein Zwischenwirbelgelenk verhakt. Während der folgenden Behandlungsserie werden die Befunde mittels osteopathischer Techniken und Übungen reguliert. Der Patientin werden zusätzlich BLACKROLL®-Übungen für die gesamte Muskel-Faszien-Kette gezeigt (oberer Rücken, Nacken, Schulter, Arme, Hand), die sie zu Hause wechselnd möglichst täglich für 20 Minuten durchführen soll. Außerdem werden Ihre beruflichen Bewegungsabläufe besprochen und entsprechende Tipps zu Haltungs- und Bewegungsoptimierung gegeben.

Verlauf

Nach zwei Wochen mit Behandlungen und löblicher Umsetzung oben beschriebener Maßnahmen berichtet die Patientin von einer Besserung der Schmerzen sowohl in Intensität als auch Häufigkeit. Zudem beginnt sie, ein besseres eigenes Körpergefühl zu entwickeln. Sie spürt langsam, welche Bewegungen ihr nicht gut tun und welche der gezeigten BLACKROLL®-Übungen am besten helfen. Weitere drei Behandlungen später fühlt sich die Patientin größtenteils schmerzfrei und ist bereit, ohne weitere begleitende Behandlungen fortzufahren.

Körperbereich unterer Rücken

Beschwerdebilder/Diagnosen: Schmerzen im unteren Rücken, LWS-Syndrom, ISG-Blockade, Lumbalgie, Lumbago, Hexenschuss, Lumboischialgie

Ob akut, wiederkehrend oder chronisch – so gut wie jeder hat schon Bekanntschaft mit **Rückenschmerzen** gemacht. Meist ist der untere Rücken betroffen, denn er ist der am stärksten belastete Teil der Wirbelsäule. Alarmierend ist nicht nur, dass die Zahl der Rückenleidenden stetig zunimmt, sondern auch, dass schon die Kleinsten im frühen Schulalter darüber klagen. Dabei werden circa 85 Prozent der Rückenschmerzen als »unspezifisch« bezeichnet, das heißt es wird keine klare, strukturelle Veränderung, wie zum Beispiel ein Bandscheibenvorfall, gefunden. Verantwortlich sind dann für gewöhnlich Ungleichgewichte der Muskel- und Faszienspannungen mit Verklebungen und schmerzhaftem Muskelhartspann.

Zu den Ursachen von Rückenschmerzen

Der immer noch weit verbreitete Ratschlag bei Rückenschmerzen lautet, die Rücken- und Bauchmuskulatur aufzubauen, was meist isolierte und in die Verkürzung arbeitende (Geräte-)Übungen beinhaltet. Dies bringt – wenn überhaupt – meist aber nur eine kurzzeitige Verbesserung der Schmerzen. Denn die Annahme, dass die vorhandene Muskulatur nicht ausreicht, stimmt in den wenigsten Fällen. Oder denken Sie, dass Spitzensportler wie Mesut Özil oder Vladimir Klitschko ihre Rückenschmerzen einer zu schwach entwickelten Muskulatur verdanken? Tatsächlich sind die meisten Rückenschmerzen darauf zurückzuführen, dass – grob gesagt – die Muskulatur vorn verkürzt und hinten überspannt ist. Das hat mit einer nach vorn ausgerichteten Lebensweise zu tun. Folgen sind myofasziale Ungleichgewichte und Überlastung. Die dauerhaft dagegen ziehende Rückenmuskulatur kann daher nicht mehr die geforderte Kraft entwickeln und signalisiert das mit Schmerz. Die myofaszialen Dysbalancen können verschiedene Ausprägungen haben und zu unterschiedlichen Schmerzmustern führen.

Hexenschuss, LWS-Syndrom, Lumbalgie und Lumboischialgie

Bei chronischen oder immer wiederkehrenden Schmerzen spricht der Mediziner vom LWS-Syndrom oder von Lumbalgie. Kommt zusätzlich ein Beinschmerz hinzu, so wird dies als Lumboischialgie bezeichnet, da davon ausgegangen wird, dass der Beinschmerz durch den Ischiasnerv verursacht wird. Die akute Lumbago bei plötzlichem »Reinfahren« wird umgangssprachlich als Hexenschuss bezeichnet. Sie bringt oft heftige, stechende Schmerzen und eine deutliche Bewegungseinschränkung mit sich. Meist sind diese jedoch harmlos und nach Entspannung innerhalb von ein bis drei Wochen wieder selbstauflösend.

Blockaden in den Iliosakralgelenken

Blockaden in den Iliosakralgelenken (ISG oder Kreuz-Darmbein-Gelenken) entstehen durch Fehlspannungen – die Gelenke befinden sich rechts und links der Wirbelsäule am Übergang vom Rücken zum Gesäß. Die Becken-, Gesäß- und Rückenmuskulatur zieht bei dieser Problematik unausgeglichen an den beiden knöchernen Strukturen, sodass diese zu eng zueinander gezogen werden und deshalb blockieren. Es kann auch vorkommen, dass die Bänder des Iliosakralgelenks zu ausgeleiert sind und die Muskulatur die Haltearbeit dauerhaft übernehmen muss. Diese überlastet mit der Zeit und signalisiert uns das schließlich mit Schmerzen.

Schmerzen im unteren Rücken, Gesäß-, Hüft- und Leistenschmerzen haben aufgrund der engen Muskel-Faszien-Verbindung häufig miteinander zu tun. Die Grenzen sind fließend und sehr oft treten Kombinationen auf. Daher empfehle ich dringend, bei Schmerzen in einem dieser Körperbereiche auch immer die Übungen der anderen miteinzubeziehen.

Ein Wort zur Bandscheiben-OP

INFO

Entgegen der leider immer noch weit verbreiteten Meinung sind bei Rückenproblemen zu allermeist nicht Bandscheiben die Wurzel des Übels. Tatsächlich sind stattdessen gemeinhin schmerzhafte Muskel-Faszien-Verhärtungen ursächlich für die Beschwerden. In diesen Fällen können mit der richtigen therapeutischen Unterstützung und speziellen Übungen zu Hause sehr gute Ergebnisse erzielt werden, was gegenüber einer meist fraglichen Bandscheiben-OP zu bevorzugen ist.

SMT-Übungsprogramm bei unteren Rückenschmerzen

Hüftbeuger und seitliche Bauchmuskeln lösen

Tool: BALL groß, Geübte: BALL klein plus Block

Geeignete Techniken: 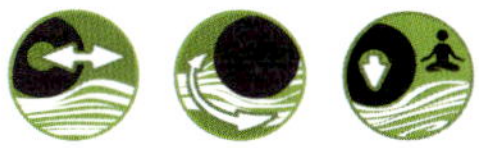

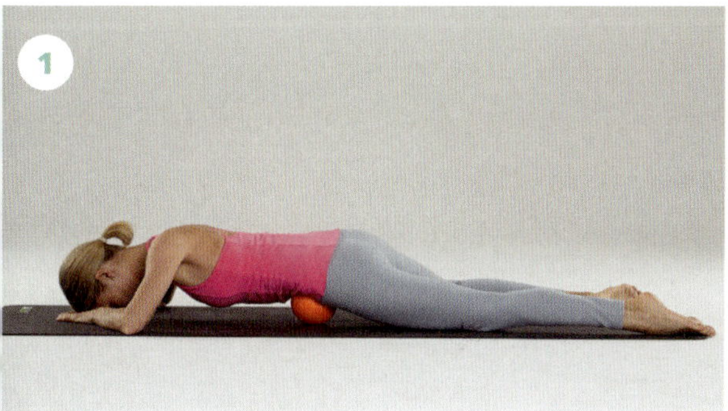

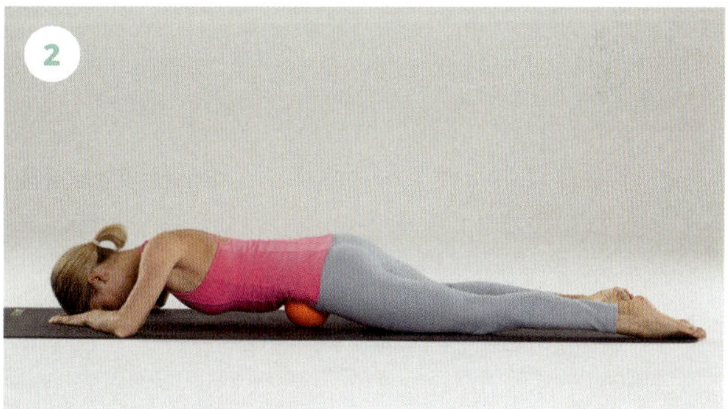

1. Legen Sie sich mit aufgestützten Unterarmen auf den Bauch, der Kopf liegt locker auf den Handrücken. Platzieren Sie den BALL direkt oberhalb der Leiste zwischen den geraden Bauchmuskeln und dem seitlichen Beckenkamm.
2. Lassen Sie Ihr Gewicht langsam auf den BALL sinken. Atmen Sie gegen den BALL und versuchen Sie, diesen mit jeder Ausatmung vorsichtig nach und nach weiter ins Gewebe sinken zu lassen. Behandeln Sie so verschiedene Punkte entlang des Hüftbeugemuskels nach oben.

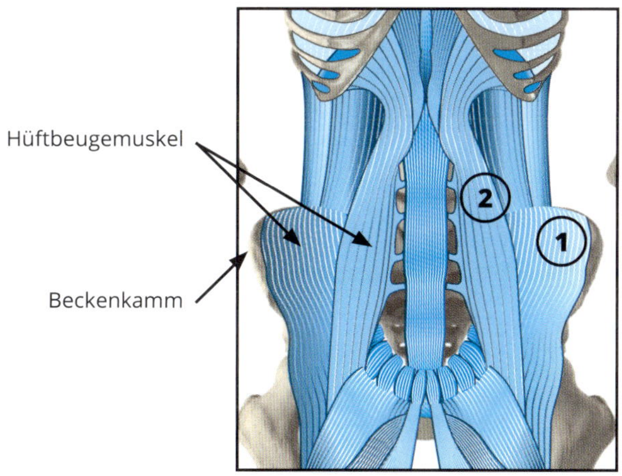

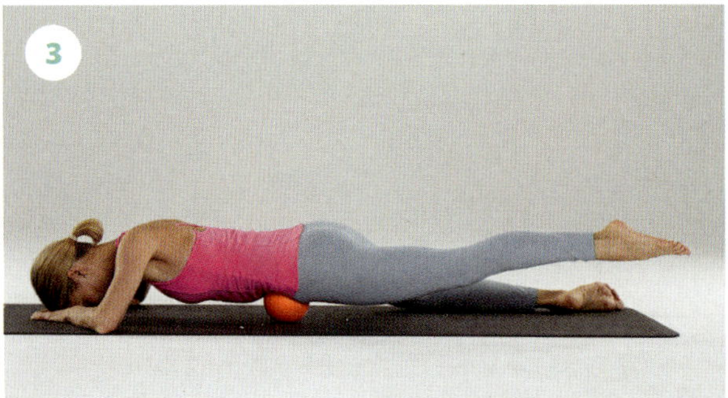

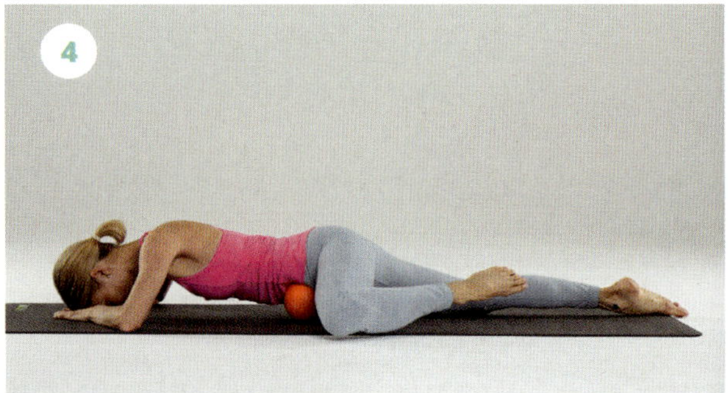

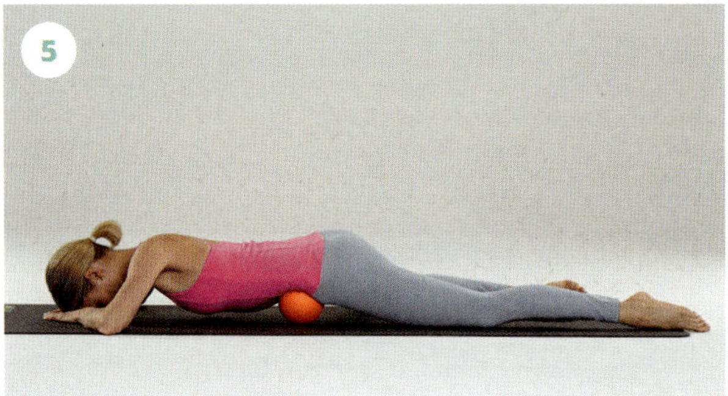

3. Für eine höhere Intensität, die Sie durch die Kombination von Anspannung und Entspannung erreichen können, heben Sie das Bein der gleichen Seite ansatzweise an und sinken Sie beim wieder Ablegen noch tiefer in den Hüftbeuger.
4. Anschließend lassen Sie den BALL an einem Punkt und bewegen das gleichseitige, abgespreizte Bein mehrmals langsam Richtung Achsel und zurück.
5. Rollen Sie anschließend mit sehr kleinen Bewegungen auch den inneren Beckenkamm entlang aus. Legen Sie dafür gegebenenfalls das Gegenbein abgespreizt ab, um den Körper ein wenig auf die Seite zu drehen und die Rollbewegung besser steuern zu können.

Achtung: Bei den Behandlungsmethoden mit tieferem Druck in den Bauch sollte vorher ein Aneurysma (Arterienerweiterung) der Bauchschlagader ausgeschlossen werden. Wenn Sie ein Pulsieren beziehungsweise Pochen unter dem BALL spüren, drücken Sie auf eine Arterie. Verändern Sie in diesem Fall die Position des BALLS.

Gerade Bauchmuskeln lösen

Tool: BALL klein

Geeignete Techniken:

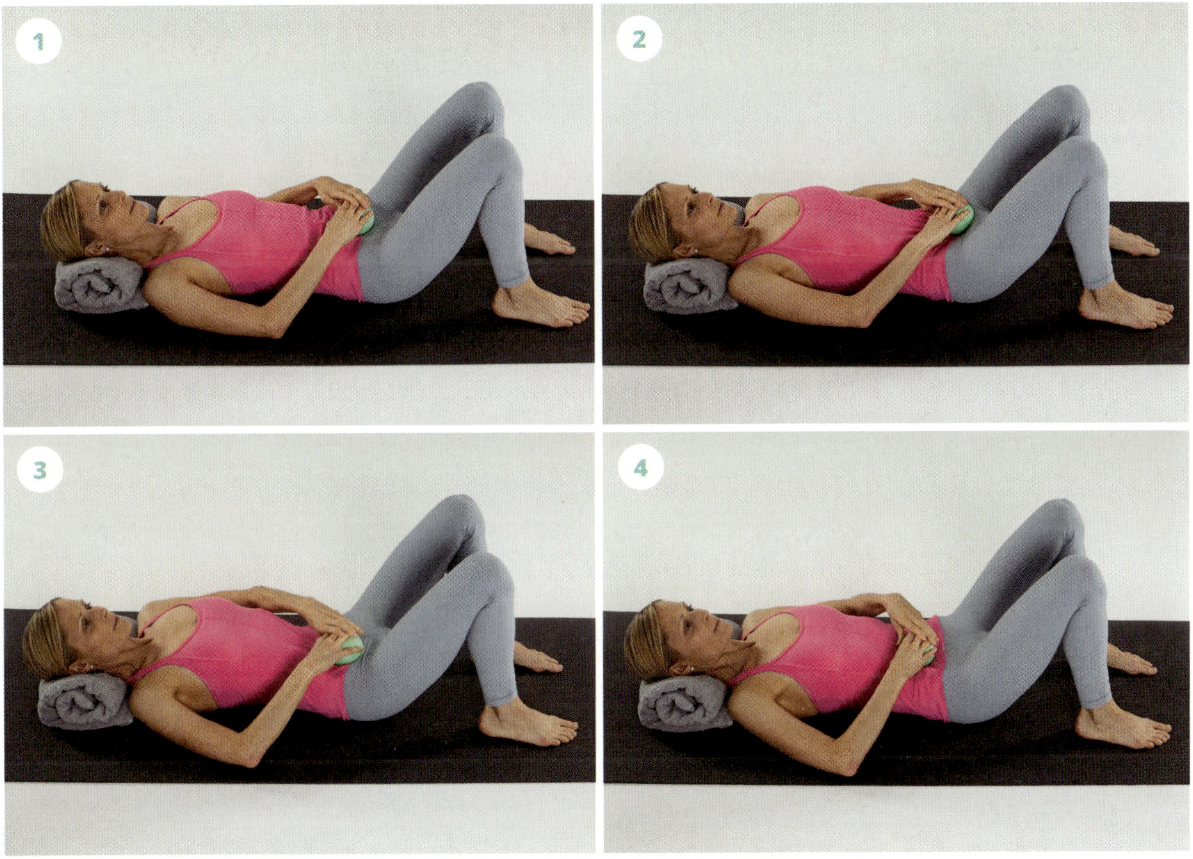

1. Legen Sie sich mit aufgestellten Beinen entspannt auf den Rücken, Ihr Kopf ist dabei leicht erhöht. Setzen Sie den kleinen BALL direkt am Schambeinknochen mittig an.
2. Legen Sie beide Hände übereinander und drücken Sie den BALL vorsichtig auf die unteren Bauchmuskeln, sodass er von unten nach vorn gegen das Schambein drückt.
3. Rollen Sie so langsam das Schambein circa eine Ballbreite nach außen hin aus.
4. Anschließend rollen Sie die geraden Bauchmuskeln nach oben und um den Bauchnabel herum aus.

Variante für Geübte

Tool: BALL klein plus Block

Geeignete Techniken:

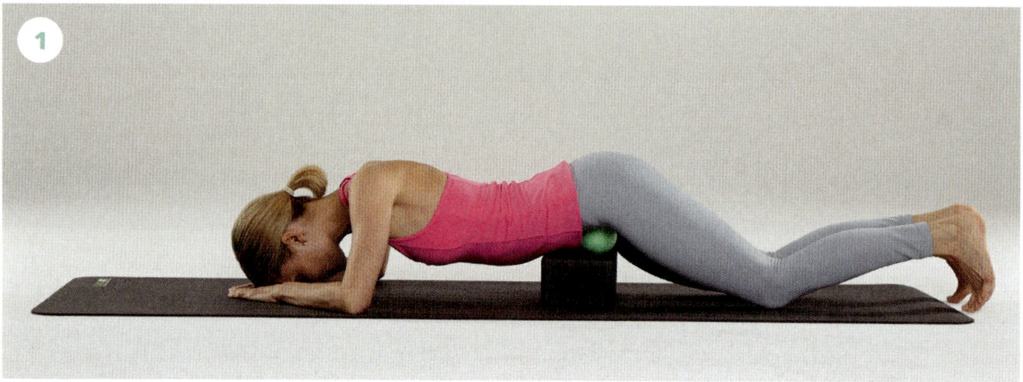

Legen Sie sich mit seitlich aufgestützten Unterarmen auf den Bauch, der Kopf liegt locker auf den Handrücken. Platzieren Sie den BALL auf dem quer liegenden Block, sodass der BALL auf Höhe der Schambeinkante mittig zu liegen kommt. Die Knie und die Zehen sind aufgestellt und steuern die Bewegung. Das Gesäß strecken Sie leicht nach oben, um von unten nach oben gegen das Schambein zu drücken. Folgen Sie ansonsten zum prinzipiellen Vorgehen den Schritten 3 und 4 aus der Hauptübung »Gerade Bauchmuskeln lösen«.

> **Achtung:** Wenn Sie ein Pulsieren beziehungsweise Pochen unter dem BALL spüren, drücken Sie auf eine Arterie. Verändern Sie in diesem Fall die Position des BALLS.

Unteren Rücken ausrollen

Tool: Rolle 30 cm oder DUOBALL groß, BALL groß

Geeignete Techniken:

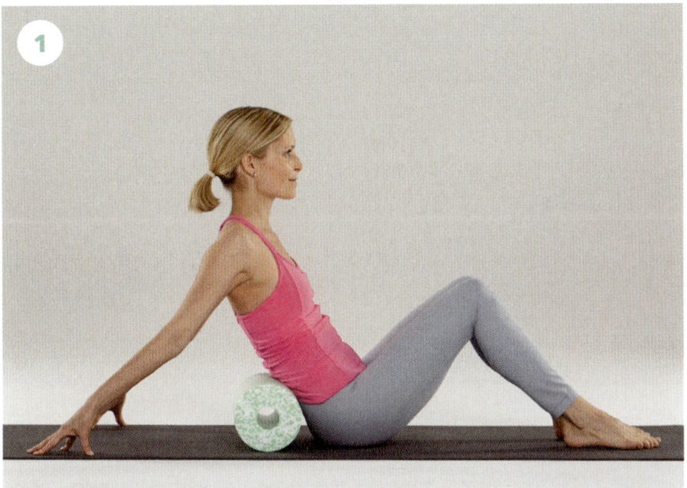

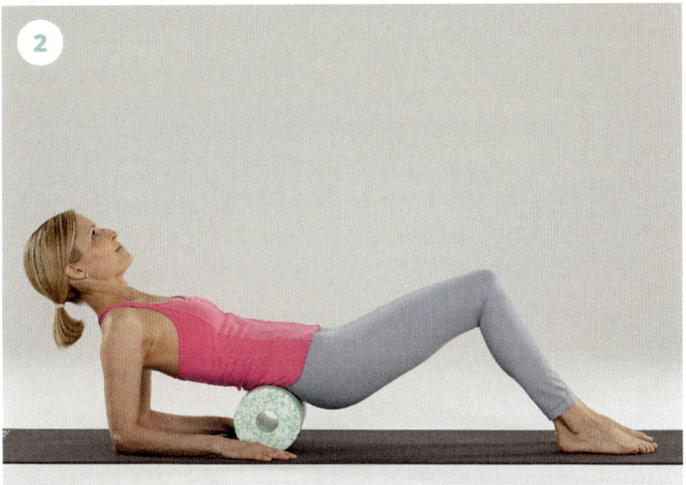

1. Setzen Sie sich mit aufgestellten Beinen auf den Boden, stützen Sie die Arme hinten ab und platzieren Sie die Rolle knapp über der Gürtellinie am unteren Rücken.
2. Legen Sie den Oberkörper nach hinten auf die Rolle während Sie gleichzeitig das Gesäß etwas anheben. Halten Sie den Nacken in Verlängerung der Wirbelsäule.

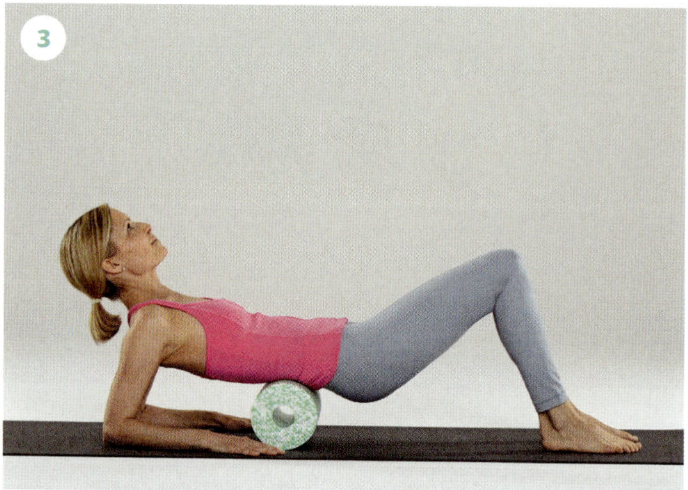

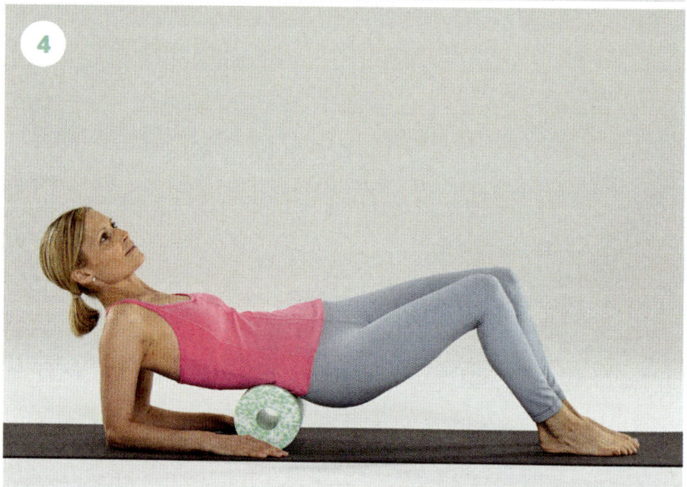

3. Rollen Sie den unteren Rücken hin und her aus, indem Sie die Beine stärker anwinkeln und wieder strecken.
4. Verlagern Sie Ihr Gewicht während des Rollens mal auf die eine und dann auf die andere Rückenseite bis außen hin zur Taille.

Variante der Körperposition

Besonders bei Verwendung des großen BALLS können Sie den Oberkörper auch komplett nach hinten auf dem Boden ablegen und so noch gezielteren Druck ausüben.

Schmerzpunkte im unteren Rücken lösen

Tool: BALL klein

Geeignete Techniken:

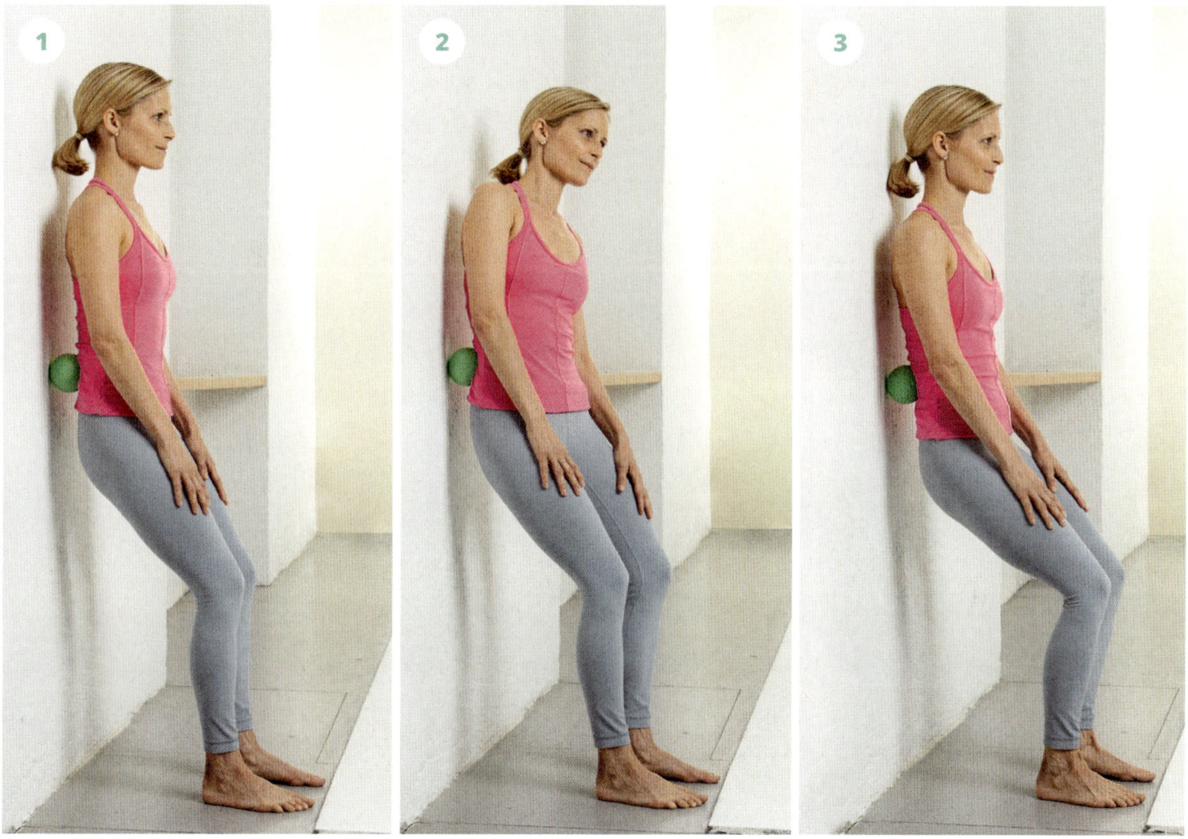

1. Stehen Sie circa 30 cm entfernt mit dem Rücken zur Wand. Platzieren Sie den kleinen BALL ganz unten neben der Wirbelsäule, jedoch oberhalb des Beckenrands.
2. Rollen Sie von hier aus direkt oberhalb des Beckenkamms entlang Richtung Körperaußenseite. An der Außenseite angekommen können Sie den Oberkörper leicht in die Gegenrichtung beugen, um eine Dehnung des Gewebes unter dem BALL zu erreichen.
3. Anschließend beginnen Sie am gleichen Startpunkt, rollen diesmal jedoch seitlich den Bereich neben der Wirbelsäule nach oben hin aus. Die Bewegung kommt durch Beugen und Strecken der Knie. Behandeln Sie Schmerzpunkte gezielt mit den verschiedenen Techniken.

Untere Rückenmuskeln verdrehen

Tool: TWISTER

Geeignete Techniken:

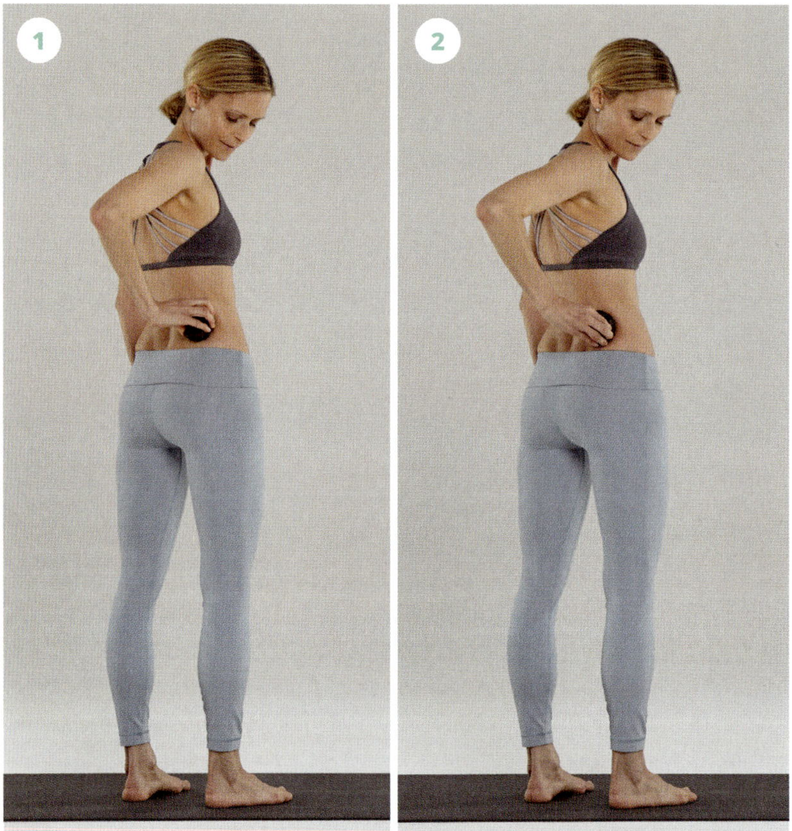

1. Stehen oder sitzen Sie aufrecht und entspannt. Greifen Sie den TWISTER mit Daumen und Mittelfinger in den dafür vorgesehenen Vertiefungen. Setzen Sie den TWISTER an einem (schmerzenden) Punkt der unteren Rückenmuskeln an. Üben Sie leichten Druck aus, sodass die Noppen langsam für circa 5 Sekunden ins Gewebe »einschmelzen«, denn so erreichen Sie auch tiefere Bindegewebsschichten.
2. Anschließend führen Sie mit etwas Druck abwechselnd in beide Richtungen langsame Drehbewegungen aus, sodass das Bindegewebe mitverdreht wird. Halten Sie die Endposition der Drehung für etwa 5 Sekunden. Behandeln Sie so den gesamten unteren Rücken. Führen Sie pro Punkt drei bis fünf Drehungen durch.

Zusätzliche SMT-Übungen angrenzender Körperbereiche

- oberer Rücken (Seite 155)
- Gesäß/Hüfte/Leiste (Seite 177)
- die entsprechende myofasziale Kette (Seiten 248)

Fallbeispiel untere Rückenschmerzen (mit Bandscheibenvorfall)

Ein 37-jähriger Produktmanager stellt sich vor mit seit drei Jahren bestehenden chronischen Rückenschmerzen im Lendenbereich und Gesäß, die mal mittig auftreten, mal abwechselnd zu den Seiten wandern. Ein ausgeprägter Bandscheibenvorfall und eine -vorwölbung in der Lendenwirbelsäule wurden diagnostiziert und eine breite Palette an schulmedizinischen Methoden durchgeführt, doch keine hat Linderung verschaffen können. Die regelmäßige Einnahme von starken schmerzstillenden Tabletten und ab und zu Spritzen sind notwendig. Eine ihm nahegelegte Operation hatte der sehr informierte Patient abgelehnt. Insgesamt macht der Patient körperlich und mental einen sehr angespannten Eindruck.

Maßnahmen

Aus Eigeninitiative ist der Patient bereits einen Monat vor Erstvorstellung auf die Eigenmassage mit der BLACKROLL® gestoßen, die ihm, wie er berichtet, jedes Mal guttut. Eine anhaltende Schmerzreduktion konnte die Anwendung bisher aber noch nicht erzielen. Während der gründlichen Untersuchung des Bewegungsapparats werden extrem verhärtete Hüftbeuge-, Bauch- und Beinmuskeln (besonders die Beinanzieher = Adduktoren) gefunden, die in Folge die Rückenmuskulatur zum Ausgleich in Daueranspannung versetzen. Während der folgenden Behandlungsserie werden diese mittels Myofaszial-Kinematik (Seite 270) und Osteopathie gelöst, mit dem Patienten werden Längenkraftübungen durchgeführt, seine BLACKROLL®-Übungen werden an sein individuelles Beschwerdebild angepasst und in der Ausführung optimiert. Aufgrund der lang anhaltenden Schmerzsituation wird mit dem Patienten zudem eine Umstellung auf schmerzreduzierende Ernährung inklusive gezielter orthomolekularer Nahrungsergänzung (Mikronährstoffe) begonnen, und es werden immer wieder Entspannungstechniken in die Sitzungen eingebaut.

Verlauf

Nach vier Behandlungen und regelmäßiger Durchführung der Längenkraft- und BLACKROLL®-Übungen zu Hause, berichtet der Patient von einer »Lockerung des Schraubstocks«, in dem er sich jahrelang gefühlt hat, wobei die Schmerzen zwar noch existieren, jedoch nicht mehr so zermürbend sind. Die Schmerzmittel beginnt er auf Anraten, langsam zu reduzieren. Weitere sechs Behandlungen und acht Wochen später ist der Patient – auch dank seiner guten Mitarbeit – so weit, dass die Schmerzen in ein Spannungs- beziehungsweise Druckgefühl übergegangen sind und er nun selbstständig zu Hause mit den Übungen fortfahren kann. Bei der Kontrolluntersuchung ein halbes Jahr später berichtet der Patient, dass das Spannungsgefühl nur noch ab und zu in bestimmten Situationen auftaucht und er dann rechtzeitig mit den Übungen dagegensteuern kann. Die Ernährungsumstellung hat er beibehalten und zwischenzeitlich an einem Medizinischen Qigong-Kurs teilgenommen.

Körperbereich Gesäß, Hüfte und Leiste

Beschwerdebilder/Diagnosen: Gesäß-, Hüft-, Leistenschmerzen, Beckenschiefstand, Koxalgie, Piriformis-Syndrom

Über die Zeit entwickeln sich durch viel Sitzen oder auch eintönige Bewegungsabläufe, wie beim Joggen oder Radfahren, besonders in diesem zentralen Körperbereich Ungleichgewichte in den Muskeln und der Faszie. Die einen verkürzen, die anderen müssen ständig dagegen ziehen. Diese Kombination aus Verkürzungen, Verhärtungen, Verklebungen und schließlich auch Muskeln und Faszien, die ihrer Funktion nicht nachkommen können, führen häufig zu Fehlstellungen wie **Beckenschiefstand**, Blockaden und Versorgungsengpässen. Wenn der Körper diese funktionell nicht mehr ausgleichen kann, werden sie als Ziehen und Schmerzen signalisiert.

Bei **Hüftschmerzen**, die medizinisch auch als **Koxalgie** bezeichnet werden, muss also nicht immer gleich Arthrose die Ursache der Schmerzen sein und ein künstliches Hüftgelenk drohen. Werden erst einmal die Spannungen gelöst, gibt es meist auch bei Arthrose eine spürbare Verbesserung.

Das Gesäß hat außer den drei Hauptmuskeln – dem *Gluteus maximus*, *medius* und *minimus* – eine ganze Reihe kleiner Muskeln. Diese liegen tiefer, verbinden das Kreuzbein mit dem Oberschenkel- oder dem Sitzbeinknochen und sind meist gemeinsam an **Gesäßschmerzen** beteiligt. Die Beckenbodenmuskulatur ist hierbei aufgrund der direkten Verbindung ebenfalls verspannt.

Beim sogenannten **Piriformis-Syndrom** ist besonders der birnenförmige (lat. *Musculus piriformis*) Gesäßmuskel verspannt. Außer einem Versorgungsengpass kann es dabei zu einer Reizung des Ischiasnervs kommen, was zu einem zusätzlichen Beinschmerz, der Ischialgie, führt.

Leistenschmerzen können (außer von der Leiste selbst) von vielen angrenzenden Strukturen herrühren. So zum Beispiel von der Hüfte, dem Schambein, den Beinanziehermuskeln (Adduktoren), dem Hüftbeugemuskel (Iliopsoas) oder auch kompensatorisch von den Gesäßmuskeln. Bei Sportlern wird oft die sogenannte Sportlerleiste für die Schmerzen verantwortlich gemacht, bei der das Hinterwandgewebe der Leistenregion Störungen aufweist. Dies kann die Vorstufe eines Leistenbruchs sein. Ein Leistenbruch sollte als ernstere Ursache auf jeden Fall ausgeschlossen werden. Durch schwaches Bindegewebe kann es hierbei zu Ausstülpungen von Darmschlingen – den Hernien – vornehmlich im Leistenbereich kommen. Diese sind in der Regel zunächst schmerzfrei, es besteht jedoch die Gefahr einer schmerzvollen Einklemmung oder Verdrehung, was schnell zu einem Notfall wird und unbedingt operiert werden muss.

Das Zentrum für Stabilität

INFO

Die Hüft-Becken-Region mit dem Gesäß bildet sozusagen das Stabilitätszentrum für unseren aufrechten Gang. Hier ist der Oberkörper mit dem Unterkörper über funktionell sehr wichtige Gelenke, Muskeln, Faszien, Sehnen und Bänder verbunden. Kommt es hier zu Ungleichgewichten oder Blockaden, äußern sich diese schnell als Schmerzen.

SMT-Übungsprogramm bei Gesäß-, Hüft- und Leistenschmerzen

Gesäßmuskeln ausrollen

Tool: BALL groß, Geübte: BALL klein

Geeignete Techniken:

1
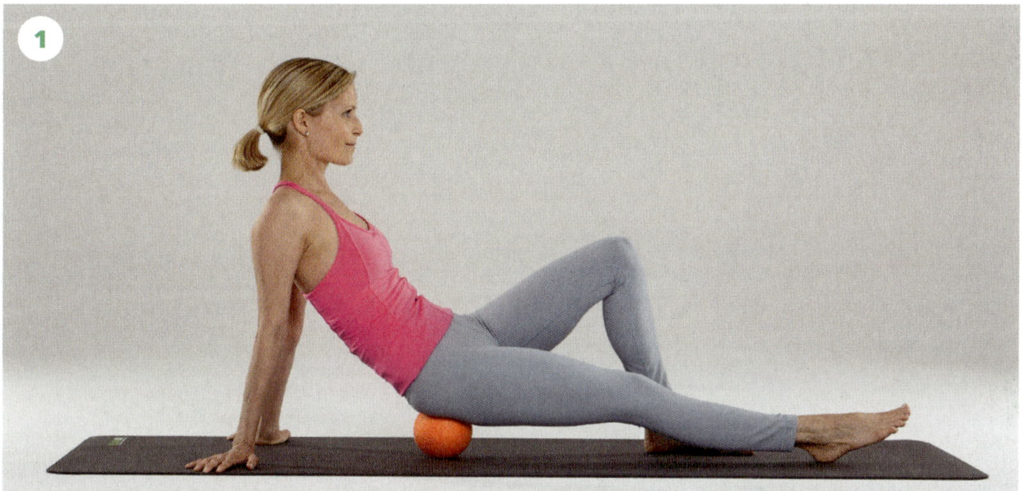

2
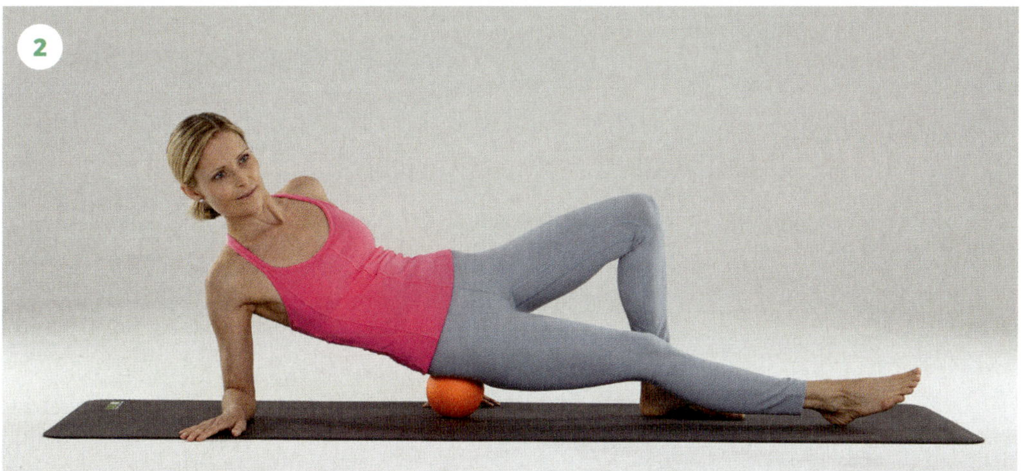

1. Setzen Sie sich mit nach hinten abgestützten Händen auf den Boden. Das Bein der zu behandelnden Seite ist locker gestreckt, das andere ist angewinkelt. Platzieren Sie den großen BALL unter der betroffenen Gesäßseite. Rollen Sie die gesamte Gesäßseite aus und beziehen Sie vor allem die knochennahen Muskelansätze am Beckenkamm, dem Kreuzbein, den Sitzbeinhöckern und dem Oberschenkelkopf mit ein. Dies sind die Begrenzungen des Gesäßes.
2. Drehen Sie dann Ihren Körper weiter zur behandelnden Seite, um auch den seitlichen Gesäß- und Hüftbereich zwischen Beckenkamm und Oberschenkelkopf zu massieren. Stützen Sie sich hierzu auf den Unterarm.

Variante 1 für Geübte

Legen Sie das Bein der zu behandelnden Seite auf das andere, um die Übung »Gesäßmuskeln ausrollen« zu intensivieren.

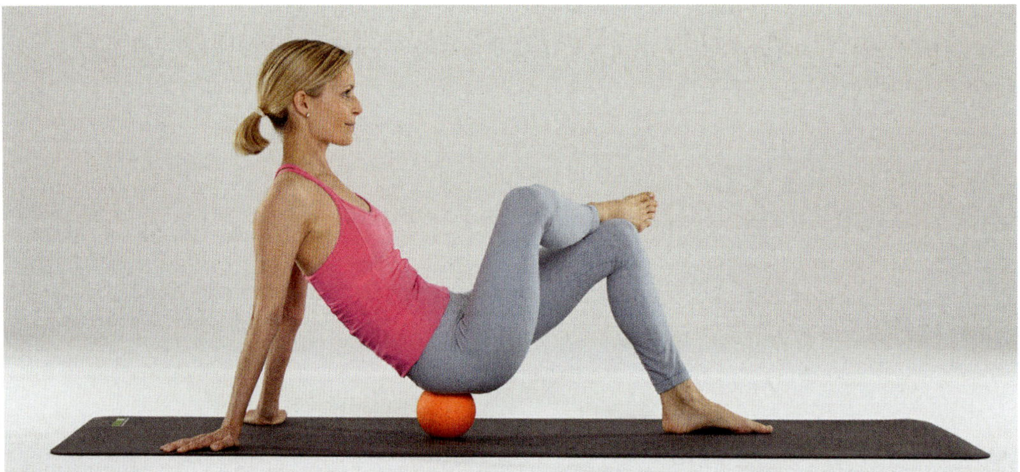

Variante 2 für Geübte

Heben Sie das zu behandelnde Bein an und bewegen Sie es in alle möglichen Richtungen: Kreisen Sie das Bein, spreizen Sie es ab, strecken und beugen Sie das Knie und so weiter.

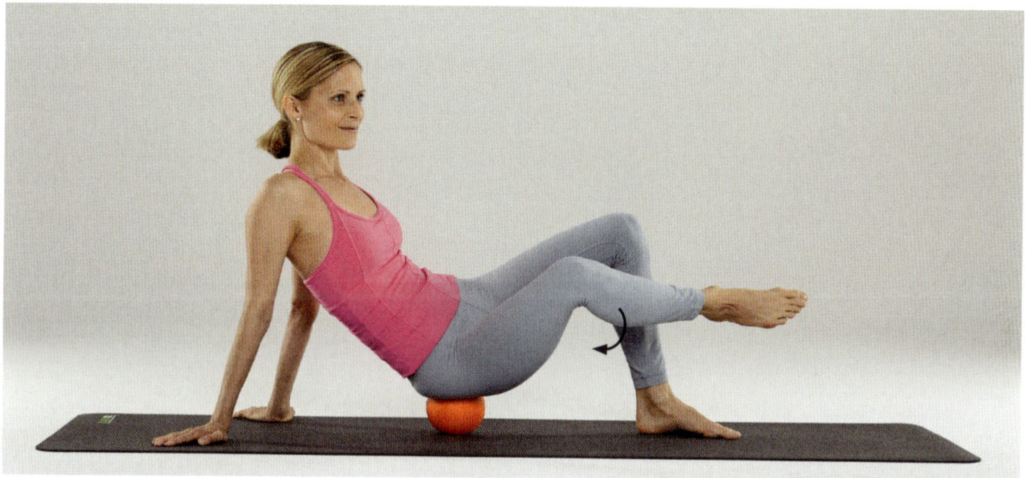

Variante der Körperposition

Legen Sie den Oberkörper nach hinten ab, ansonsten verfahren Sie wie in der Hauptübung »Gesäßmuskeln ausrollen«.

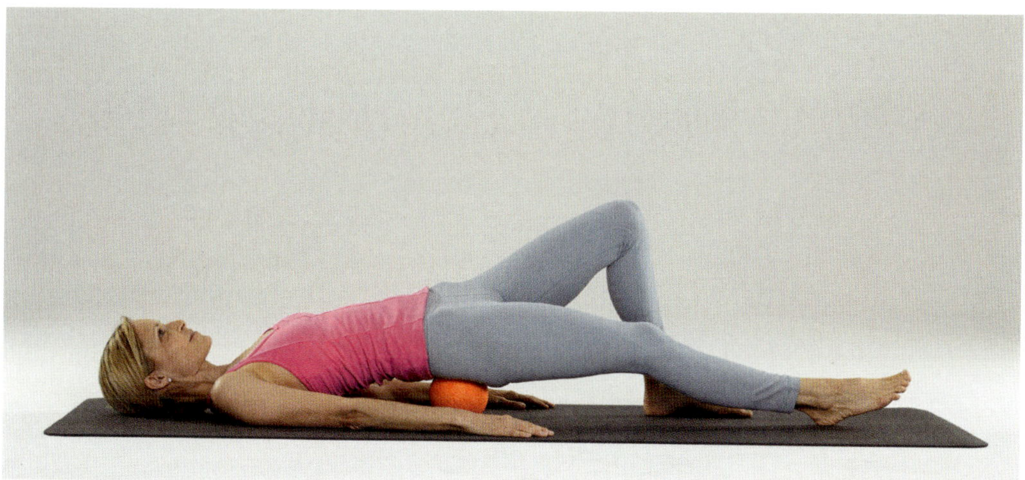

Schmerzpunkte im Gesäß lösen

Tool: BALL klein

Geeignete Techniken:

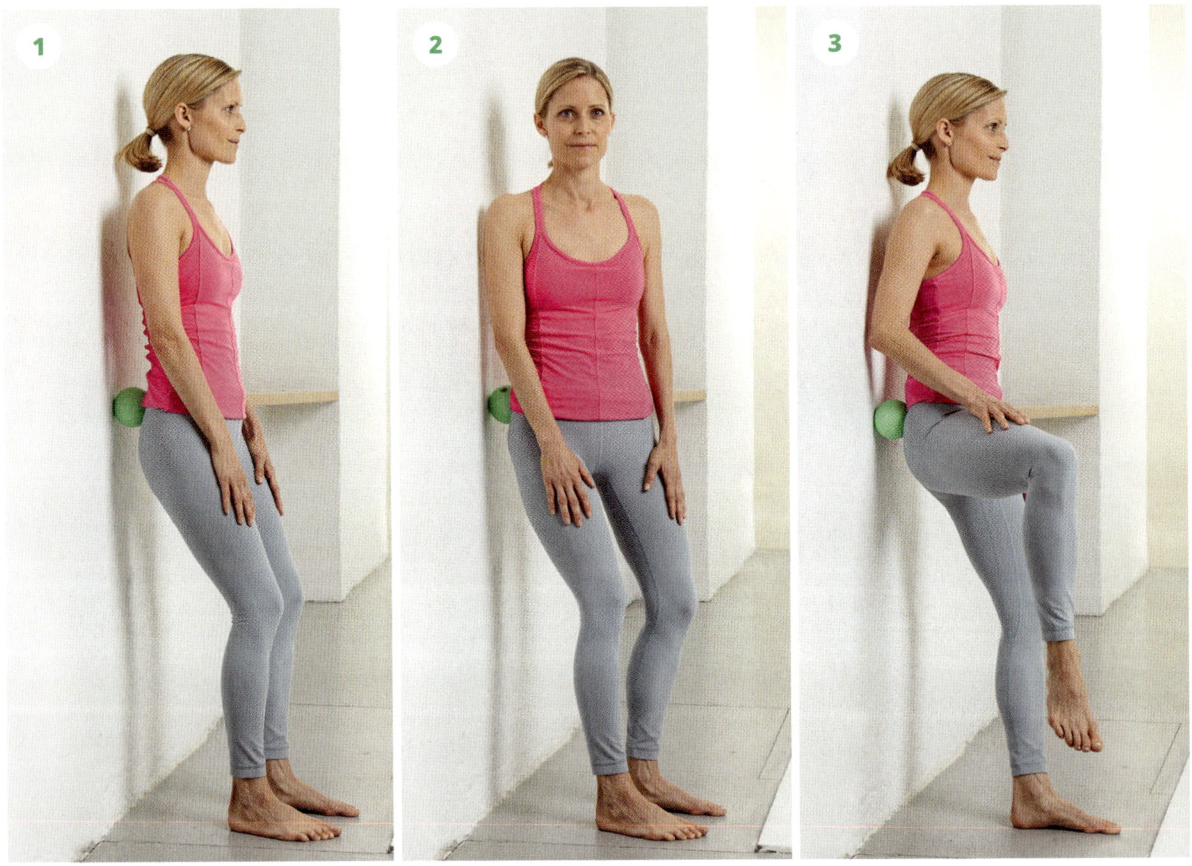

1. Stehen Sie circa 30 cm entfernt mit dem Rücken zur Wand. Platzieren Sie den kleinen BALL am Gesäß direkt unterhalb des Beckenrands.
2. Rollen Sie die gesamte Gesäßseite aus und beziehen Sie vor allem die knochennahen Muskelansätze am Beckenkamm, dem Kreuzbein und dem Oberschenkelkopf mit ein. Drehen Sie Ihren Körper auch weiter zur behandelnden Seite, um den seitlichen Gesäßbereich zwischen Beckenkamm und Oberschenkelkopf zu massieren.
3. An Schmerzpunkten heben und kreisen Sie das gleichseitige Bein, um eine Dehnung des Gewebes unter dem BALL zu erreichen.

Gesäßmuskeln verdrehen

Tool: TWISTER

Geeignete Techniken:

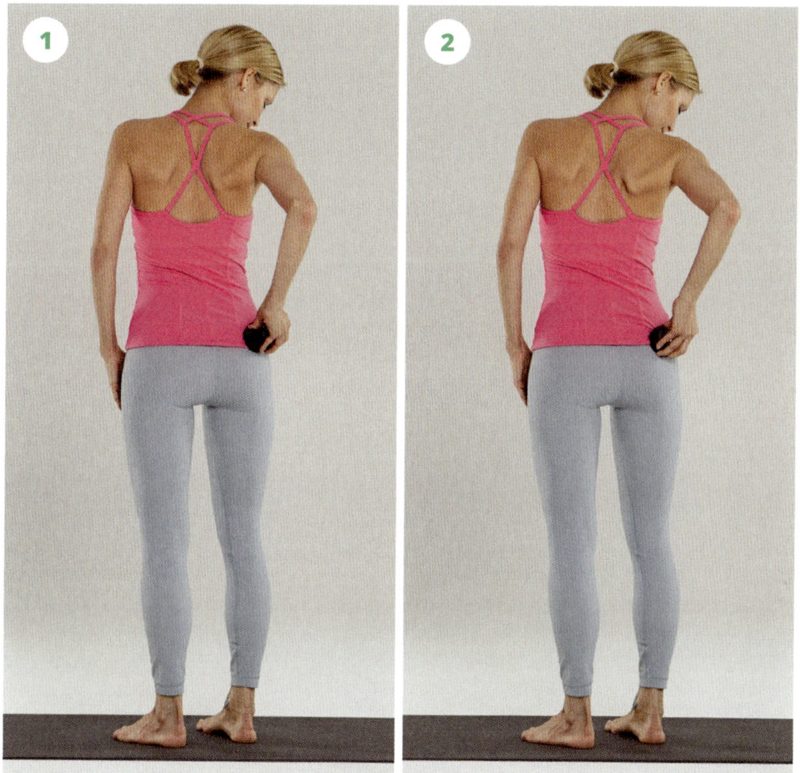

1. Stehen Sie aufrecht und entspannt. Greifen Sie den TWISTER mit Daumen und Mittelfinger in den dafür vorgesehenen Vertiefungen. Setzen Sie den TWISTER an einem (schmerzenden) Punkt der Gesäßmuskeln an. Üben Sie leichten Druck aus, sodass die Noppen langsam für circa 5 Sekunden ins Gewebe »einschmelzen«, denn so erreichen Sie auch tiefere Bindegewebsschichten.
2. Anschließend führen Sie mit etwas Druck abwechselnd in beide Richtungen langsame Drehbewegungen aus, sodass das Bindegewebe mitverdreht wird. Halten Sie die Endposition der Drehung für etwa 5 Sekunden. Behandeln Sie so das gesamte Gesäß, insbesondere direkt unterhalb des Beckenkamms und an den Außenseiten. Führen Sie pro Punkt drei bis fünf Drehungen durch.

Kreuzbein behandeln

Tool: BALL klein

Geeignete Techniken:

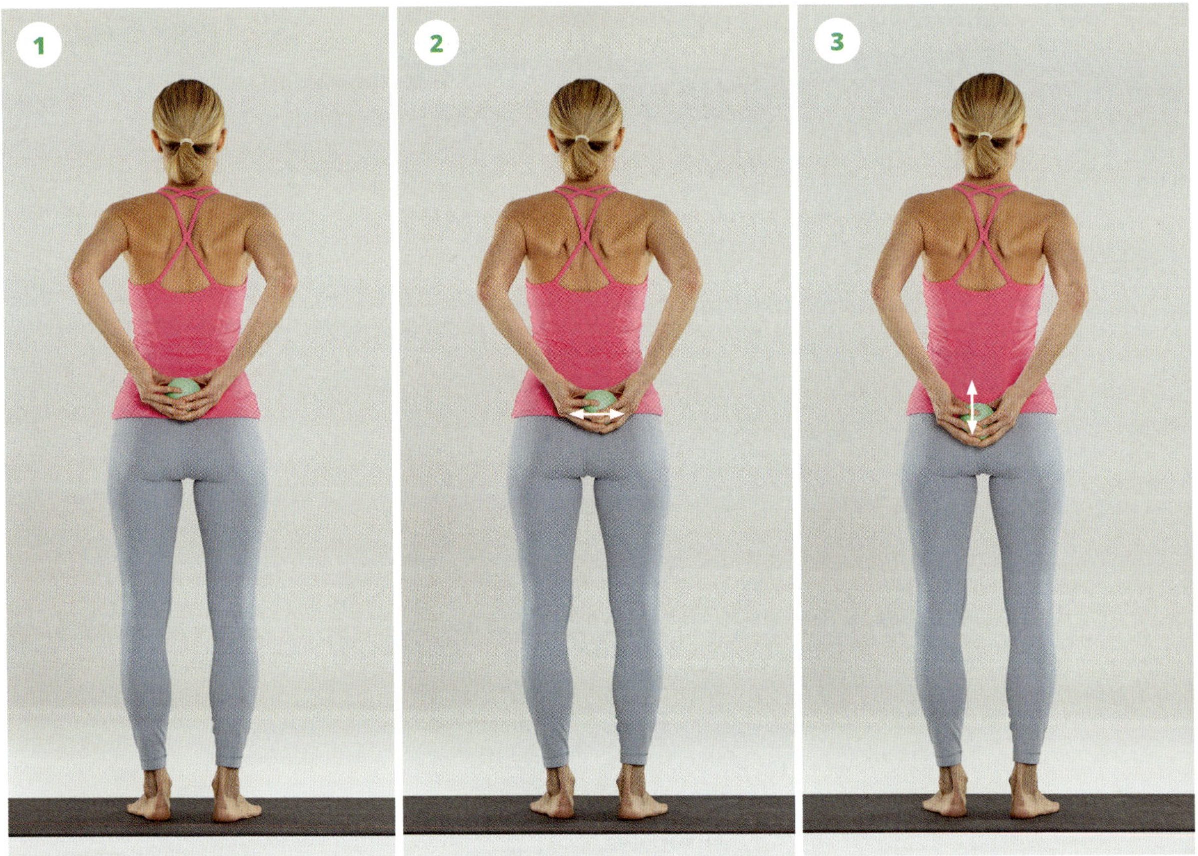

1. Stehen Sie entspannt. Setzen Sie den kleinen BALL auf das obere Ende des Kreuzbeins und umgreifen Sie ihn fest mit beiden Händen.
2. Verschieben Sie jetzt die Gewebeschichten bis zum Gewebewiderstand, indem Sie den BALL am Kreuzbein fixiert langsam nach rechts und anschließend nach links schieben. Wenn es nicht mehr weiter geht, halten Sie die Endposition der Verschiebung für etwa 5 Sekunden. Wiederholen Sie diese Technik das gesamte Kreuzbein entlang bis hinunter zum Steißbein.
3. Anschließend wiederholen Sie die gleiche Technik in Längsrichtung.

Variante mit Drehung

Folgen Sie zunächst Schritt 1 der Hauptübung »Kreuzbein behandeln«. Anstatt das Gewebe zu verschieben, verwenden Sie nun die Technik »Druck und Drehung«. Drehen Sie den BALL auf verschiedenen Punkten auf dem Kreuzbein langsam bis zum Gewebewiderstand nacheinander in beide Richtungen. Halten Sie jeweils die Endposition der Drehung für etwa 5 Sekunden. Sie können alternativ natürlich auch den TWISTER verwenden.

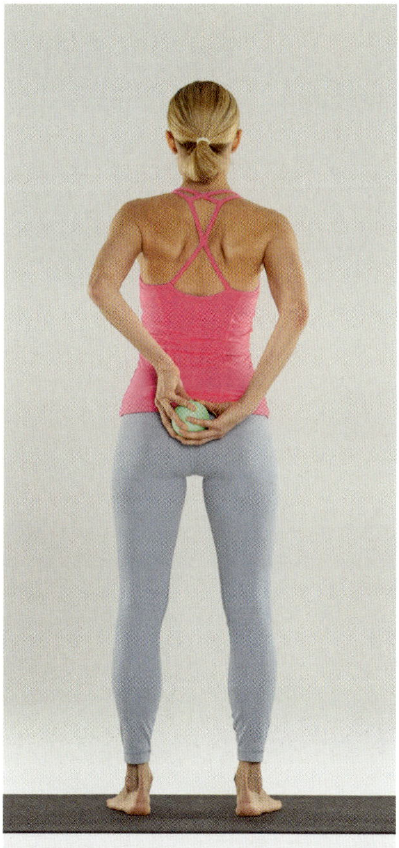

Beckenboden ausrollen

Tool: BALL klein

Geeignete Techniken:

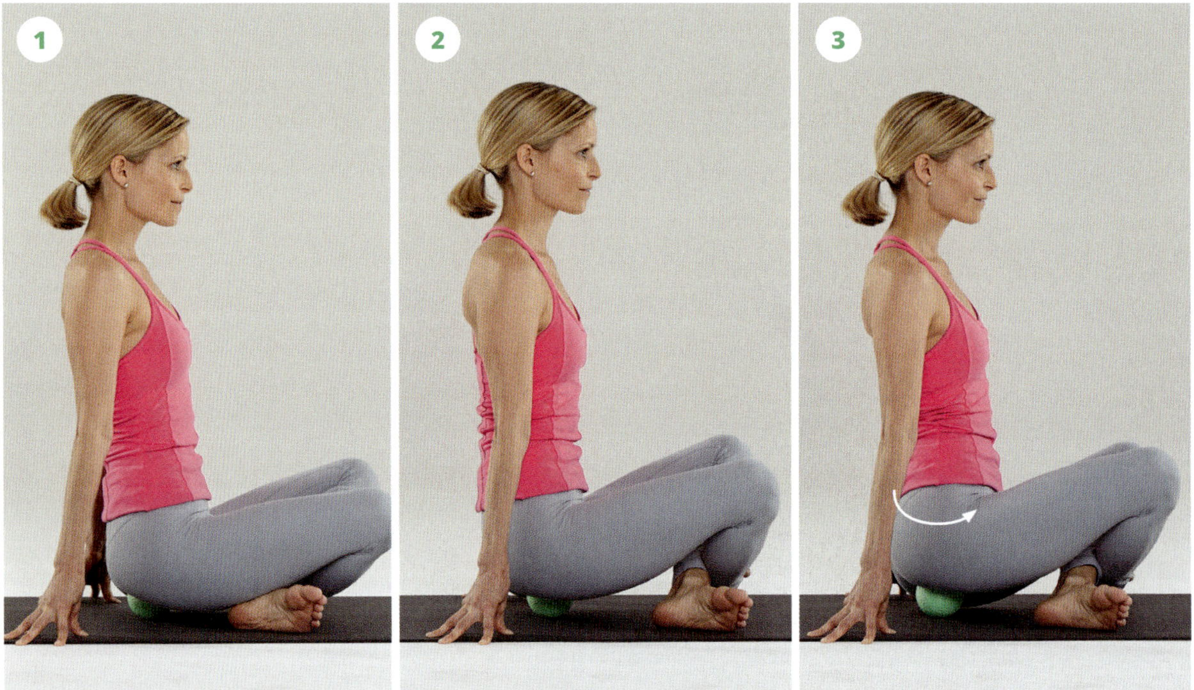

1. Setzen Sie sich entspannt im Schneidersitz auf den Boden und stützen Sie sich mit den Armen seitlich des Körpers ab. Platzieren Sie den kleinen BALL im Muskelgewebe direkt unterhalb des Steißbeins.
2. Rollen Sie dann den Bereich von circa 15 cm vom Steißbein bis vor zu den beiden Sitzbeinknochen ganz langsam aus. Lassen Sie Ihr Gewicht mit der Zeit immer mehr auf den BALL sinken.
3. Anschließend kreisen Sie Ihr Becken 10-mal langsam erst in die eine, dann in die andere Richtung, während Sie mittig auf dem BALL sitzen.

Tiefe Beckenbodenmuskeln regulieren

Tool: BALL klein

Geeignete Techniken:

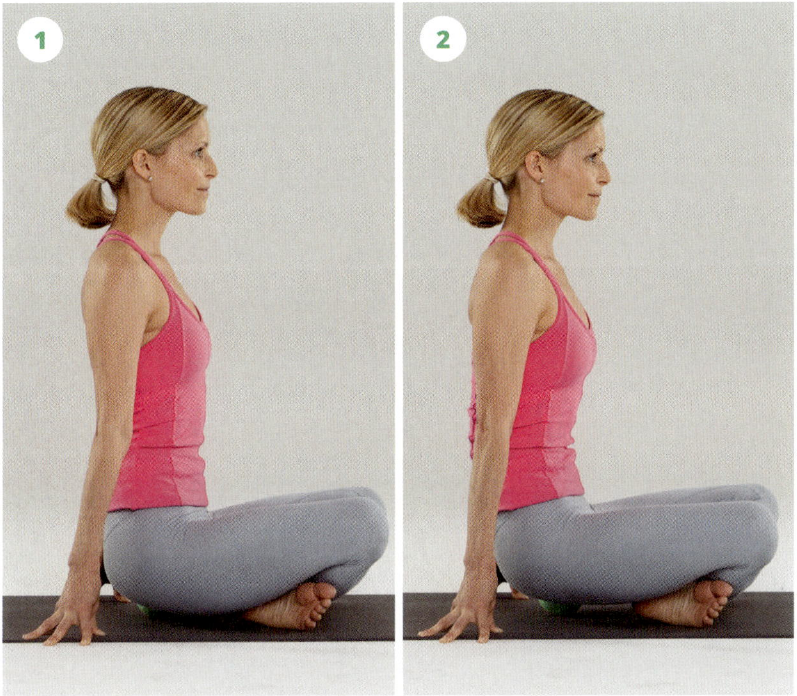

1. Setzen Sie sich entspannt im Schneidersitz auf den Boden und stützen Sie sich mit den Armen seitlich des Körpers ab. Platzieren Sie den kleinen BALL direkt unter dem After, sodass Sie am vorderen Teil des BALLS die beiden Sitzbeinhöcker spüren.
2. Atmen Sie dreimal tief in den Unterleib ein und aus. Während der nächsten sechs Atemzüge ziehen Sie bei jeder Ausatmung die beiden Sitzbeinhöcker zusammen, als wollten Sie den BALL zusammendrücken. Zusätzlich ziehen Sie den Bauchnabel nach innen und spannen noch die tiefere Beckenbodenschicht an, als ob Sie den BALL nach oben saugen wollten. Bei jeder Einatmung entspannen Sie die Beckenboden beziehungsweise pressen ihn sogar leicht nach außen gegen den BALL. Konzentrieren Sie sich auf das Spüren dieser kleinen Beckenbodenbewegungen.

Variante mit Stuhl

Setzen Sie sich diagonal auf einen Stuhl, sodass Sie sich gut mit den Händen auf der Sitzfläche abstützen können. Dann verfahren Sie wie in den Hauptübungen »Tiefe Beckenbodenmuskeln regulieren« und »Beckenboden ausrollen« beschrieben.

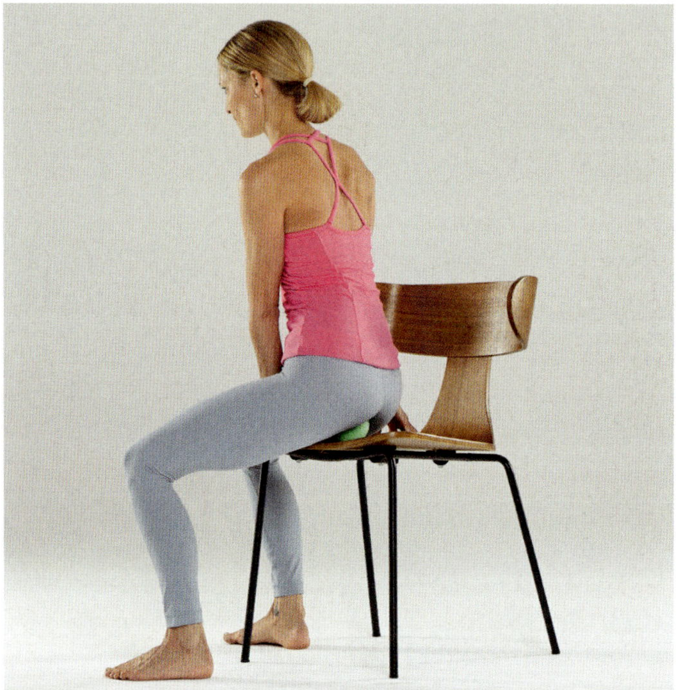

Beinanzieherursprünge und Hüftbeugeransatz lösen

Tool: BALL groß plus Stuhl

Geeignete Techniken:

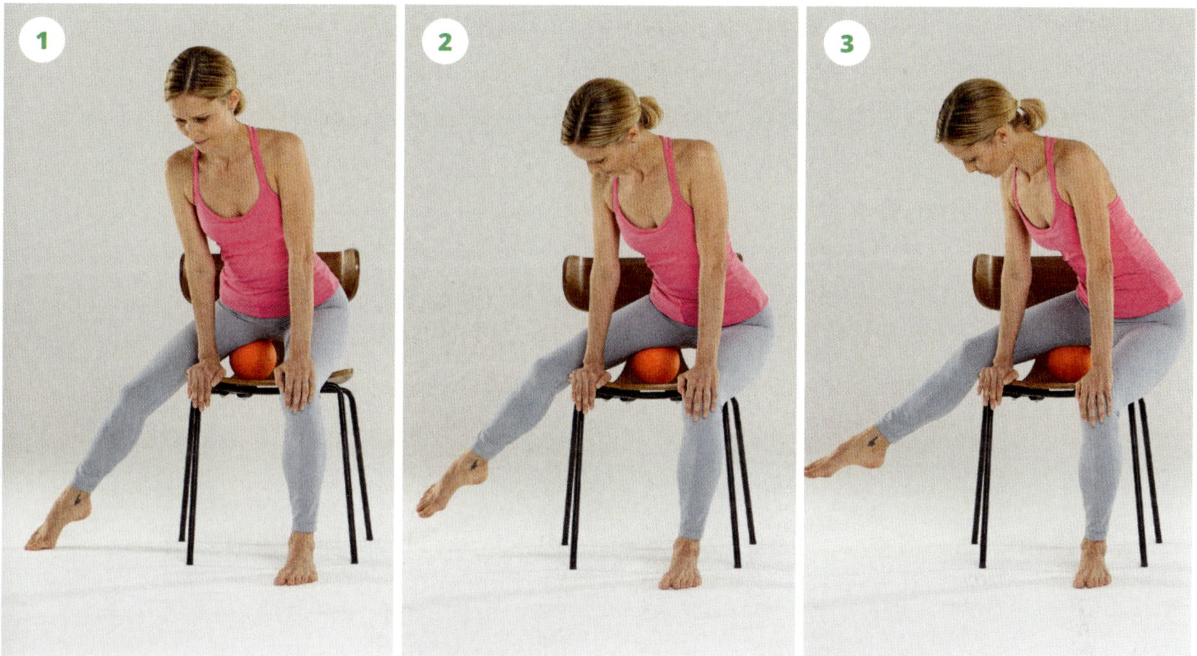

1. Setzen Sie sich diagonal auf einen Stuhl. Beugen Sie sich leicht nach vorn und stützen Sie sich mit einer Hand auf dem Oberschenkel und der anderen auf der Sitzfläche ab. Spreizen Sie das Bein der zu behandelnden Seite ab, drehen Sie es etwas ein und platzieren Sie den großen BALL ganz oben an der Innenseite Ihres Oberschenkels.
2. Rollen Sie dann die Ursprünge der Beinanziehermuskeln aus, insbesondere indem Sie Ihren Körper vor- und zurückbewegen.
3. Anschließend drehen Sie Ihr Bein etwas weniger ein, sodass Sie den Hüftbeugeransatz an der hinteren Innenseite des Oberschenkels behandeln.

Zusätzliche SMT-Übungen angrenzender Körperbereiche

- unterer Rücken (Seite 165)
- Oberschenkel (Seite 191)
- die entsprechende myofasziale Kette (Seiten 248)

Fallbeispiel Gesäß- und Leistenschmerzen

Ein 40-jähriger Bürokaufmann stellt sich vor mit Schmerzen im linken Gesäß und wiederkehrendem Ziehen in der linken Leiste, das bis in den Genitalbereich hin ausstrahlt. Die Symptomatik besteht seit circa acht Wochen und tritt verstärkt beim als Hobby betriebenen Fußballspielen auf.

Maßnahmen

Nach einem ausführlichen Gespräch mit dem Patienten und dem Ausschluss organischer Ursachen wird der Patient manuell mit Osteopathie und Myofaszial-Kinematik (Seite 270) behandelt. Als Hauptauslöser der Symptomatik werden die verkürzten, verhärteten Hüftbeuge- und Beinanziehermuskeln an der Oberschenkelinnenseite ausgemacht. Das Gesäß ist dadurch dauerhaft überlastet und signalisiert dies mit Schmerzen. In der ersten Sitzung wird der Patient bei Längenkraftübungen angeleitet, ab der zweiten Sitzung werden BLACKROLL®-Übungen zur Selbstmassage (SMT) für Hüfte, Gesäß, Beine und Rücken hinzugenommen. Die gesamte myofasziale Kette soll so weiter gelöst werden. Dem Patienten wird empfohlen, zwischen den Behandlungsterminen auch zu Hause täglich diese Übungen durchzuführen und das Fußballspielen für die nächsten Wochen zunächst auszusetzen oder zumindest lockerer anzugehen.

Verlauf

Bereits in der zweiten Woche nach Erstvorstellung berichtet der Patient, dass die Symptomatik sich spürbar vermindert hat, nach sechs Wochen ist der Patient beschwerdefrei, und das, obwohl er die sportliche Aktivität wieder aufgenommen hat. Zur nachhaltigen Stabilisierung der Situation wird ihm empfohlen, die BLACKROLL®- und Längenkraft-Übungen regelmäßig fortzuführen.

Körperbereich Oberschenkel und Knie

Beschwerdebilder/Diagnosen: Oberschenkel-, Knieschmerzen, Patellaspitzen-Syndrom, Jumpers Knee, Läuferknie, Patellofemoral-Syndrom, Ischialgie, Lumboischialgie, Piriformis-Syndrom

Ob Gehen, Radfahren oder Autofahren – unsere Beine geben uns enorm viel Unabhängigkeit. Entsprechend eingeschränkt fühlt man sich, wenn Oberschenkelmuskeln oder Knie nicht mehr ganz funktionstüchtig sind. Je nach Situation kommt es zu plötzlich einschießenden Schmerzen, Bewegungseinschränkung oder auch Kraftverlust.

Das Kniegelenk ist tagtäglich großen Belastungen ausgesetzt und ist darauf durchaus mit vielen Knorpeln, Bändern, Muskeln und Sehnen vorbereitet. Dennoch kann es manchmal zu viel werden. Das Gegenteil von hohen Belastungen zeigt sich besonders bei sitzender Tätigkeit, wenn das Kniegelenk ständig in circa 90-Grad-Beugung verharrt. Das volle Bewegungsausmaß des Kniegelenkes auszunutzen, indem das Knie mehrmals täglich gebeugt und gestreckt wird, würde manche Knieprobleme auf einfache Weise vorbeugen oder sogar beheben.

Die meisten Menschen denken bei **Knieschmerzen** an einen Knorpelschaden, doch der Knorpel an sich hat keine direkten Schmerzrezeptoren und kann somit keine Signale einer beginnenden Abnutzung signalisieren. Die durch verhärtete Muskeln und Faszien entstehenden Spannungen und die folgende Unterversorgung der Gewebe wirken sich jedoch auch auf die Knorpel im Kniegelenk aus. Sie komprimieren die umliegenden Strukturen und führen außerdem zu einer unrunden Bewegung im Kniegelenk, das mit Schmerzen antwortet. In der Folge steigt die Anfälligkeit sowohl für harmlose, wiederkehrende Schmerzen als auch für akute Verletzungen oder allmähliche Verschleißerkrankungen wie Kniegelenksarthrose, Meniskusschäden oder Schleimbeutelentzündungen.

Das **Patellaspitzen-Syndrom** entsteht durch wiederholte Überlastung der Kniescheibensehne durch ungewohnte oder hohe Zugbeanspruchungen. Da dies besonders bei sprungintensiven Sportarten wie Basketball und Volleyball vorkommt, ist eine andere Bezeichnung das **Jumpers Knee**. Doch auch bei Aktivitäten mit vielen Stop-and-go-Bewegungen oder bei schnellen Richtungswechseln wie beim Badminton, Tennis oder Fußball tritt das Patellaspitzen-Syndrom gehäuft auf. Läufer sind überdies oft betroffen, weshalb dieses Syndrom auch **Läuferknie** genannt wird. Die Schmerzen machen sich im Bereich der unteren Kniescheibenspitze als Verlängerung des verhärteten vorderen Oberschenkelmuskels (Quadriceps) bemerkbar.

Wird die Kniescheibe durch übermäßige Muskel-Faszien-Züge aus ihrer vorgesehenen Position zu einer Seite gezogen, so spricht der Fachmann vom **Patellofemoral-Syndrom**. Hieran sind oft zu hohe Zugspannungen der äußeren Anteile des vorderen Oberschenkelmuskels oder der außen am Oberschenkel liegenden, stabilisierenden Muskel-Sehnen-Platte (Iliotibialband) verantwortlich. Die Schmerzen sind meist bei Belastungen wie Treppensteigen oder Bergablaufen im vorderen Kniebereich spürbar.

Bei Beinschmerzen sind häufig auch Nerven betroffen. Wenn diese durch Druck, Zug oder Unterversorgung irritiert werden, können sie ihre Signale nicht mehr wie vorgesehen weiterleiten und so zu Muskelschwäche, Schmerzen oder anderen Missempfindungen führen.

Am bekanntesten ist wohl der »Ischias«. Dieser in der Regel einschießende, stechende Schmerz zieht vom Gesäß auf der Oberschenkelhinterseite bis manchmal in den Fuß herunter. Verantwortlich gemacht für die **Ischialgie** werden oft Bandscheibenvorfälle oder andere degenerative Veränderungen der Wirbelsäule. Ein viel häufigerer Auslöser ist jedoch ein tief sitzender Gesäßmuskel, der **Piriformis-Muskel**, der durch Verspannung den Ischiasnerv zusammendrückt. In Verbindung mit unteren Rückenschmerzen wird dieses Schmerzbild als **Lumboischialgie** bezeichnet. Eine Ischiasnervreizung muss allerdings nicht zwangsläufig vorliegen, es können auch myofasziale Verhärtungen zu Beinschmerzen führen. Bei Läufern ist eine einfache **Überlastung der Oberschenkelrückseite** mit den Beinbeugemuskeln als Verlängerung zu den oft verspannten Gesäßmuskeln nicht selten.

Schmerzen im vorderen und äußeren Oberschenkel können mit Irritationen des vorderen und seitlichen Oberschenkelnervs zu tun haben. Diese beiden Nerven ziehen durch die Leiste und können außer durch Muskelverhärtungen zum Beispiel durch eine Verengung des Leistenbandes, viel Sitzen oder auch enge Hosen eingedrängt werden. Stechende Schmerzen im vorderen und äußeren Oberschenkel sind die Folge.

Die Oberschenkelinnenseiten mit den Ansätzen der Beinanziehermuskeln (Adduktoren) sind seltener von Nervenirritationen betroffen und wenn, dann eher durch Unfälle oder Entzündungen. In diesem Bereich kommen jedoch insbesondere bei Sportlern häufiger Überdehnungen und Zerrungen vor.

Zu den Ursachen von Knieschmerzen

INFO

Nicht nur akute Kniegelenksverletzungen, auch generelle Knieschmerzen, entstehen häufig durch eine gegenläufige Verdrehung von Ober- und Unterschenkel. Grundlage dafür sind wiederum andere Gelenkfehlstellungen und Gewebeveränderungen von verhärteten Muskeln und Faszien. Diese können auch ohne Beteiligung des Knies zu schmerzhaften Oberschenkeln führen.

SMT-Übungsprogramm bei Oberschenkel- und Knieschmerzen

Hinweis: Besonders bei den Beinen eignet sich das Verschieben der Gewebeschichten quer zum Faserverlauf nach der Technik »Querfriktion« sehr gut.

Oberschenkelvorderseiten ausrollen

Tool: Rolle 45 cm oder 30 cm oder DUOBALL groß, Geübte: BALL groß

Geeignete Techniken: 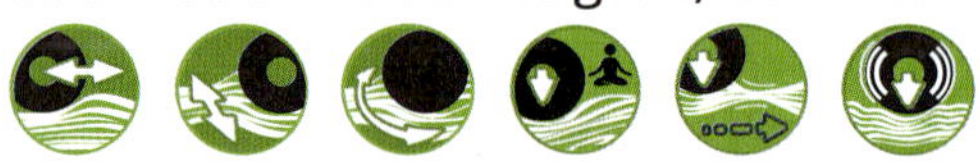

1. Legen Sie sich mit aufgestützten Unterarmen auf den Bauch und platzieren Sie die Rolle knapp oberhalb der Knie. Spannen Sie die Rumpfmuskulatur an, sodass der Rücken nicht durchhängt.
2. Rollen Sie dann die Oberschenkel bis hoch zu den Leisten aus, indem Sie den Körper aus den Armen vor- und zurückschieben.
3. Anschließend drehen Sie die Beine während des Rollens etwas ein (a) und danach etwas aus (b). So erreichen Sie alle Anteile der vorderen Oberschenkelmuskeln und verschieben gleichzeitig das Gewebe in Querrichtung.

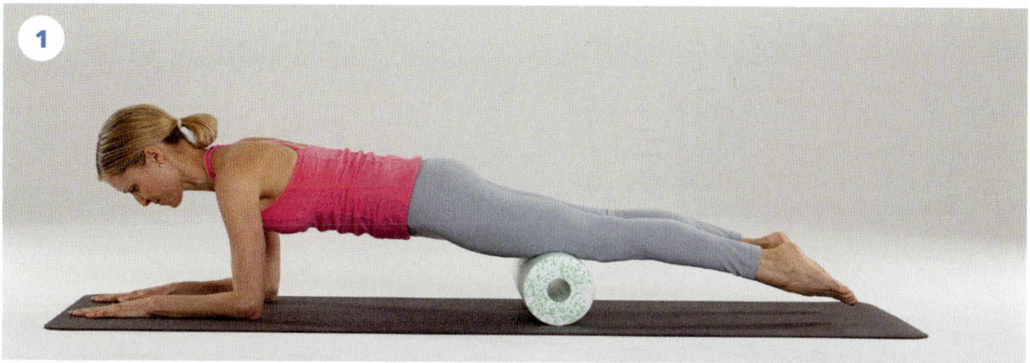
1

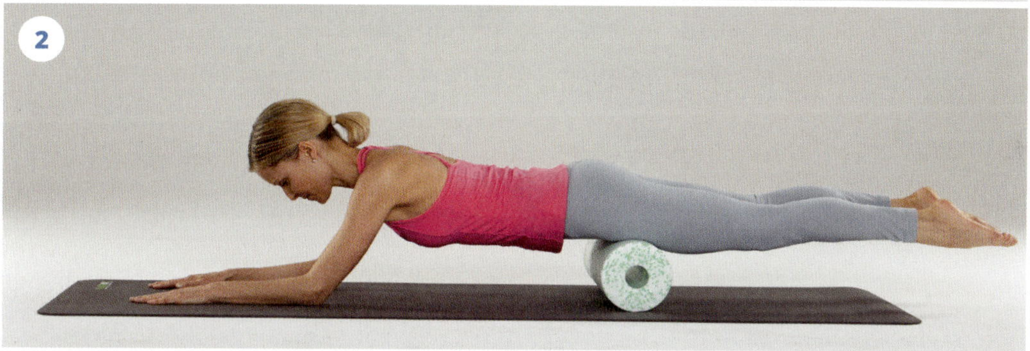
2

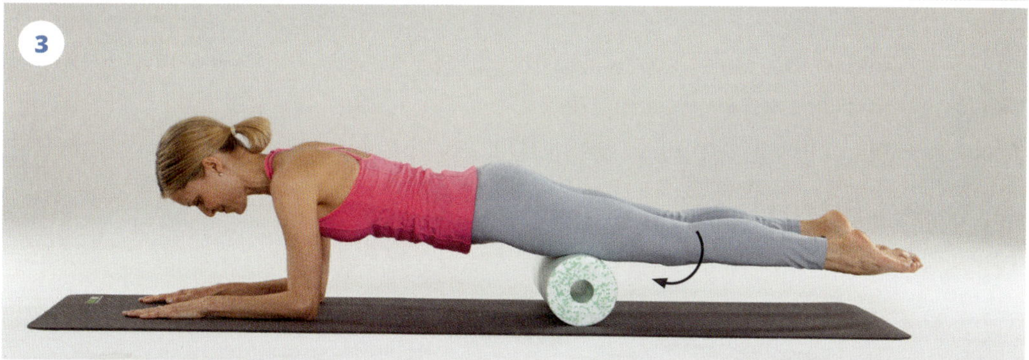
3

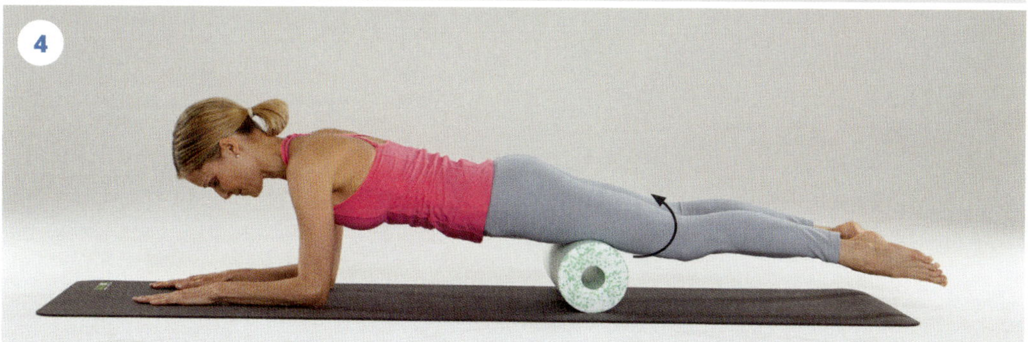
4

Variante für Geübte

Um den Druck zu erhöhen, können Sie bei der Hauptübung »Oberschenkelvorderseiten ausrollen« (a) nur ein Bein auf die Rolle legen beziehungsweise sogar (b) das andere Bein noch darüber schlagen.

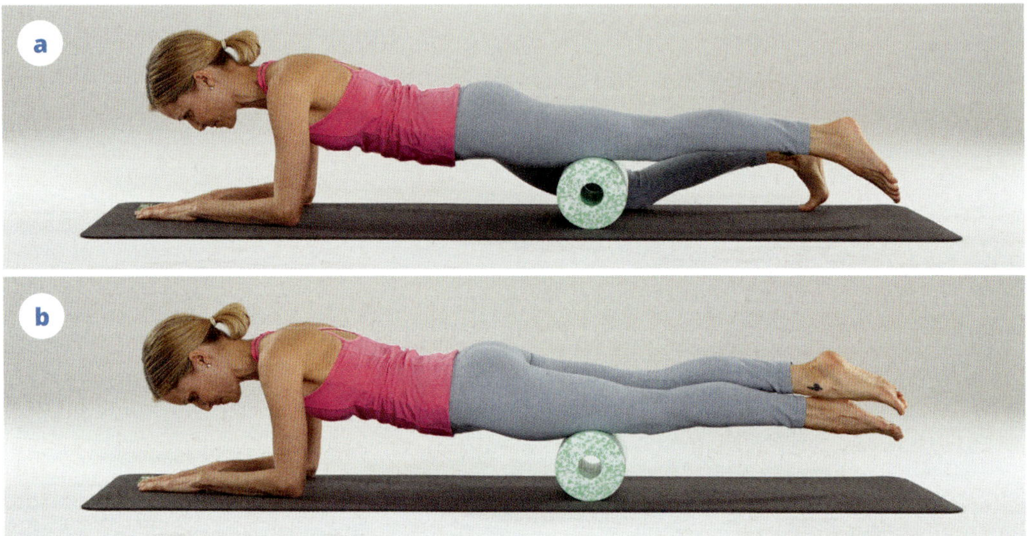

Variante mit Dehnung

Insbesondere wenn die Rolle knapp oberhalb der Knie auf einem Schmerzpunkt liegt, bietet sich die Technik »Druck und Dehnung« an. Dazu ziehen Sie Ihre Ferse Richtung Gesäß und strecken anschließend das Bein wieder, während Sie die Hauptübung »Oberschenkelvorderseiten ausrollen« durchführen. Wiederholen Sie dies mehrmals, bis Sie spüren, dass das Gewebe weicher wird.

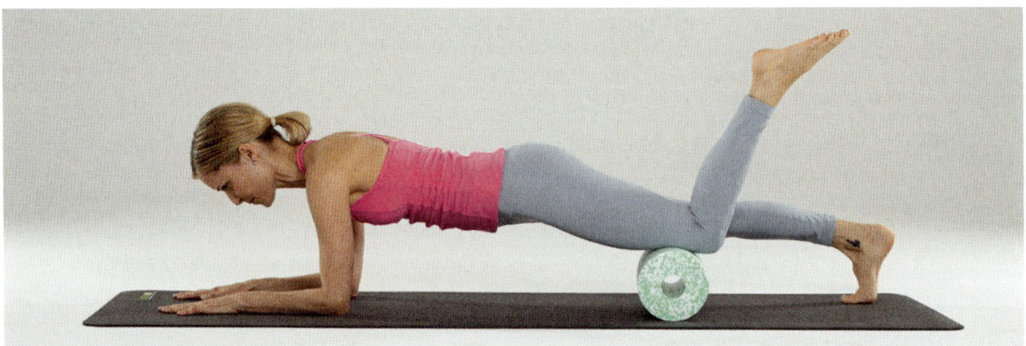

Oberschenkelvorderseite verdrehen

Tool: TWISTER

Geeignete Techniken:

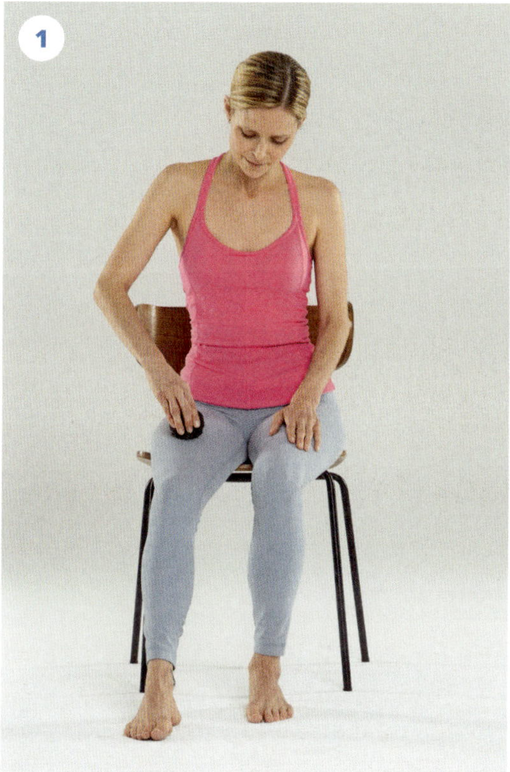

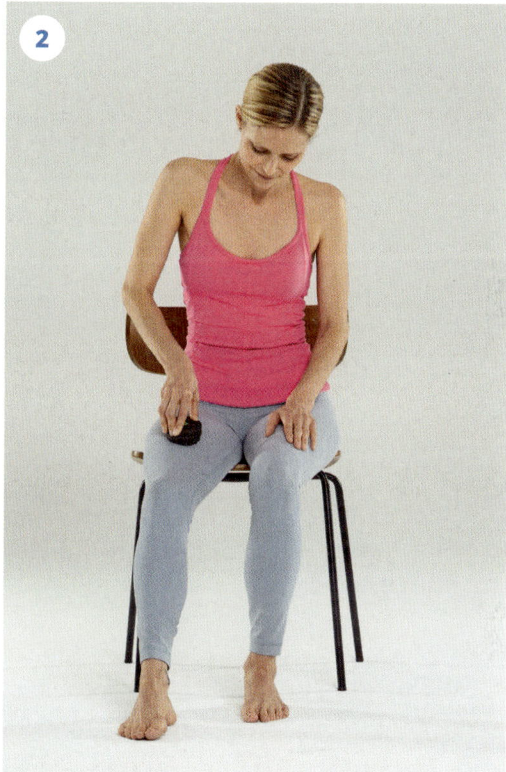

1. Setzen Sie sich auf einen Stuhl. Das zu behandelnde Bein ist locker ausgestreckt, das andere ist aufgestellt. Greifen Sie den TWISTER mit Daumen und Mittelfinger in den dafür vorgesehenen Einkerbungen. Setzen Sie den TWISTER an einem (schmerzenden) Punkt der Oberschenkelvorderseite an. Üben Sie leichten Druck aus, sodass die Noppen langsam für circa 5 Sekunden ins Gewebe »einschmelzen«, denn so erreichen Sie auch tiefere Bindegewebsschichten.
2. Anschließend führen Sie mit etwas Druck abwechselnd in beide Richtungen langsame Drehbewegungen aus, sodass das Bindegewebe mitverdreht wird. Halten Sie die Endposition der Drehung für etwa 5 Sekunden. Behandeln Sie so die gesamte Oberschenkelvorderseite. Führen Sie pro Punkt drei bis fünf Drehungen durch.

Vordere Oberschenkelursprünge lösen

Tool: BALL groß, Geübte: BALL klein plus Block

Geeignete Techniken: 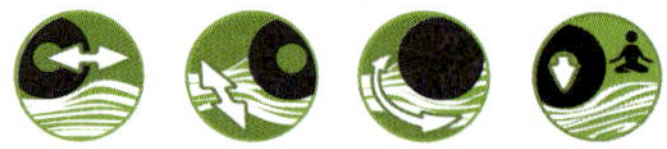

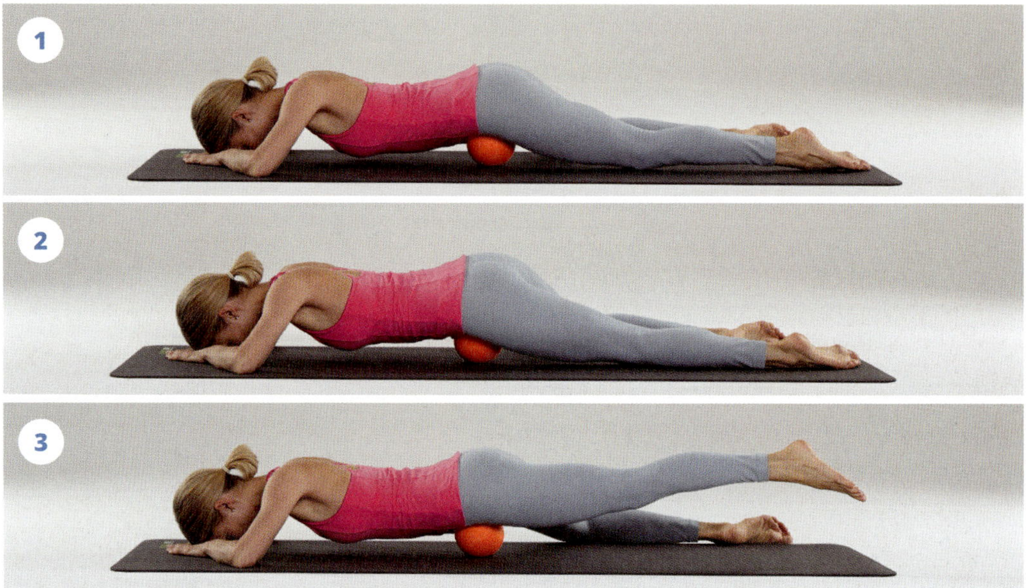

1. Legen Sie sich mit aufgestützten Unterarmen auf den Bauch, der Kopf liegt locker auf den Händen. Platzieren Sie den großen BALL direkt unterhalb des vorderen Beckenknochens auf den Oberschenkelursprüngen des zu behandelnden Beins. Spreizen Sie das andere Bein für mehr Stabilität und zur Bewegungsausführung gebeugt ab.
2. Lassen Sie Ihr Gewicht zunächst langsam auf den BALL sinken. Rollen Sie anschließend mit kleinen Bewegungen den Bereich aus. Beziehen Sie durch leichte Körperdrehung auch weiter innen und außen liegende Muskelursprünge mit ein.
3. Für eine höhere Intensität, die Sie durch die Kombination von Anspannung und Entspannung erreichen können, heben Sie das Bein der gleichen Seite ansatzweise an, um beim Ablegen dann noch tiefer in die Muskulatur zu sinken.

Achtung: Wenn Sie ein Pulsieren beziehungsweise Pochen unter dem BALL spüren, drücken Sie auf eine Arterie. Verändern Sie in diesem Fall die Position des BALLS.

Variante im Stehen

Tool: BALL groß, Geübte: BALL klein plus Block

Geeignete Techniken:

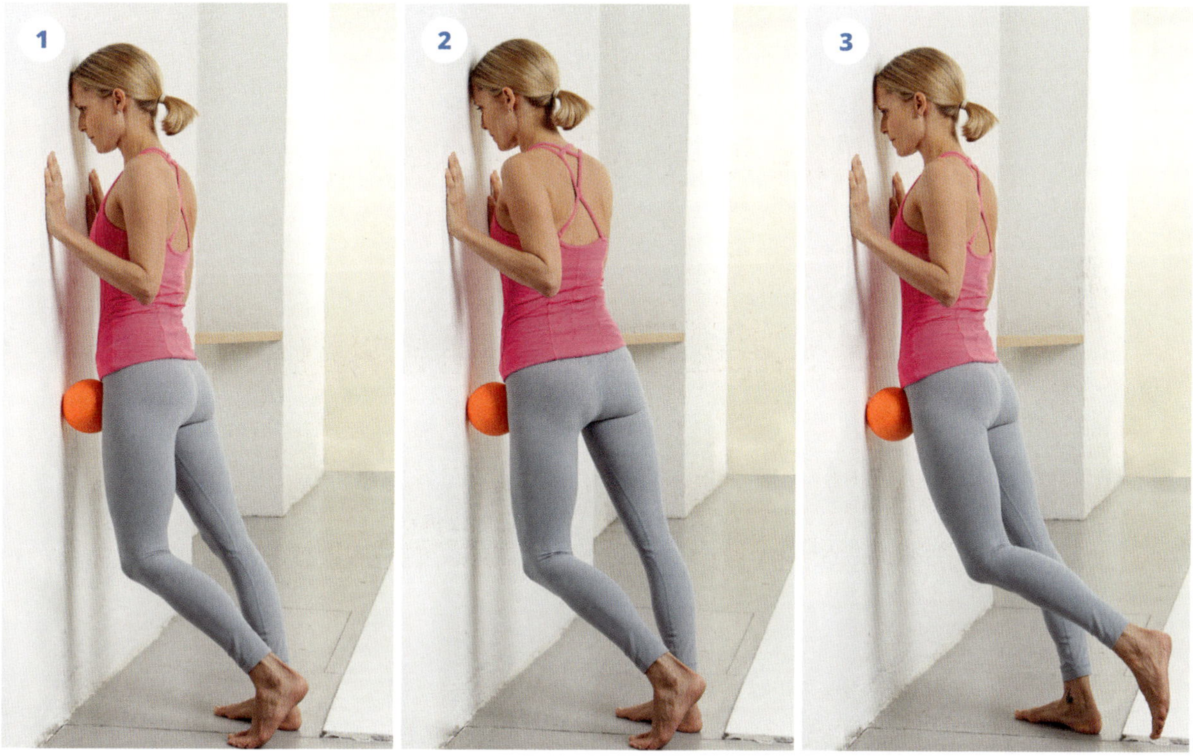

1. Stellen Sie sich in Schrittposition circa 30 cm entfernt mit der Brust zur Wand. Legen Sie die Hände gegen die Wand beziehungsweise an den Block und die Stirn entspannt an die Wand. Platzieren Sie den großen BALL direkt unterhalb des vorderen Beckenknochens auf den Oberschenkelursprung des zu behandelnden Beins.
2. Entlasten Sie das zu behandelnde Bein etwas, damit die Muskulatur entspannt und lassen Sie das Gewicht des Beckens zunächst langsam gegen den BALL sinken. Rollen Sie anschließend mit kleinen Bewegungen den Bereich aus. Beziehen Sie durch leichte Körperdrehung auch weiter innen und außen liegende Muskelursprünge mit ein.
3. Für eine höhere Intensität, die Sie durch die Kombination von Anspannung und Entspannung erreichen können, heben Sie das Bein leicht nach hinten weg, um beim wieder Aufstellen noch tiefer in die Muskulatur zu sinken.

Oberschenkelhinterseite ausrollen

Tool: Rolle 45 cm oder 30 cm, Geübte: BALL groß

Geeignete Techniken: 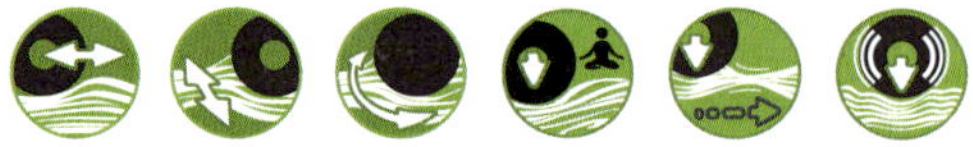

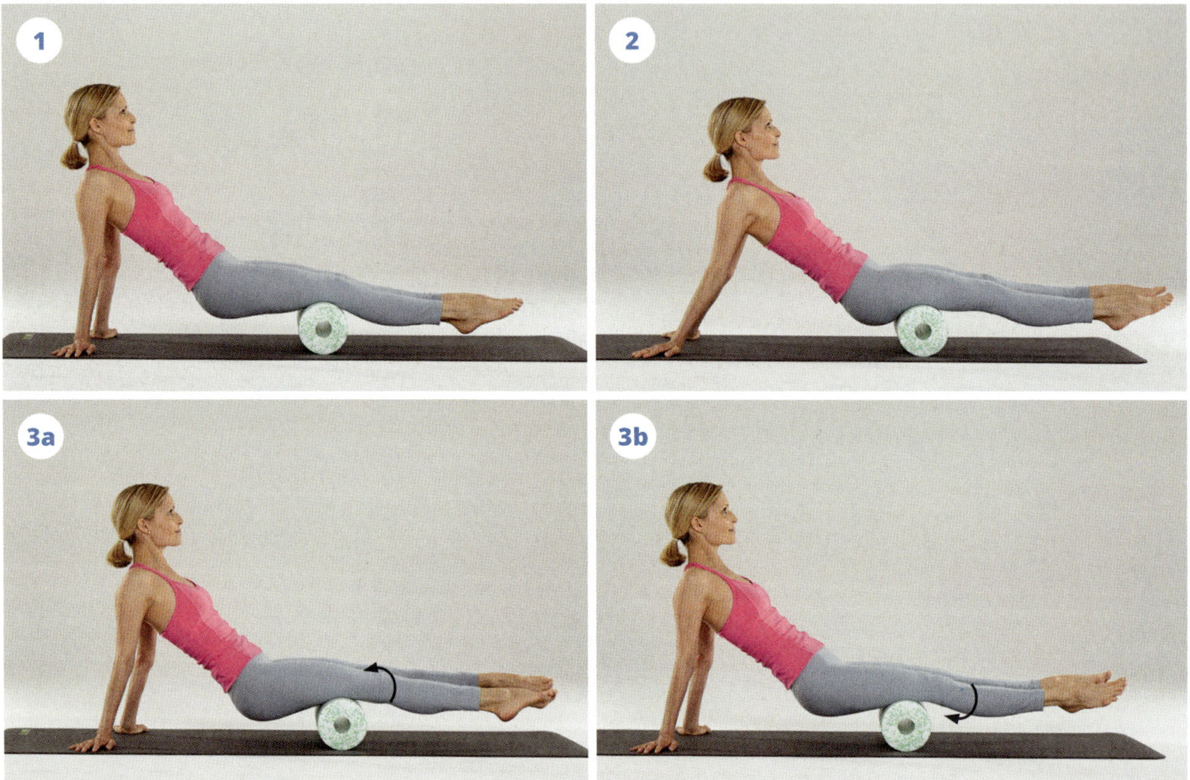

1. Setzen Sie sich mit neben dem Körper aufgestützten Händen und locker gestreckten Beinen auf den Boden. Legen Sie die Rolle unter die Kniekehlen. Heben Sie Ihr Gesäß ab, sodass die Beine auf die Rolle drücken. Schieben Sie den Oberkörper »mit stolzer Brust« aus den Schultern nach oben.
2. Rollen Sie dann die Oberschenkelhinterseite bis ganz hoch zu den Sitzbeinknochen aus, indem Sie den Körper aus den Armen vor- und zurückschieben.
3. Anschließend drehen Sie die Beine während des Rollens etwas ein (a) und danach etwas aus (b). So erreichen Sie alle Anteile der hinteren Oberschenkelmuskeln und verschieben gleichzeitig das Gewebe in Querrichtung.

Variante für Geübte

Um den Druck zu erhöhen, können Sie bei der Hauptübung »Oberschenkelhinterseite ausrollen« (a) den Oberkörper nach vorn beugen, um den Körperschwerpunkt mehr über die Rolle zu bringen, (b) nur ein Bein auf die Rolle legen und das andere angewinkelt aufstellen oder (c) das zweite Bein noch auf das andere stellen.

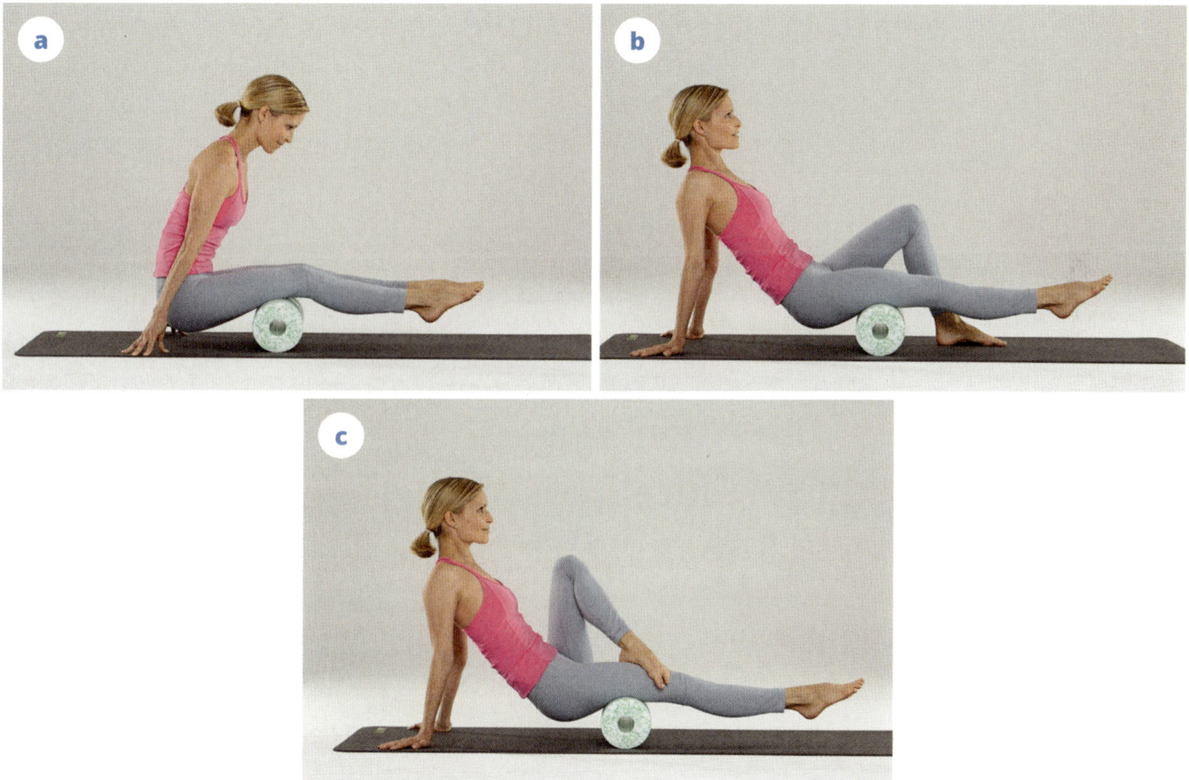

Variante auf dem Stuhl

Tool: Rolle 30 cm, Geübte: BALL groß

Geeignete Techniken:

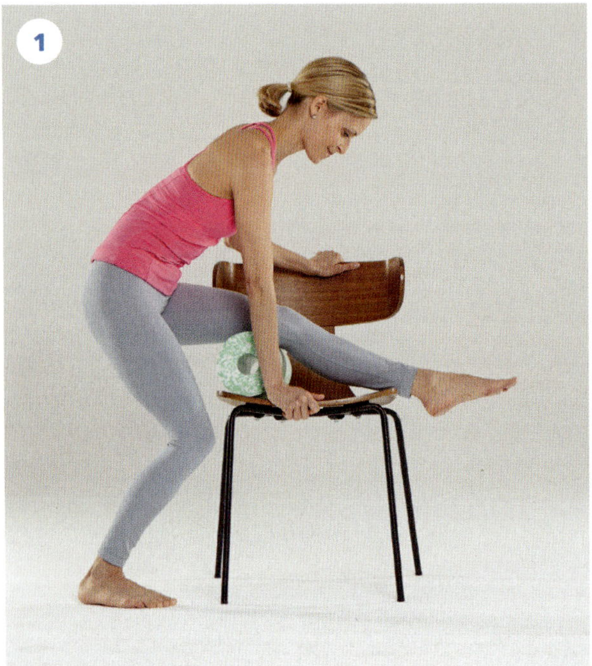

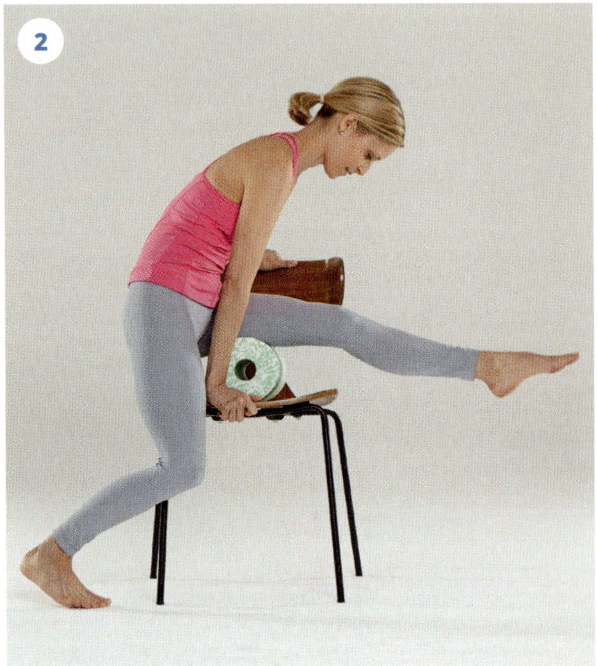

1. Stellen Sie sich vor die Seite eines Stuhls und platzieren Sie die Rolle auf der Seite der Sitzfläche. Halten Sie sich an der Stuhllehne sowie der Sitzfläche fest und legen Sie das zu behandelnde Bein mit der Kniekehle auf die Rolle.
2. Rollen Sie dann die Oberschenkelhinterseite bis ganz hoch zum Sitzbeinhöcker aus, indem Sie mit dem anderen Bein Ihren Körper vor- und zurückschieben. Je nach Größe der Sitzfläche müssen Sie eventuell zwischendurch die Rolle neu platzieren, um den gesamten Oberschenkel ausrollen zu können.

Hintere Oberschenkelursprünge lösen

Tool: BALL klein

Geeignete Techniken: 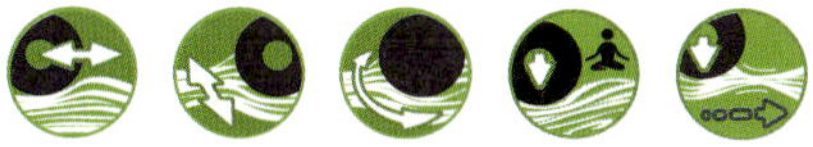

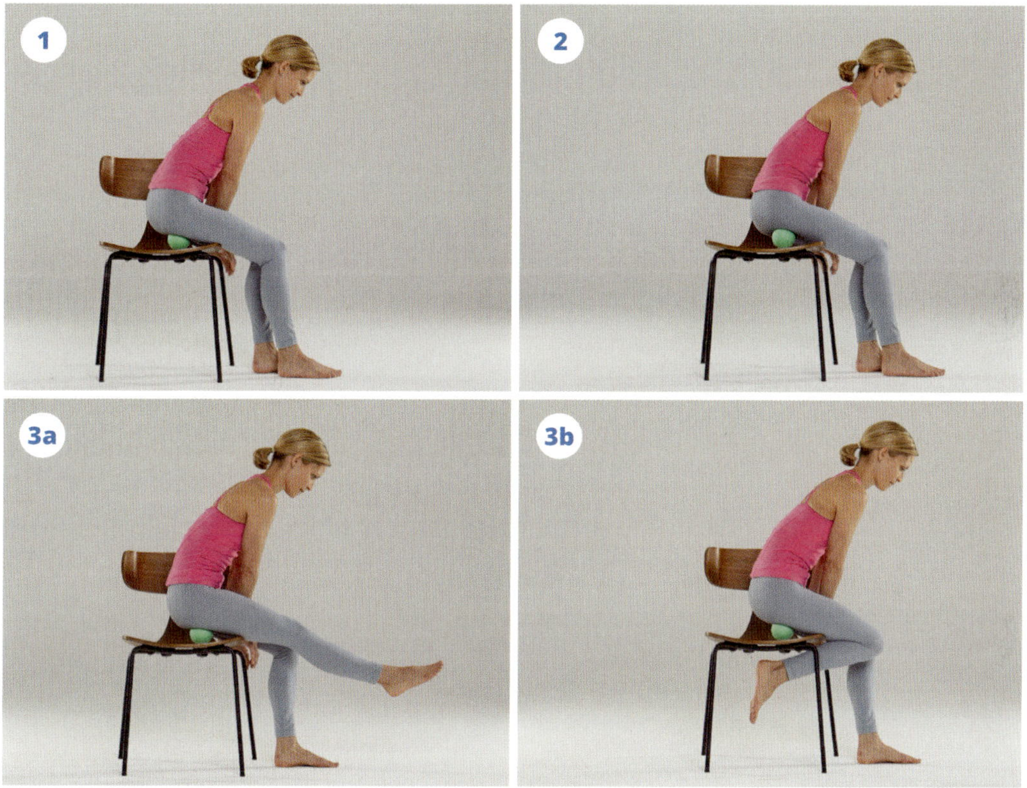

1. Setzen Sie sich auf einen Stuhl und klemmen Sie den kleinen BALL direkt vor dem Sitzbeinhöcker, da wo die hinteren Beinmuskeln beginnen, ein. Stützen Sie sich mit den Händen auf der Sitzfläche oder den Oberschenkeln ab.
2. Rollen Sie dann den Bereich der Oberschenkelursprünge langsam aus und beziehen Sie auch weiter innen und außen liegende Muskelstränge mit ein.
3. An verhärteten Stellen strecken Sie das Knie und heben gleichzeitig den Oberschenkel leicht ab (a), um das Bein anschließend wieder abzusenken, zu beugen und die Ferse unter die Sitzfläche zu ziehen (b). Wiederholen Sie dies mehrmals bis die Muskeln weicher werden. Des Weiteren können Sie verhärtete Stellen lösen, indem Sie mit dem Unterschenkel hin- und herwackeln.

Oberschenkelinnenseite ausrollen

Tool: Rolle 30 cm, gegebenenfalls plus Block, Geübte: BALL groß

Geeignete Techniken:

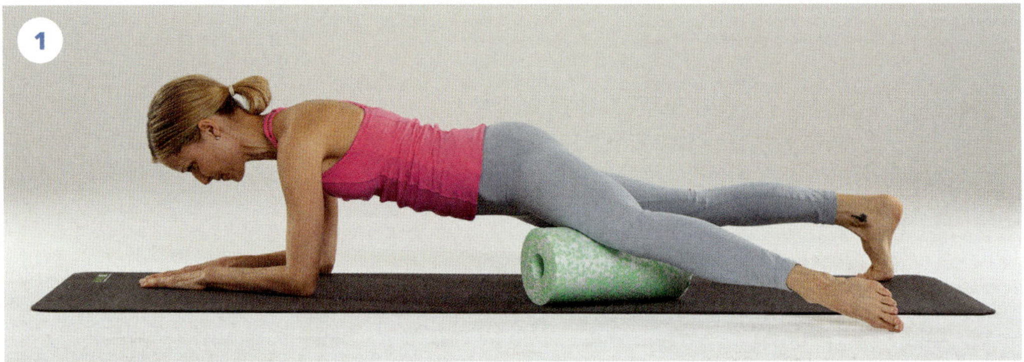

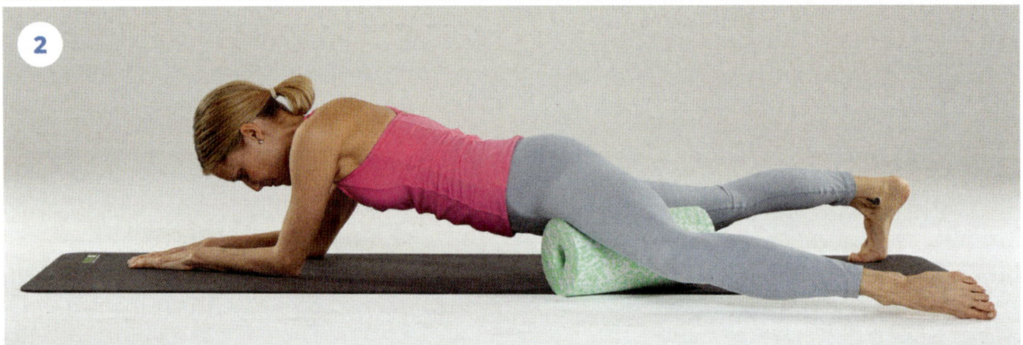

1. Legen Sie sich mit aufgestützten Unterarmen auf den Bauch und spreizen Sie das zu behandelnde Bein mit gebeugtem Knie seitlich ab. Platzieren Sie die Rolle unter der Beininnenseite, knapp oberhalb des Knies. Das andere Bein strecken Sie aus und stellen nur die Fußspitze auf. Spannen Sie die Rumpfmuskulatur an, sodass das Becken nicht durchhängt.
2. Rollen Sie dann die Oberschenkelinnenseite bis ganz hoch zur Leiste aus, indem Sie den Körper durch die Arme und das Bein der Gegenseite seitlich verschieben.

Hinweis: Um insbesondere im oberen Bereich der Muskelursprünge ausreichend Druck zu bekommen, ist es hilfreich, die Rolle erhöht auf den Block zu legen.

Variante mit Dehnung

Insbesondere wenn die Rolle knapp oberhalb des Knies auf einem Schmerzpunkt liegt, bietet sich die Technik »Druck und Dehnung« an. Dazu führen Sie die Hauptübung »Oberschenkelinnenseite ausrollen« durch und ziehen dabei Ihre Ferse Richtung Gesäß, anschließend strecken Sie das Bein wieder. Bewegen Sie das Knie mehrmals hin und her, bis Sie spüren, dass das Gewebe weicher wird.

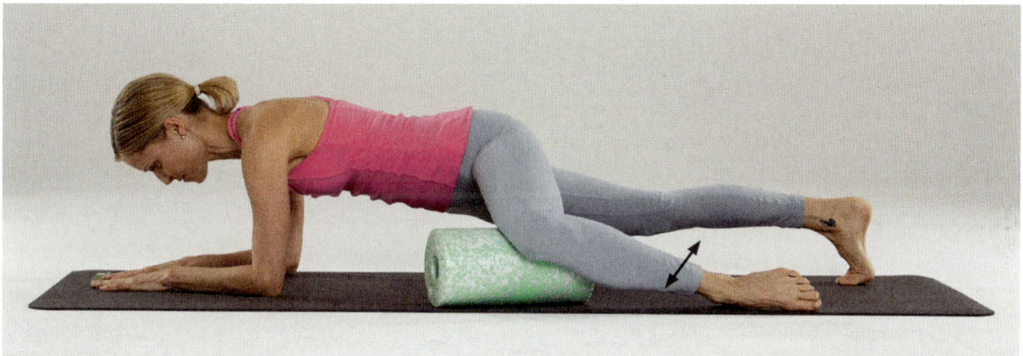

Variante im Stehen

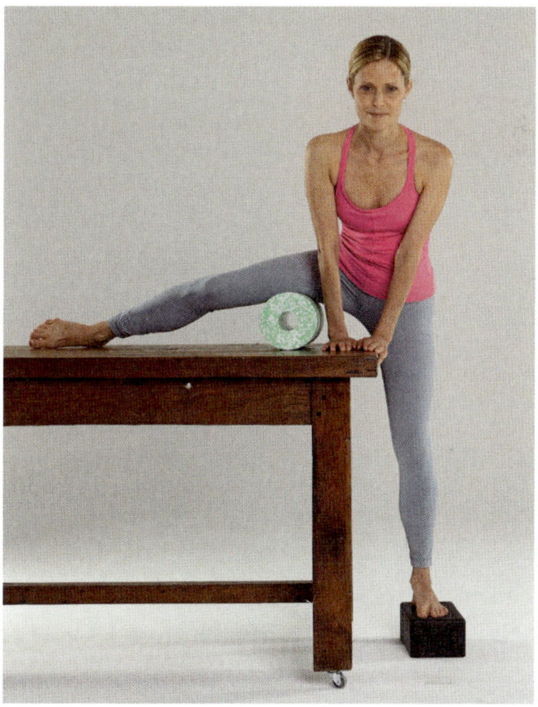

Stellen Sie sich circa 30 cm entfernt seitlich neben einen Tisch. Beugen Sie den Oberkörper nach vorn und stützen Sie sich mit beiden Händen auf dem Tisch ab. Platzieren Sie die Rolle parallel zu sich auf der Tischkante. Spreizen Sie das zu behandelnde Bein ab und legen Sie es auf die Rolle. Ansonsten gehen Sie wie in der Hauptübung »Oberschenkelinnenseite ausrollen« und der »Variante mit Dehnung« beschrieben vor. Falls Ihnen der Tisch zu hoch ist, stellen Sie sich auf ein Buch oder den BLACKROLL® Block.

Variante im Sitzen

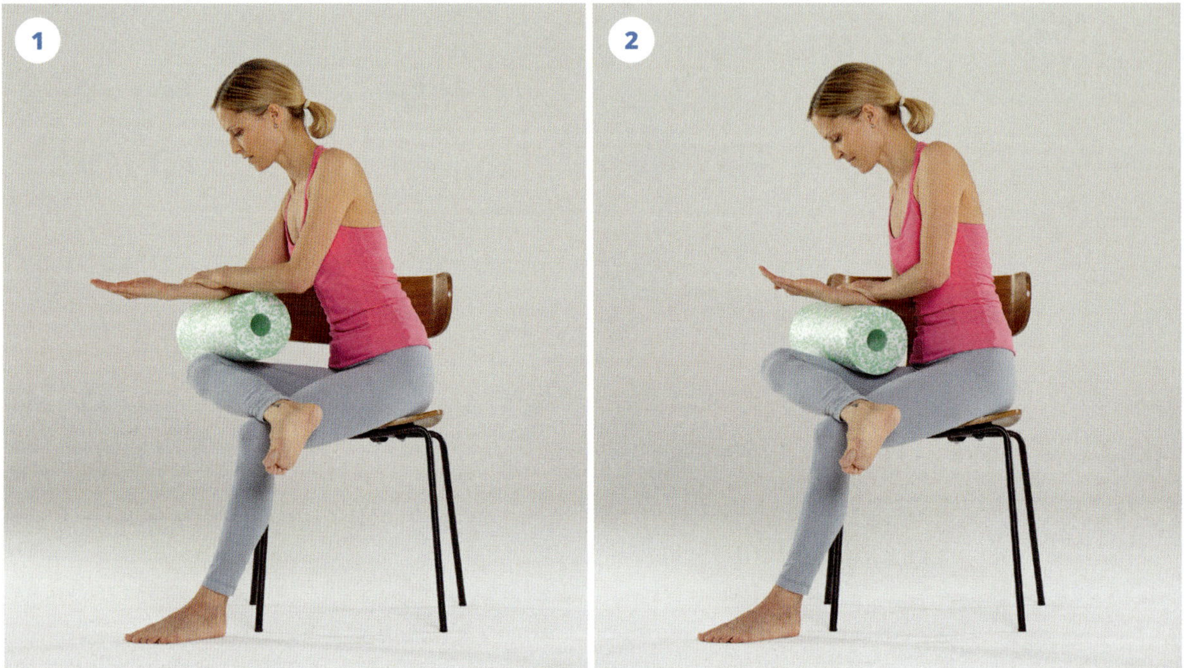

1. Setzen Sie sich auf einen Stuhl und schlagen Sie den Knöchel des zu behandelnden Beins über das Knie des anderen. Platzieren Sie die Rolle auf der Oberschenkelinnenseite knapp oberhalb des Knies. Beugen Sie Ihren Oberkörper nach vorn und stützen Sie das Gewicht mit dem gleichseitigen Ellenbogen auf die Rolle. Legen Sie die andere Hand zur Führung und Druckverstärkung auf den Unterarm.
2. Rollen Sie die Oberschenkelinnenseite bis ganz hoch zur Leiste aus, indem Sie den Oberkörper mit dem Arm langsam unter ständigem Druck auf den Oberschenkel hin- und herbewegen.

Hinweis: Bei dieser Variante behandeln Sie gleichzeitig den Oberschenkel und den Unterarm.

Oberschenkelinnenseite verdrehen

Tool: TWISTER

Geeignete Techniken:

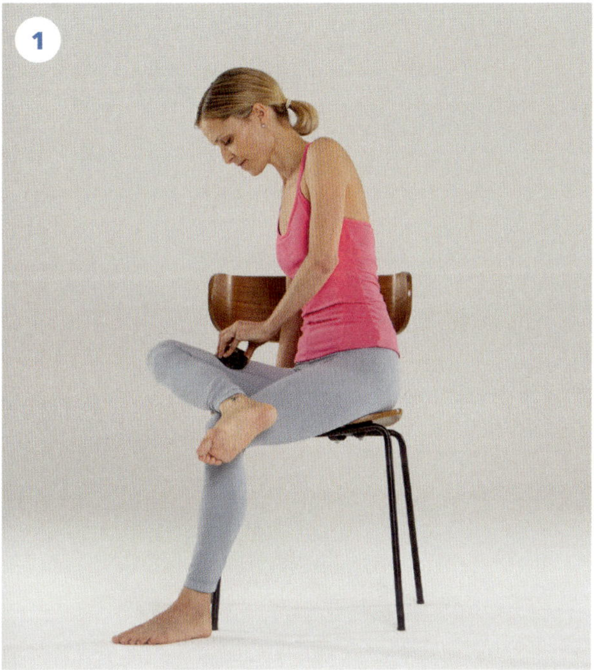

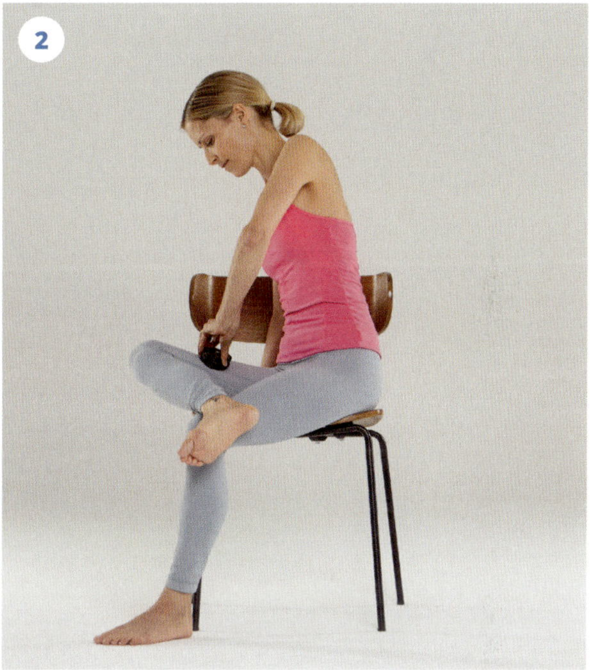

1. Setzen Sie sich auf einen Stuhl und überschlagen Sie die Beine, der Knöchel des zu behandelnden Beins geht über das Knie des anderen. Greifen Sie den TWISTER mit Daumen und Mittelfinger in den dafür vorgesehenen Einkerbungen. Setzen Sie den TWISTER an einem (schmerzenden) Punkt der Oberschenkelinnenseite an. Üben Sie leichten Druck aus, sodass die Noppen langsam für circa 5 Sekunden ins Gewebe »einschmelzen«, denn so erreichen Sie auch tiefere Bindegewebsschichten.
2. Anschließend führen Sie mit etwas Druck abwechselnd in beide Richtungen langsame Drehbewegungen aus, sodass das Bindegewebe mitverdreht wird. Halten Sie die Endposition der Drehung für etwa 5 Sekunden. Behandeln Sie so die gesamte Oberschenkelinnenseite. Führen Sie pro Punkt drei bis fünf Drehungen durch.

Oberschenkelaußenseite ausrollen

Tool: Rolle 30 cm, Geübte: BALL groß

Geeignete Techniken:

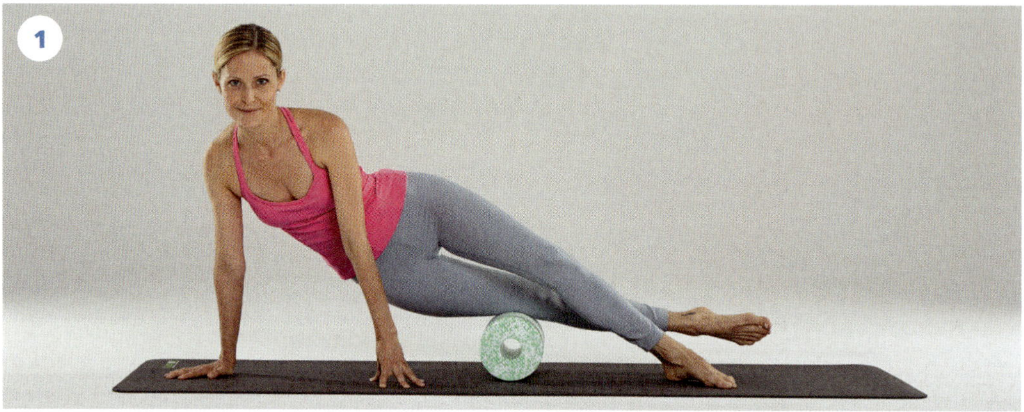

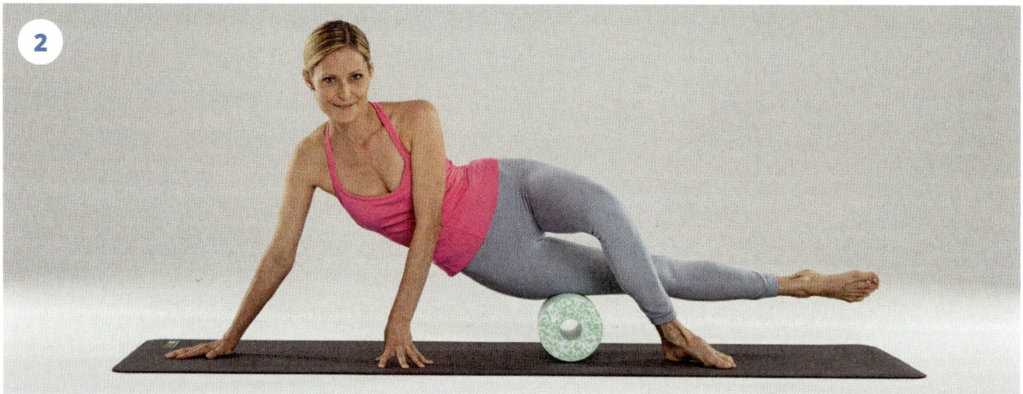

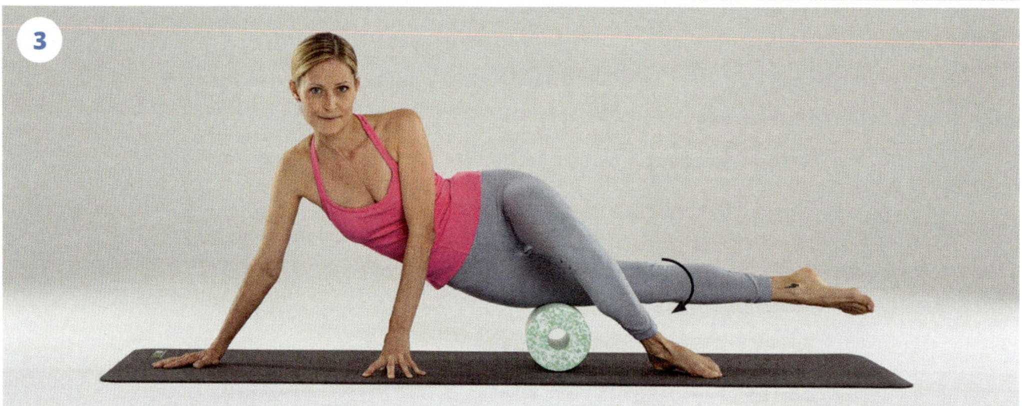

1. Gehen Sie mit fast durchgestreckten Armen in den Seitstütz. Platzieren Sie die Rolle unter der Oberschenkelaußenseite des unteren Beins, knapp oberhalb des Knies. Das Bein ist ausgestreckt, während das andere davor (oder dahinter) aufgestellt ist.
2. Rollen Sie dann die Oberschenkelaußenseite bis hoch zum Hüftknochen aus, indem Sie den Körper aus den Armen und dem aufgestellten Bein vor- und zurückschieben.
3. Anschließend drehen Sie das Bein während des Rollens etwas vor und danach etwas zurück. So erreichen Sie alle Anteile der äußeren Oberschenkelmuskulatur und verschieben gleichzeitig das Gewebe in Querrichtung.

Variante der Stützposition

Anstatt sich mit durchgestreckten Armen aufzustützen, können Sie auch den Unterarmstütz verwenden. Ansonsten verfahren Sie wie in der Hauptübung »Oberschenkelaußenseite ausrollen« beschrieben.

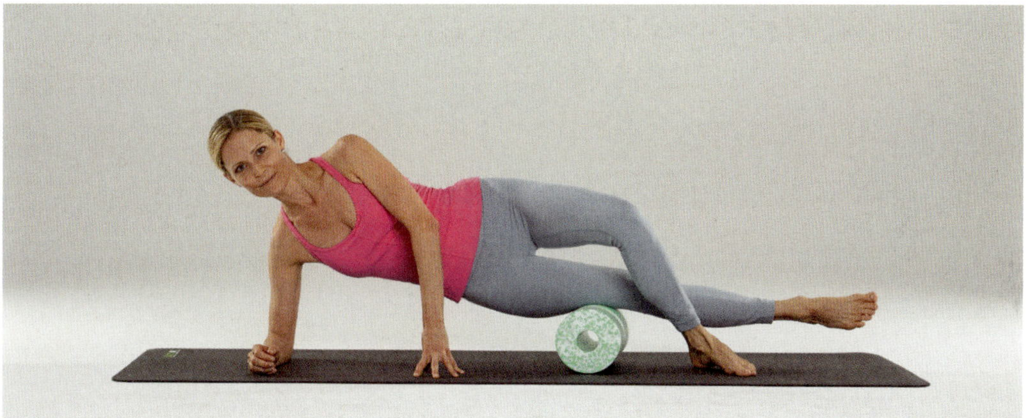

Variante für Geübte

Für mehr Druck können Sie beim Durchführen der Hauptübung »Oberschenkelaußenseite ausrollen« das Standbein vom Boden wegnehmen und auf das untere Bein legen. Bei dieser Variante können Sie auch gleich noch den kleinen BALL oberhalb der Knie zwischen die beiden Beine klemmen und somit gleichzeitig Schmerzpunkte an den Beininnenseiten lösen (a). Beugen und strecken Sie dabei abwechselnd und gegenläufig die Beine, um über die Technik »Druck und Mobilisation« zu arbeiten (b).

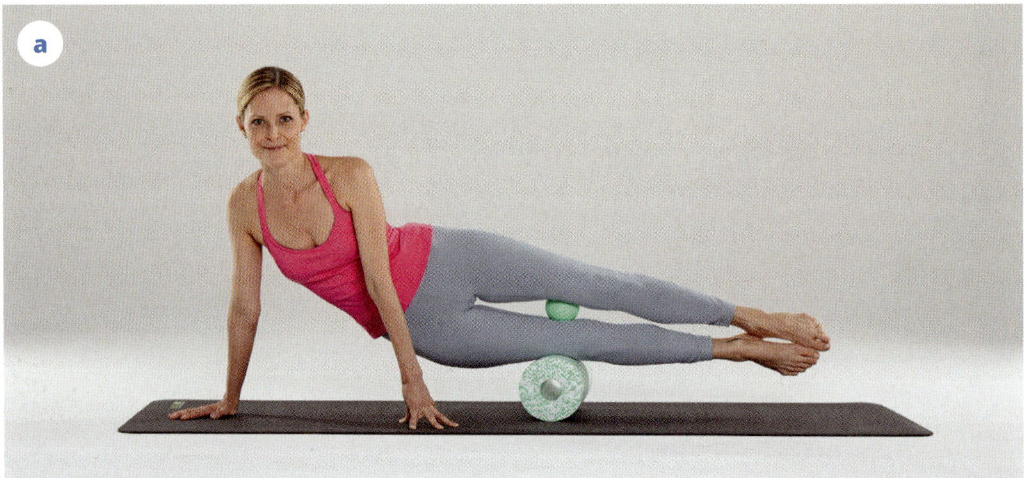

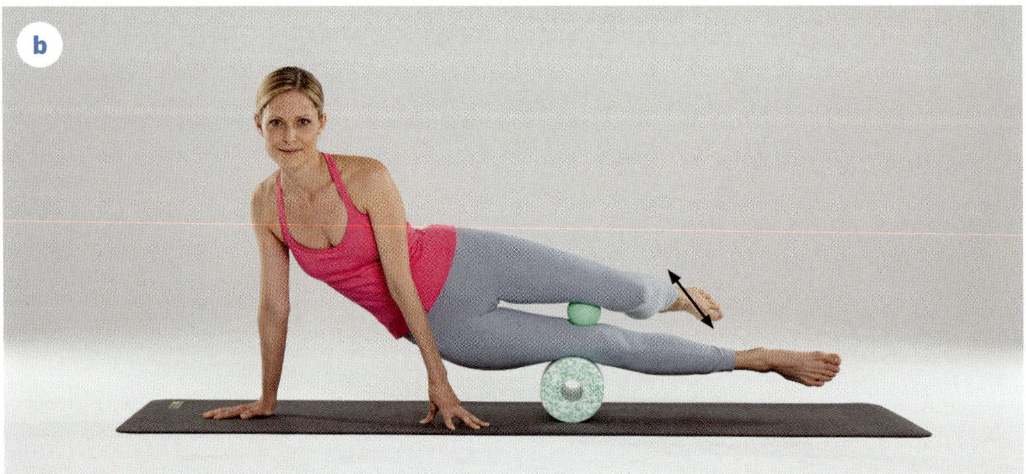

Variante im Stehen

Tool: Rolle 30 cm, Geübte: BALL groß

Geeignete Techniken: 

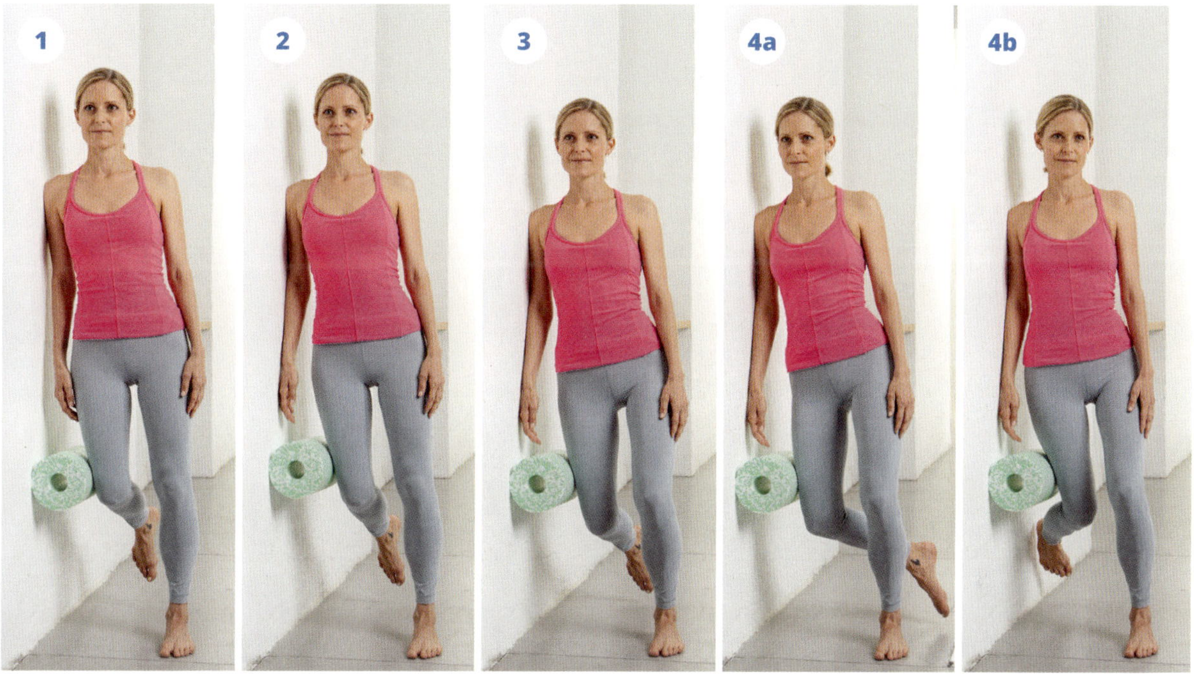

1. Stehen Sie mit der betroffenen Körperseite circa 30 cm entfernt zur Wand. Platzieren Sie die Rolle knapp oberhalb des Knies an der Wand. Lehnen Sie sich mit der Oberschenkelaußenseite gegen die Rolle und mit dem Oberkörper gegen die Wand.
2. Heben Sie das zu behandelnde Bein leicht gebeugt an und rollen Sie nun langsam die Oberschenkelaußenseite bis circa zur Mitte aus. Die Bewegung kommt durch Beugen und Strecken des Standbeins. Achten Sie darauf, dass das Knie bei der Beugung nicht über die Zehen hinausschiebt, da sonst die Belastung auf das Gelenk zu groß wird.
3. Für den oberen Teil der Oberschenkelaußenseite setzen Sie die Rolle auf mittlerer Höhe des Oberschenkels neu an. Rollen Sie nun langsam die Oberschenkelaußenseite bis hoch zum Hüftknochen aus.
4. Drehen Sie während der Rollwiederholungen den Körper und das Bein etwas, sodass auch die seitlich vorderen (a) und seitlich hinteren (b) Oberschenkelaußenseiten behandelt werden.

Zusätzliche SMT-Übungen angrenzender Körperbereiche

- Gesäß/Hüfte/Leiste (Seite 177)
- Unterschenkel (Seite 214)
- die entsprechende myofasziale Kette (Seiten 248)

Fallbeispiel Knieschmerzen

Ein 25-jähriger Fußballer stellt sich vor, er hat seit zwei Wochen Schmerzen an der Innenseite des rechten Knies, die von Tag zu Tag schlimmer werden. Vor den letzten vier Trainingseinheiten hat er jeweils eine schmerzstillende Tablette genommen (Diclofenac 50 mg), um mittrainieren zu können.

Maßnahmen

Die gründliche Untersuchung des Bewegungsapparats zeigt auf, dass die Beinanziehermuskeln (Adduktoren) und Beinstreckmuskeln (Quadriceps, vor allem der innere Anteil) stark verhärtet und gleichzeitig verkürzt sind. Auch der Hüftbeugemuskel ist deutlich verkürzt. Während des ersten Termins wird begonnen, die Verhärtungen und die daraus entstandenen Verdrehungen des Skelettsystems mittels Myofaszial-Kinematik (Seite 270) und Osteopathie zu regulieren. Ergänzend werden dem Patienten Längenkraftübungen gezeigt, die er regelmäßig zu Hause durchführen kann, um den Verkürzungen entgegenzuwirken. Es wird ihm empfohlen, sich vor dem Training gründlich aufzuwärmen und danach regelmäßig mit der BLACKROLL® die ihm gezeigten Selbst-Massage-Übungen durchzuführen. Besonders die Oberschenkel soll er unbedingt derart behandeln.

Verlauf

Zwei Wochen später, bei der zweiten Sitzung, erzählt der Patient stolz, dass er das Aufwärmen vor dem Training jetzt ernster nimmt und als ehrgeiziger Sportler die BLACKROLL®- und Längenkraftübungen gleich mehrfach täglich durchführt. Allerdings schmerzen ihn bei den Längenkraftübungen die Knie immer sehr, sodass er die Schmerzmittel weiterhin nimmt. Folglich ist er durchaus etwas enttäuscht von dem Erfolg der Maßnahmen. Vermutlich hat der Patient im Übereifer die ohnehin schon überlasteten Muskeln zu stark beansprucht – dieser Verdacht wird ihm gegenüber geäußert. Bei der Kontrolle der Übungen zeigt sich außerdem, dass es einige Defizite in der Ausführung gibt. Diese werden korrigiert, und ihm wird nahegelegt, bei den Übungen mehr auf Qualität statt auf Quantität zu achten. Während einer der nächsten Sitzungen berichtet der Patient, dass die BLACKROLL®-Übungen nach den Trainingseinheiten sehr erleichternd sind, und er förmlich spürt, wie er die Spannung aus den Schenkeln rollt. Auch seine Mannschaftskameraden seien »auf den Geschmack gekommen«, erzählt er. Im Laufe der weiteren fünf Behandlungen und sieben Wochen später kann der Patient ohne Schmerzmittel an allen Trainingseinheiten wieder teilnehmen und sich dabei voll belasten.

Körperbereich Unterschenkel und Sprunggelenk

Beschwerdebilder/Diagnosen: Waden-, Achillessehnen-, Sprunggelenksschmerzen, Waden-, Schienbeinmuskelkrämpfe, Schienbeinkanten-Syndrom, Shin Splints, Restless-Legs-Syndrom

Besonders bei ambitionierten Läufern und Menschen, die im Beruf viel stehen müssen, sind **Waden- und Achillessehnenschmerzen** oft an der Tagesordnung. Betroffene sollten diese aber nicht lange vor sich herschieben, denn im frühen Stadium kann man die Beschwerden in der Regel sehr gut in den Griff bekommen. Tut man zu lange nichts, kann sich Schlimmeres entwickeln und es können auch Verletzungen entstehen. **Schmerzen in den Unterschenkeln und Sprunggelenken** (oberes und unteres) können sowohl harmlose Ursachen haben, die relativ schnell zu beheben sind, als auch ernstere wie beispielweise ein Umknicken. Im Waden- und Schienbeinbereich sind sehr häufig ungünstige Bewegungsabläufe und Überlastungen verantwortlich.

Krämpfe der Waden- oder Schienbeinmuskeln haben schon viele erlebt. Sie sind zunächst harmlos, jedoch natürlich schmerzhaft. Überdies können sie dann auch schlafraubend werden, da sie oft in der Nacht auftreten. Tatsächlich ist die Wadenmuskulatur inklusive der Achillessehne bei fast allen Menschen hierzulande verkürzt und verhärtet. Grund ist das viele Sitzen sowie das Tragen von Schuhen mit Absatz – beides hat Verkürzungen dieser Muskulatur zur Folge. Kommen dann noch Tätigkeiten hinzu, die diesen Bereich besonders belasten, beispielsweise Joggen oder Fahrradfahren, wird die Situation weiter verschärft. Meist tritt diese Überlastung und Gewebeübersäuerung noch in Kombination mit einem Mineralstoffmangel auf, vor allem an Magnesium und Kalzium.

Das sogenannte **Schienbeinkanten-Syndrom** betrifft zumeist den Ansatz des hinteren Schienbeinmuskels und des tiefen Wadenmuskels. Es kann jedoch auch der vordere Wadenmuskel betroffen sein. Das auch als **Shin Splints** bekannte Beschwerdebild ist typisch für Läufer, die erst anfangen oder Lauftechnik beziehungsweise Schuhe ändern und so meist durch Überpronation eine Überlastung bewirken. Um ernstere Schäden wie ein Kompartmentsyndrom oder eine Stressfraktur des Schienbeinknochens auszuschließen, sollte pausiert und mit entsprechenden Übungen die myofaszialen Strukturen gelockert werden. Der vordere Schienbeinmuskel ist der Gegenspieler der Waden, das bedeutet, sie arbeiten in Abhängigkeit voneinander. Wenn der eine anspannt, muss der andere loslassen können und umgekehrt. Was für die Wadenmuskulatur beschrieben ist, gilt demnach in ähnlicher Weise auch für Krämpfe des vorderen Schienbeinmuskels.

Die **Achillessehne** als unsere stärkste Sehne muss und kann große Belastungen aushalten, sofern sie gesund ist. Vorschäden durch sportliche Überlastung und myofasziale Fehlspannungen, die nicht rechtzeitig ernst genommen werden, können zu einem Riss der Sehne führen. Dieser passiert dann oft bei einem schnellen Belastungswechsel, vor allem Absprung- und Aufkommbewegungen sind hierfür prädestiniert. Aber auch durch Dauerbelastungen sowie durch die Einnahme von Medikamenten (manche Antibiotika, Kortison, Immunsuppressiva) können Beschwerden der Achillessehne ausgelöst werden.

Die verschiedenen Unterschenkelmuskeln ziehen über das Sprunggelenk und setzen am Fuß an, um diesen bewegen zu können. Deswegen führen Fehlspannungen einer verhärteten oder dysfunktionalen Unterschenkelmuskulatur auch zu funktionellen Störungen und Fehlstellungen des oberen und/oder unteren Sprunggelenks. Auch die Knorpel werden schlechter durchblutet. In der Folge steigt die Anfälligkeit sowohl für akute Verletzungen als auch für Verschleißerkrankungen wie Sprunggelenksarthrose oder Schleimbeutelentzündungen. Demnach haben Sprunggelenksschmerzen gleichwohl mit der Unterschenkel- und der Fußmuskulatur zu tun und können darüber beeinflusst werden.

Das **Restless-Legs-Syndrom** ist eine Erkrankung, bei der besonders während der Abend- und Nachtruhe Kribbeln und andere Gefühlsstörungen auftreten. Vorwiegend sind die Beine betroffen, typisch sind hier auch Spannungsgefühle und Schmerzen mit starkem Bewegungsdrang. Die Ursachen für das Restless-Legs-Syndrom sind bislang nicht geklärt, es scheinen neurologische Aspekte, Eisenmangel, Nierenfunktions- und Stoffwechselstörungen eine Rolle zu spielen. Welche Maßnahmen Erleichterung verschaffen, das ist individuell sehr unterschiedlich. Bei einigen Betroffenen hilft die Selbstmassage, um die erschöpft machenden Beschwerden zu lindern.

SMT-Übungsprogramm bei Unterschenkel- und Sprunggelenksschmerzen

Unterschenkelhinterseite ausrollen

Tool: Rolle 30 cm oder 45 cm oder DUOBALL klein/groß, Geübte: Block plus Rolle MINI oder BALL groß oder Block plus BALL klein

Geeignete Techniken: 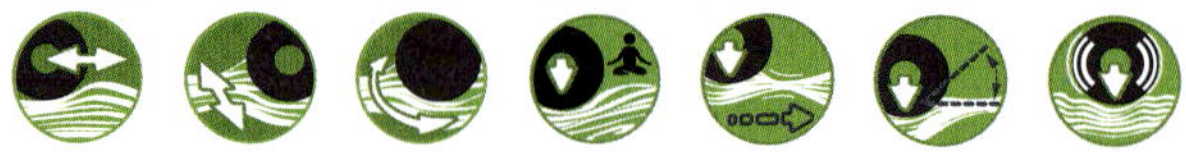

1. Setzen Sie sich mit neben dem Körper aufgestützten Händen auf den Boden und legen Sie die Rolle direkt oberhalb der Fersen auf die Achillessehne. Heben Sie Ihr Gesäß ab, sodass die Beine auf die Rolle drücken. Die Füße sind entspannt. Schieben Sie den Oberkörper »mit stolzer Brust« aus den Schultern nach oben.
2. Rollen Sie dann die Waden langsam bis zu den Kniekehlen hin aus, indem Sie den Körper aus den Armen vor- und zurückschieben. Falls Sie mit dem BALL arbeiten, achten Sie darauf, in der Mitte der Kniekehle keinen zu starken Druck auszuüben, sondern die sehnigen Seitenstränge zu behandeln.
3. Anschließend drehen Sie die Beine während des Rollens etwas ein (a) und danach etwas aus (b). So erreichen Sie alle Anteile der hinteren Oberschenkelmuskeln und verschieben gleichzeitig das Gewebe in Querrichtung.

1

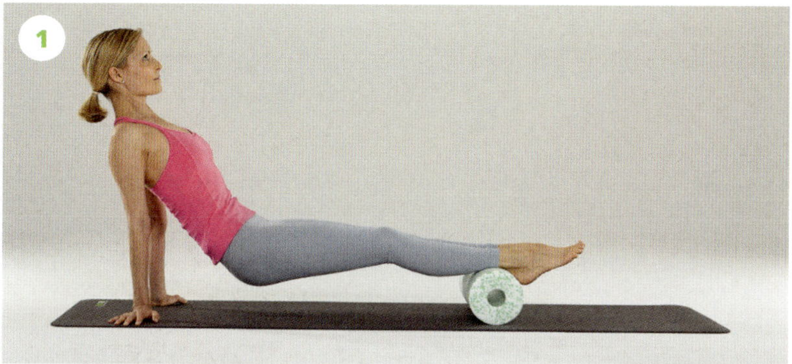

2

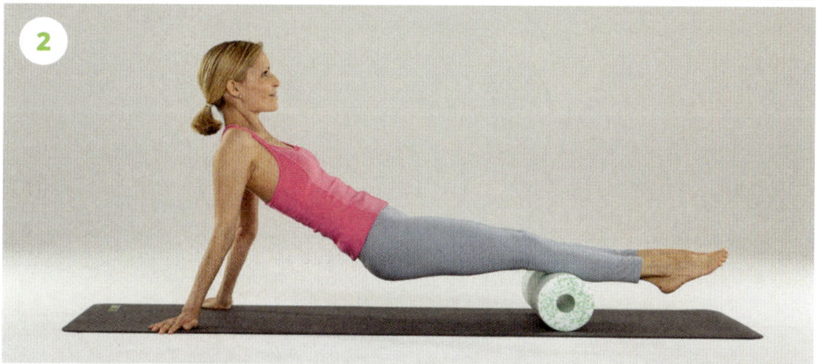

3a

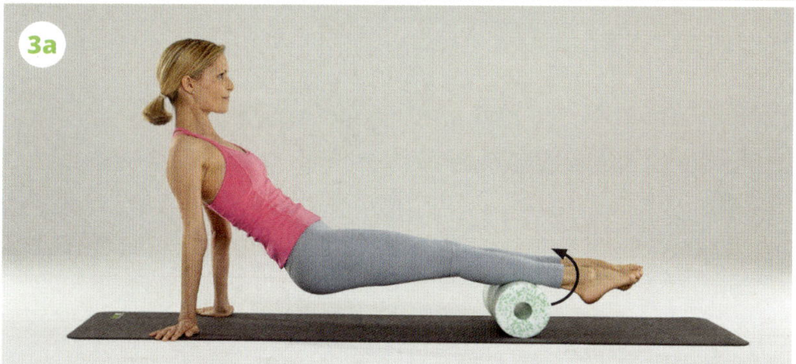

3b

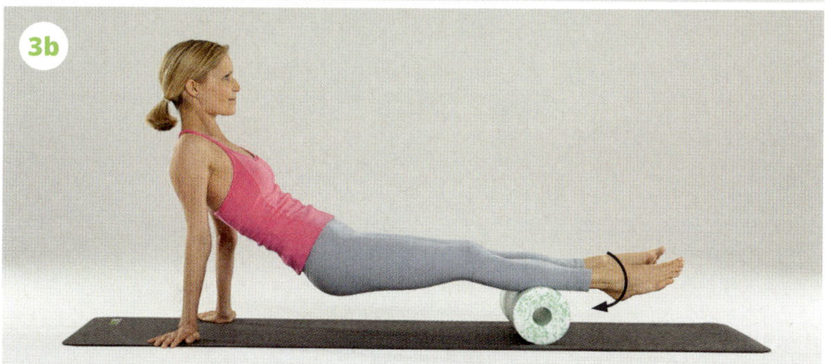

Variante für Geübte

Um den Druck zu erhöhen, können Sie beim Durchführen der Hauptübung »Unterschenkelhinterseite ausrollen«, (a) nur ein Bein auf die Rolle legen oder (b) das zweite Bein noch auf das andere überschlagen.

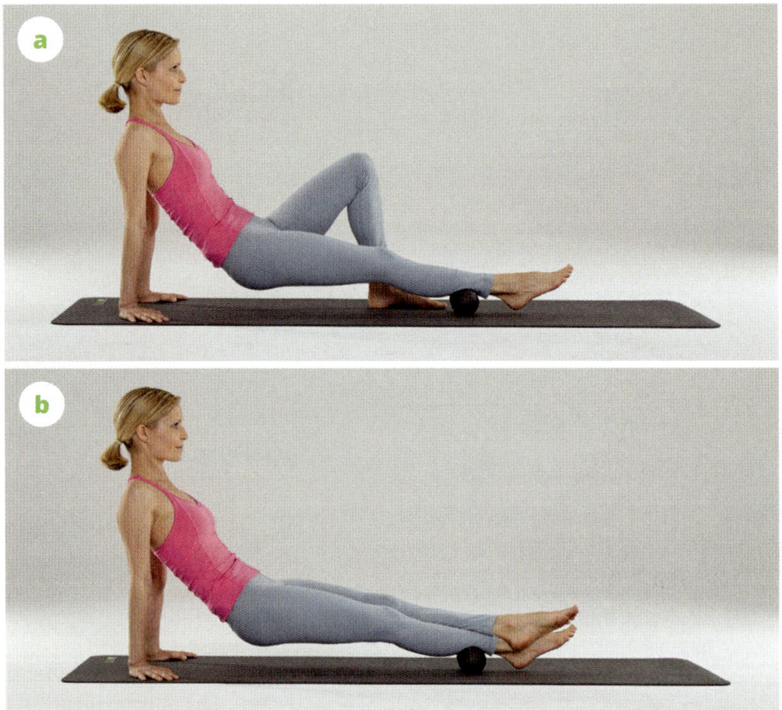

Variante mit Fußbewegung

Verfahren Sie wie in der Hauptübung »Unterschenkelhinterseite ausrollen« beschrieben, verweilen Sie jedoch besonders auf Schmerzpunkten und verwenden Sie folgende Techniken bis die Verhärtungen weicher werden: (a) »Druck und Dehnung«, indem Sie die Zehen mehrmals zu sich anziehen und wieder ausstrecken, (b) »Druck und Mobilisation«, indem Sie die Füße mehrmals erst in eine und dann in die andere Richtung kreisen.

Schmerzpunkte in der Unterschenkelhinterseite lösen

Tool: Rolle 30 cm

Geeignete Techniken:

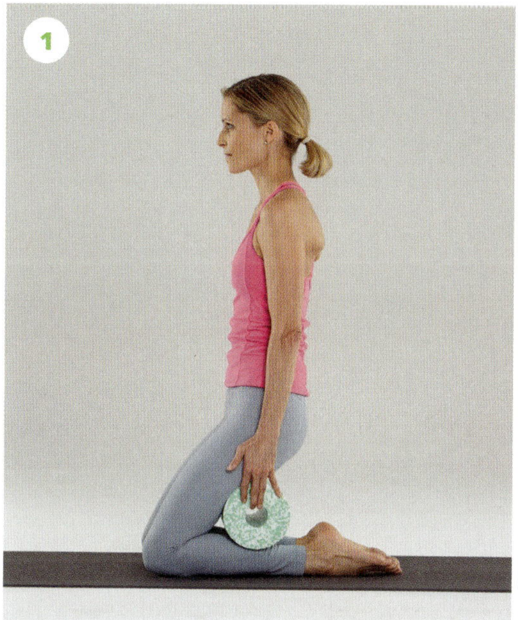

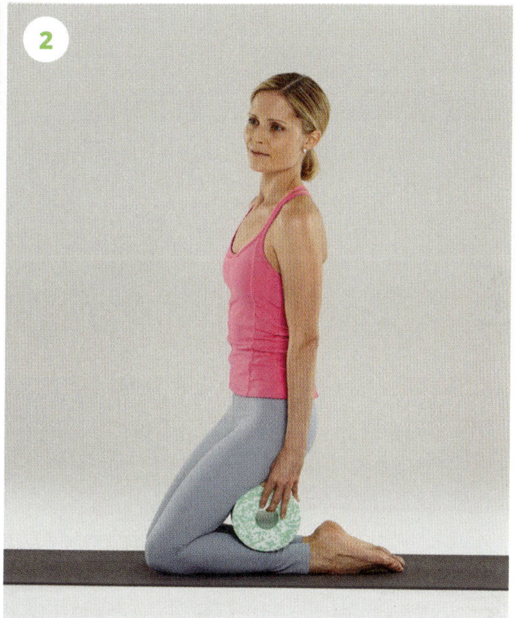

1. Gehen Sie am Boden in den Kniestand. Klemmen Sie die Rolle möglichst nah der Kniekehlen zwischen die hinteren Unter- und Oberschenkel und setzen Sie sich darauf ab. Der Oberkörper bleibt aufgerichtet.
2. Anschließend bewegen Sie Ihr Gesäß langsam und abwechselnd nach rechts und links, um so durch Verschieben der Gewebeschichten Verhärtungen und Schmerzpunkte im Bindegewebe zu lösen. Für mehr Druck können Sie Ihren Oberkörper weiter nach hinten lehnen.

Variante für Geübte

Verlagern Sie beim Durchführen der Hauptübung »Schmerzpunkte in der Unterschenkelhinterseite lösen« sowohl die Rolle als auch Ihr Gewicht etwas auf die zu behandelnde Beinseite. Stützen Sie sich mit der gleichseitigen Hand von oben an die Außenseite der Rolle, um dadurch gezielt noch mehr Druck auf die Unterschenkelhinterseite ausüben zu können.

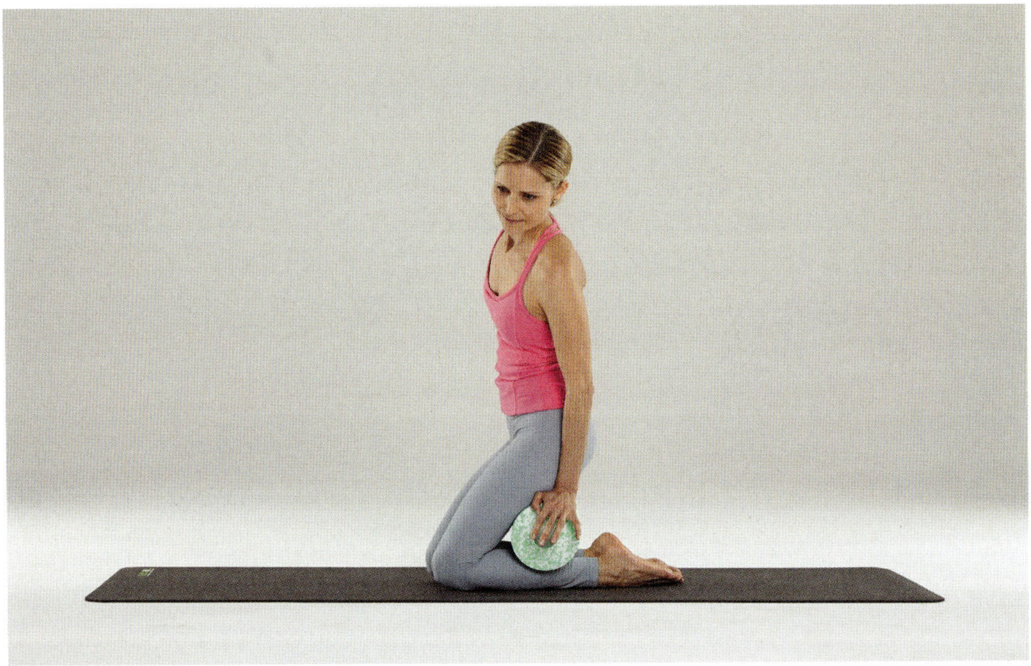

Schmerzpunkte um die Kniekehle lösen

Tool: BALL klein

Geeignete Techniken: 

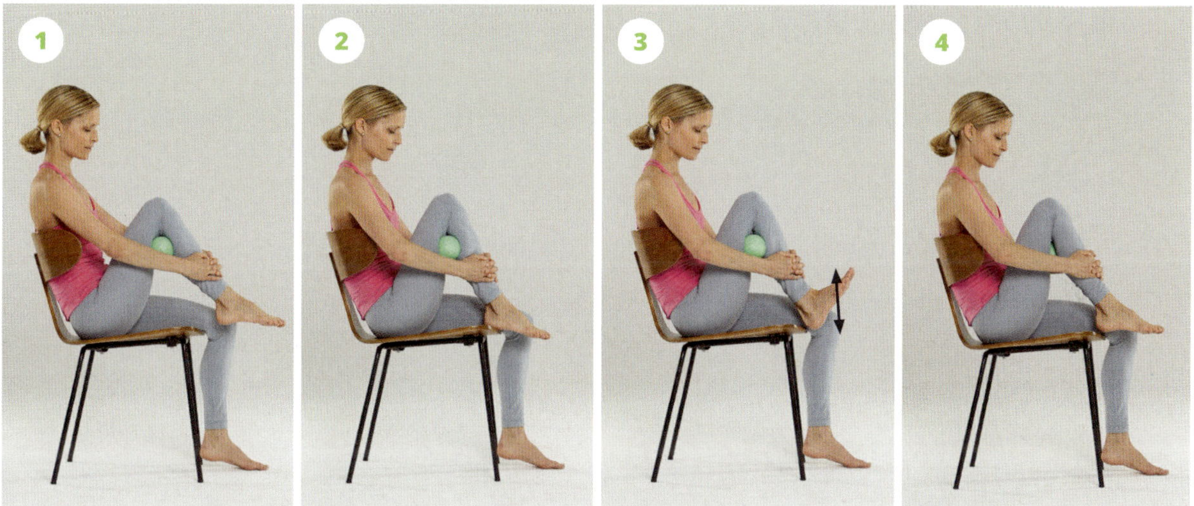

1. Setzen Sie sich auf den Boden oder auf einen Stuhl und ziehen Sie das zu behandelnde Bein an. Klemmen Sie den kleinen BALL an den äußeren Muskelsträngen der Kniekehle zwischen Unter- und Oberschenkel ein und umfassen Sie mit beiden Händen den Unterschenkel.
2. Ziehen Sie dann mit den Armen den Unterschenkel immer wieder stärker gegen den Oberschenkel, um so die Kniekehlen nahen Verhärtungen und Schmerzpunkte zu behandeln.
3. Anschließend halten Sie den BALL fixiert und arbeiten über die Technik »Druck und Dehnung«, indem Sie die Zehen mehrmals zu sich heranziehen und wieder ausstrecken sowie über »Druck und Mobilisation«, indem Sie die Füße mehrmals erst in eine und dann in die andere Richtung kreisen.
4. Setzen Sie dann den BALL an die inneren Muskelstränge der Kniekehle und wiederholen Sie die Schritte 2 und 3.

Achtung: Lassen Sie die Mitte der Kniekehle aus, da hier größere Gefäße verlaufen.

Unterschenkelhinterseite verdrehen

Tool: TWISTER

Geeignete Techniken:

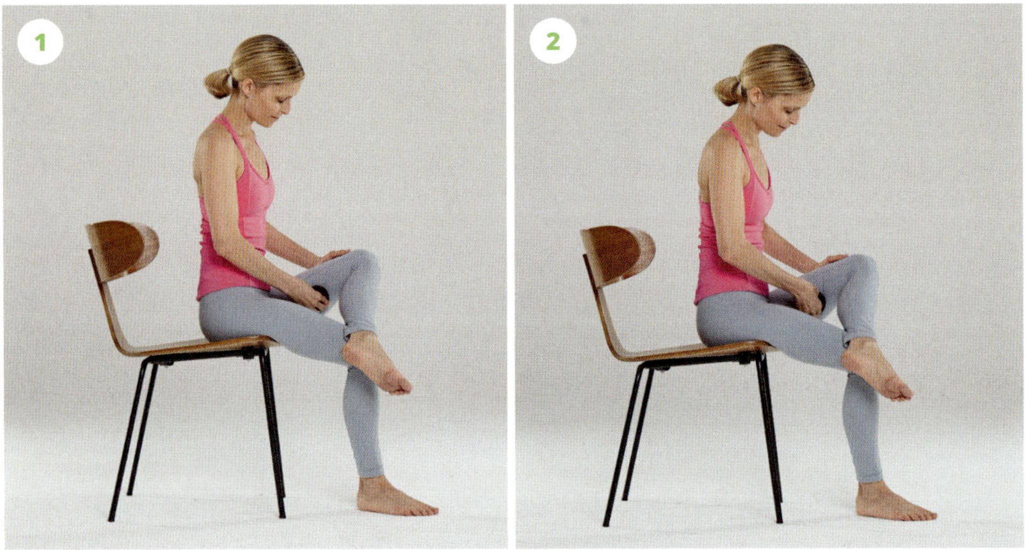

1. Setzen Sie sich auf einen Stuhl und schlagen Sie die Beine übereinander, der Knöchel des zu behandelnden Beins befindet sich über dem Knie des anderen. Greifen Sie den TWISTER mit Daumen und Mittelfinger in den dafür vorgesehenen Einkerbungen. Setzen Sie den TWISTER an einem (schmerzenden) Punkt der Unterschenkelhinterseite an. Üben Sie leichten Druck aus, sodass die Noppen langsam für circa 5 Sekunden ins Gewebe »einschmelzen«, denn so erreichen Sie auch tiefere Bindegewebsschichten.
2. Anschließend führen Sie mit etwas Druck abwechselnd in beide Richtungen langsame Drehbewegungen aus, sodass das Bindegewebe mitverdreht wird. Halten Sie die Endposition der Drehung für etwa 5 Sekunden. Behandeln Sie so die gesamte Unterschenkelhinterseite. Führen Sie pro Punkt drei bis fünf Drehungen durch.

Unterschenkelvorderseite ausrollen

Tool: Rolle 30 cm oder DUOBALL groß/klein, Geübte: BALL groß oder Block plus Rolle MINI oder Block plus BALL klein

Geeignete Techniken: 

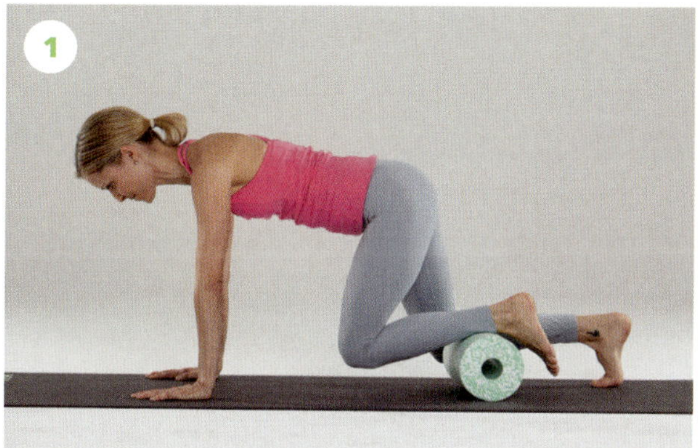

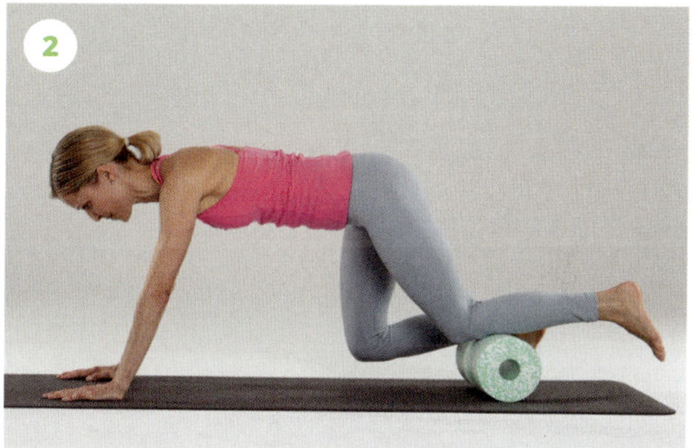

1. Gehen Sie in den Vierfüßlerstand. Platzieren Sie die Rolle am zu behandelnden Unterschenkel oberhalb des Fußrückens und drehen Sie das Bein leicht auf die Außenseite. Das zweite Bein ist auf die Zehen und gegebenenfalls auch das Knie aufgestellt und dient zur Bewegungsausführung.
2. Rollen Sie dann langsam den vorderen Unterschenkel außen am Schienbein entlang bis zum Knie hoch aus.

Variante für Geübte

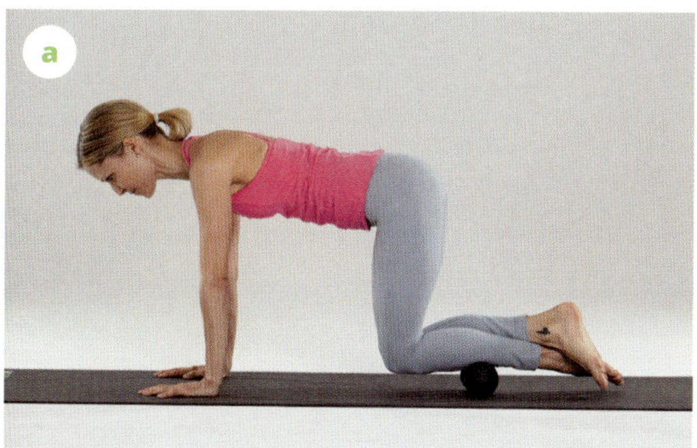

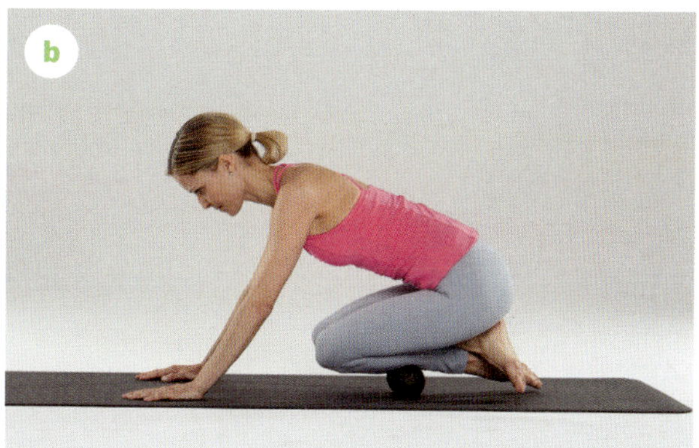

Um den Druck zu erhöhen, können Sie bei der Durchführung der Hauptübung »Unterschenkelvorderseite ausrollen« (a) das zweite Bein noch auf das andere überschlagen oder (b) sich nach hinten auf die Fersen absetzen, um den Körperschwerpunkt stärker über das Kleingerät zu bringen.

Variante mit Fußbewegung

Verfahren Sie wie in der Hauptübung »Unterschenkelvorderseite ausrollen« beschrieben, verweilen Sie jedoch besonders auf Schmerzpunkten und verwenden Sie folgende Techniken bis das Gewebe weicher wird: (a) »Druck und Dehnung«, indem Sie die Zehen mehrmals zu sich anziehen und wieder ausstrecken, (b) »Druck und Mobilisation«, indem Sie den Fuß mehrmals erst in eine und dann in die andere Richtung kreisen.

Variante im Stehen

Stellen Sie sich seitlich vor einen Stuhl und legen Sie das BLACKROLL®-Tool auf die Sitzfläche des Stuhls. Verfahren Sie ansonsten wie in der Hauptübung »Unterschenkelvorderseite ausrollen« beschrieben.

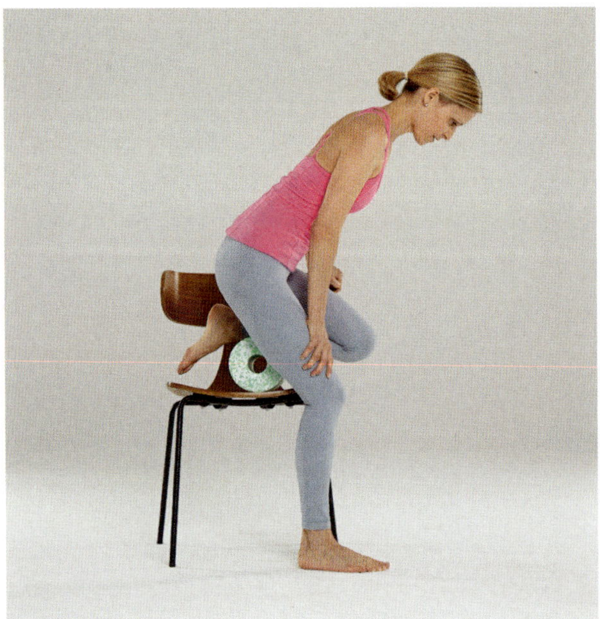

Schmerzpunkte in der Unterschenkelvorderseite lösen

Tool: BALL klein

Geeignete Techniken:

1
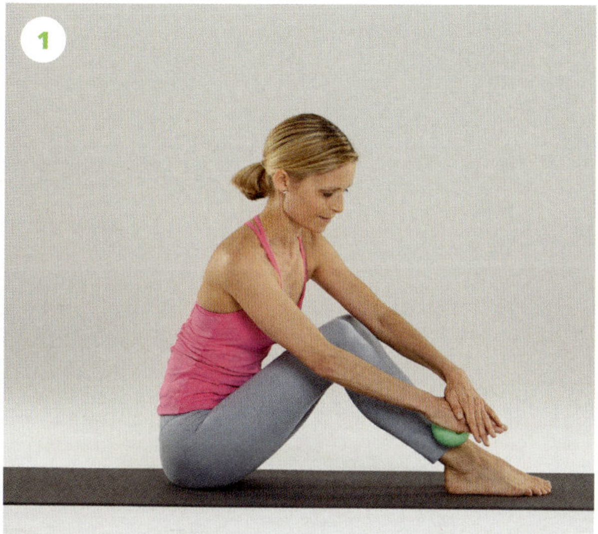
2
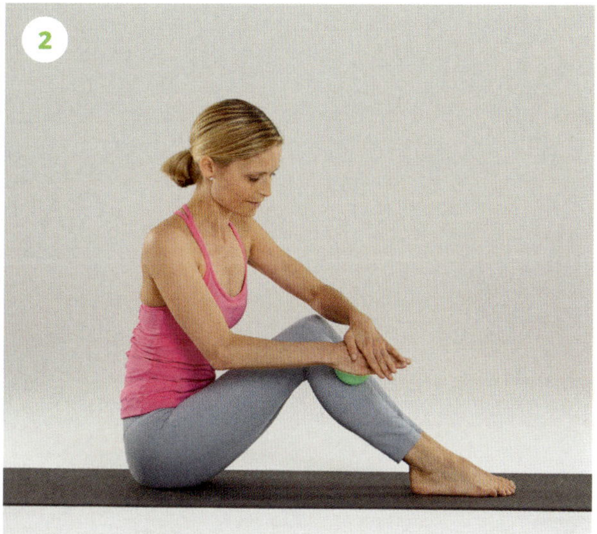

1. Setzen Sie sich mit aufgestellten Füßen auf den Boden und lehnen Sie Ihren Oberkörper etwas nach vorn zur Seite des zu behandelnden Beins. Setzen Sie den BALL an der Schienbeinaußenseite direkt oberhalb des Knöchels an. Legen Sie die gleichseitige Hand flach auf den BALL und die andere Hand zur Führung und Druckverstärkung darüber.
2. Rollen Sie dann das Gewebe an der Außenkante des Schienbeinknochens bis hoch zum Knie aus.

Unterschenkelvorderseite verdrehen

Tool: TWISTER

Geeignete Techniken:

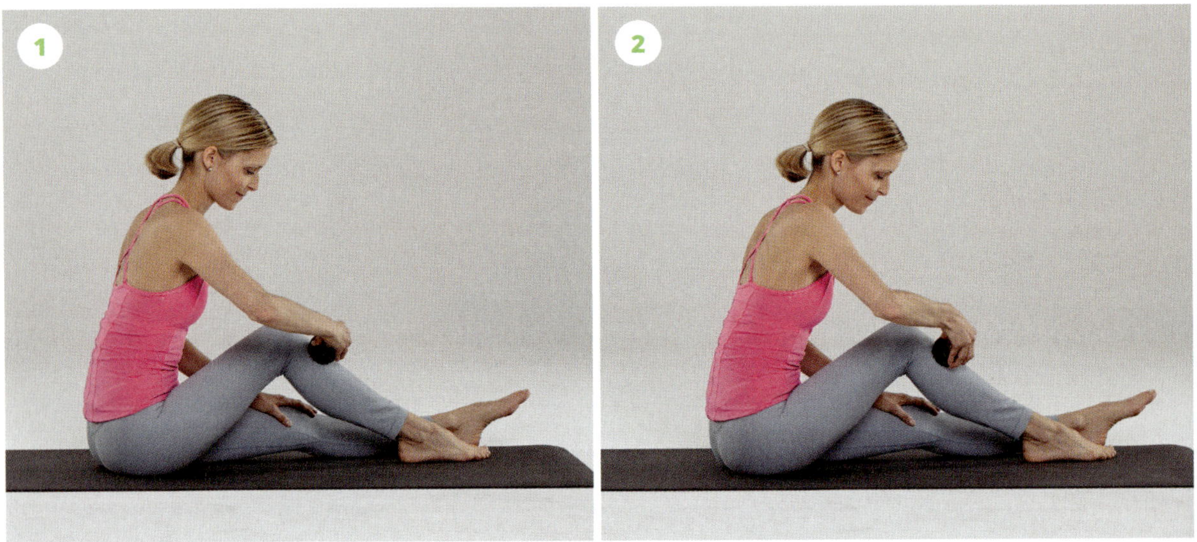

1. Setzen Sie sich auf den Boden und lehnen Sie Ihren Oberkörper etwas nach vorn zur Seite des zu behandelnden, aufgestellten Beins. Greifen Sie den TWISTER mit Daumen und Mittelfinger in den dafür vorgesehenen Einkerbungen. Setzen Sie den TWISTER an einem (schmerzenden) Punkt der Unterschenkelvorderseite neben dem Schienbein an. Üben Sie leichten Druck aus, sodass die Noppen langsam für circa 5 Sekunden ins Gewebe »einschmelzen«, denn so erreichen Sie auch tiefere Bindegewebsschichten.
2. Anschließend führen Sie mit etwas Druck abwechselnd in beide Richtungen langsame Drehbewegungen aus, sodass das Bindegewebe mitverdreht wird. Halten Sie die Endposition der Drehung für etwa 5 Sekunden. Behandeln Sie so die gesamte Unterschenkelvorderseite. Führen Sie pro Punkt drei bis fünf Drehungen durch.

Unterschenkelaußenseite ausrollen

Tool: Rolle 30 cm oder DUOBALL groß/klein, Geübte: BALL groß

Geeignete Techniken:

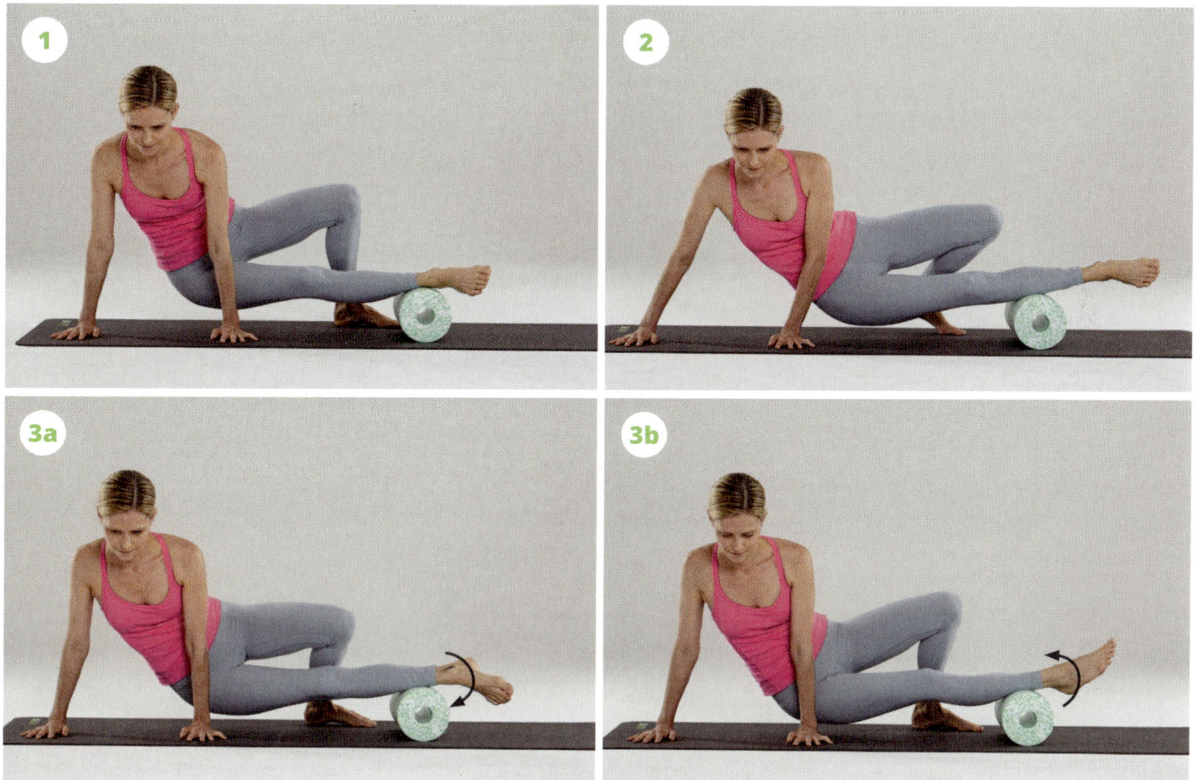

1. Gehen Sie mit fast durchgestreckten Armen in den Seitstütz. Platzieren Sie die Rolle unter der Unterschenkelaußenseite des unteren Beins, knapp oberhalb des Knöchels. Das Bein ist ausgestreckt, während das andere davor (oder dahinter) aufgestellt ist.
2. Rollen Sie dann die Unterschenkelaußenseite bis hoch zum Knie aus, indem Sie den Körper aus den Armen und dem aufgestellten Bein vor- und zurückschieben.
3. Anschließend drehen Sie das Bein während des Rollens etwas vor (a) und danach etwas zurück (b). So erreichen Sie alle Anteile der äußeren Unterschenkelmuskulatur und verschieben gleichzeitig das Gewebe in Querrichtung.

Variante der Stützposition

Anstatt sich mit durchgestreckten Armen aufzustützen, können Sie auch den Unterarmstütz verwenden. Ansonsten verfahren Sie wie in der Hauptübung »Unterschenkelaußenseite ausrollen« beschrieben.

Variante für Geübte

Für mehr Druck können Sie beim Durchführen der Hauptübung »Unterschenkelaußenseite ausrollen« das Standbein vom Boden wegnehmen und auf das untere Bein legen.

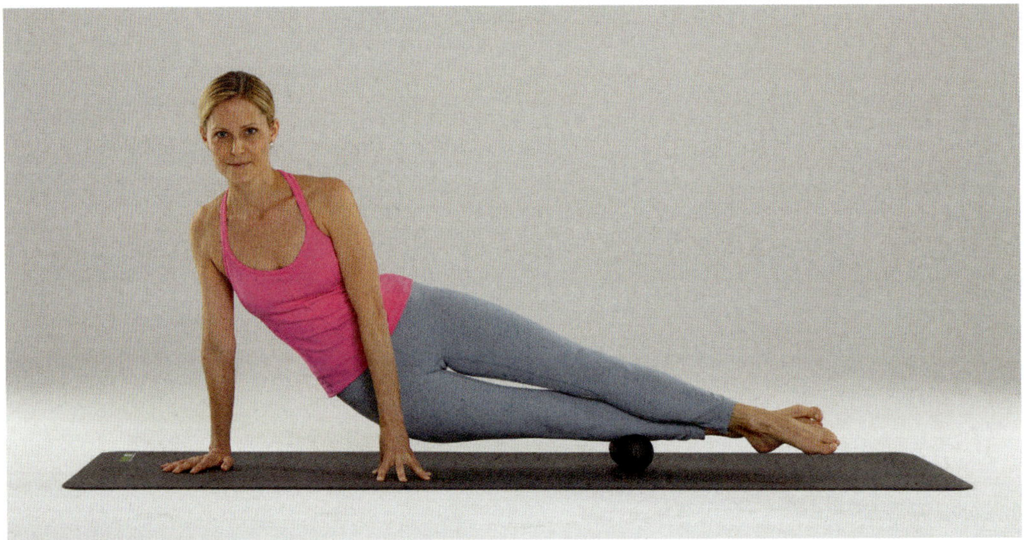

Unterschenkelaußenseite verdrehen

Tool: TWISTER

Geeignete Techniken:

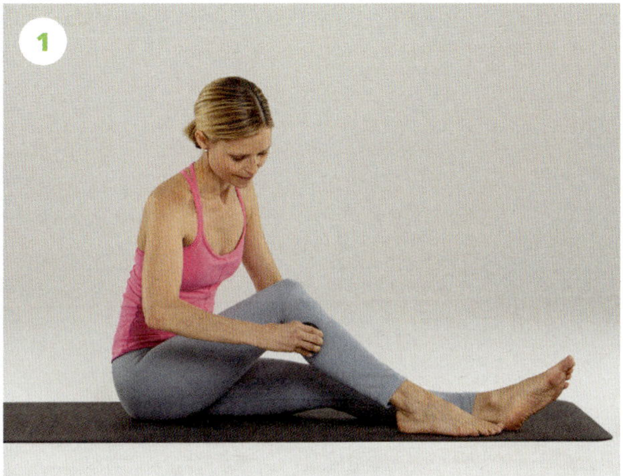

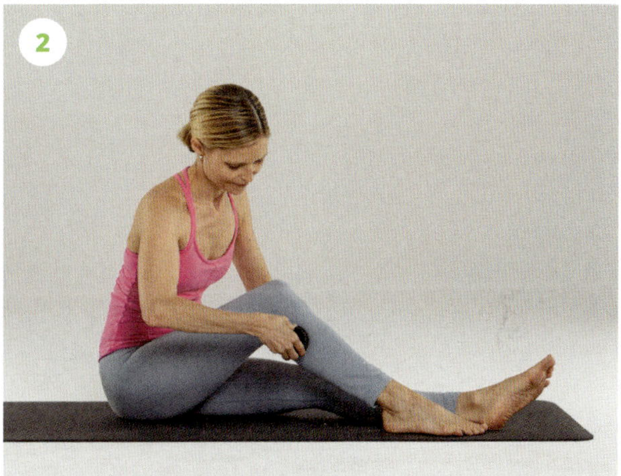

1. Setzen Sie sich auf den Boden und lehnen Sie Ihren Oberkörper etwas nach vorn zur Seite des zu behandelnden, aufgestellten Beins. Greifen Sie den TWISTER mit Daumen und Mittelfinger in den dafür vorgesehenen Einkerbungen. Setzen Sie den TWISTER an einem (schmerzenden) Punkt der Unterschenkelaußenseite an. Üben Sie leichten Druck aus, sodass die Noppen langsam für circa 5 Sekunden ins Gewebe »einschmelzen«, denn so erreichen Sie auch tiefere Bindegewebsschichten.
2. Anschließend führen Sie mit etwas Druck abwechselnd in beide Richtungen langsame Drehbewegungen aus, sodass das Bindegewebe mitverdreht wird. Halten Sie die Endposition der Drehung für etwa 5 Sekunden. Behandeln Sie so die gesamte Unterschenkelaußenseite. Führen Sie pro Punkt drei bis fünf Drehungen durch.

Schmerzpunkte in der Unterschenkelaußenseite lösen

Tool: BALL klein, gegebenenfalls plus Block

Geeignete Techniken:

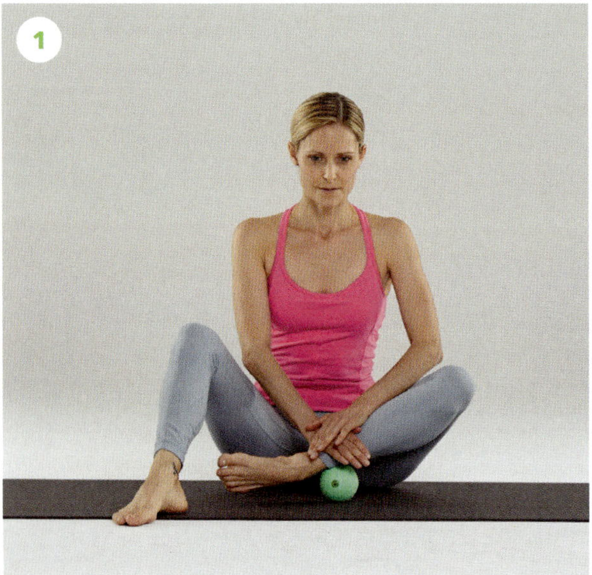

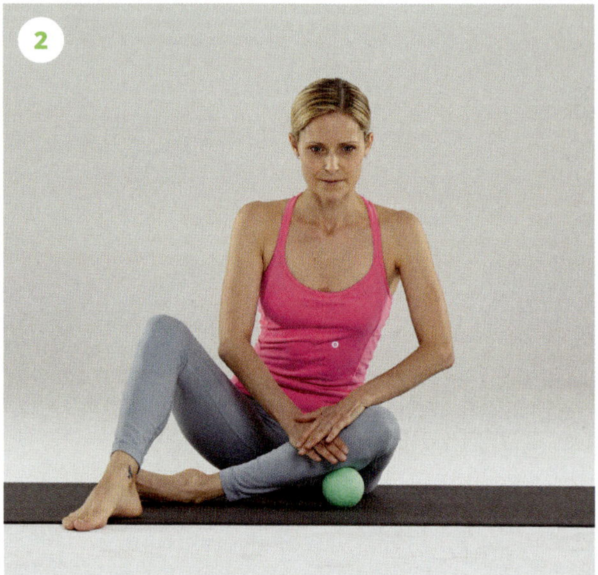

1. Setzen Sie sich auf den Boden, das zu behandelnde Bein liegt mit dem Unterschenkel vor dem Körper, das andere ist leicht aufgestellt. Platzieren Sie den kleinen BALL direkt vor dem Außenknöchel. Beide Hände liegen gegenüber an der Unterschenkelinnenseite.
2. Rollen Sie dann langsam vom Knöchel die Unterschenkelaußenseite entlang des Wadenbeinknochens bis hoch zum Knie aus. Der Druck kommt aus dem Oberkörper und den auf den Unterschenkel aufgestützten Händen.

Variante mit Fußbewegung

Verfahren Sie wie in der Hauptübung »Schmerzpunkte in der Unterschenkelaußenseite lösen« beschrieben, verweilen Sie jedoch besonders auf Schmerzpunkten und verwenden Sie folgende Techniken bis das Gewebe weicher wird: »Druck und Dehnung«, indem Sie die Zehen mehrmals zu sich anziehen und wieder ausstrecken. »Druck und Mobilisation«, indem Sie den Fuß mehrmals erst in eine und dann in die andere Richtung kreisen.

Unterschenkelinnenseite ausrollen

Tool: BALL klein

Geeignete Techniken: 

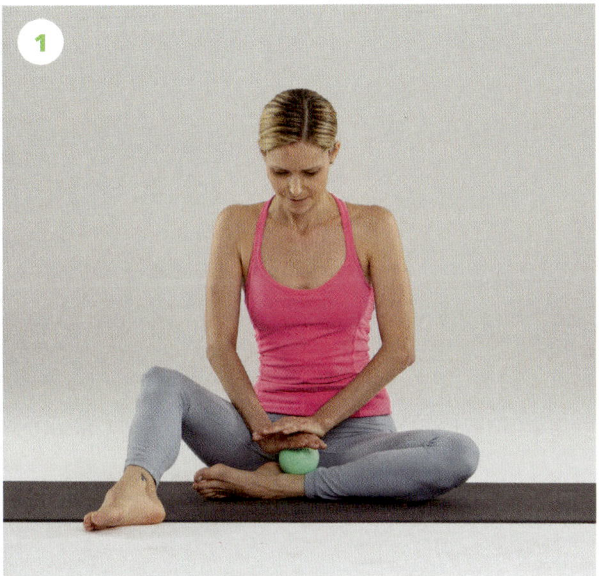

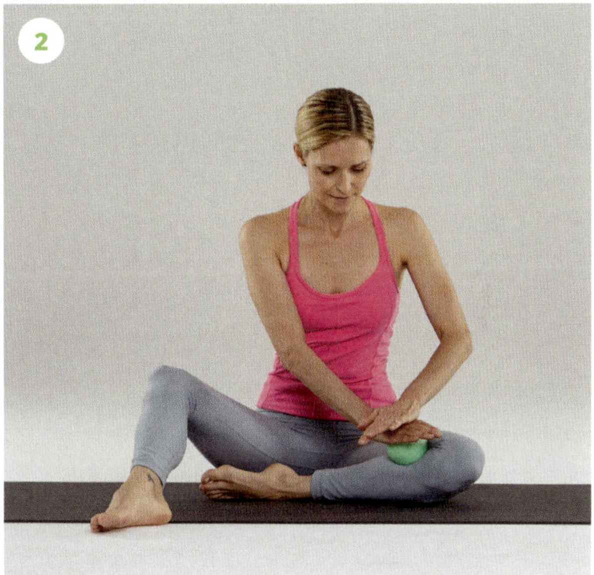

1. Setzen Sie sich auf den Boden oder auf einen Stuhl und legen Sie den Unterschenkel des zu behandelnden Beins vor sich ab beziehungsweise auf das andere Bein. Setzen Sie den BALL an der Schienbeininnenseite direkt hinter dem Innenknöchel an. Legen Sie die gegenseitige Hand flach auf den BALL und die andere Hand zur Führung und Druckverstärkung darüber.
2. Rollen Sie dann langsam das Gewebe um den Knöchel und an der Innenkante des Schienbeinknochens bis hoch zum Knie aus. Verwenden Sie hier besonders auch die Technik »Querfriktion« quer zum Unterschenkel.

Variante mit Fußbewegung

Verfahren Sie wie in der Hauptübung »Unterschenkelinnenseiten ausrollen« beschrieben, verweilen Sie jedoch besonders auf Schmerzpunkten und verwenden Sie folgende Techniken bis das Gewebe weicher wird:

- »Druck und Dehnung«, indem Sie die Zehen mehrmals zu sich anziehen und wieder ausstrecken.
- Wenn Sie auf dem Stuhl sitzen: »Druck und Mobilisation«, indem Sie den Fuß mehrmals erst in eine und dann in die andere Richtung kreisen.

Variante auf dem Stuhl

Setzen Sie sich auf einen Stuhl und schlagen Sie die Beine übereinander, der Knöchel des zu behandelnden Beins liegt über dem Knie des anderen. Ansonsten verfahren Sie wie in der Hauptübung »Unterschenkelinnenseiten ausrollen« und der »Variante mit Fußbewegung«.

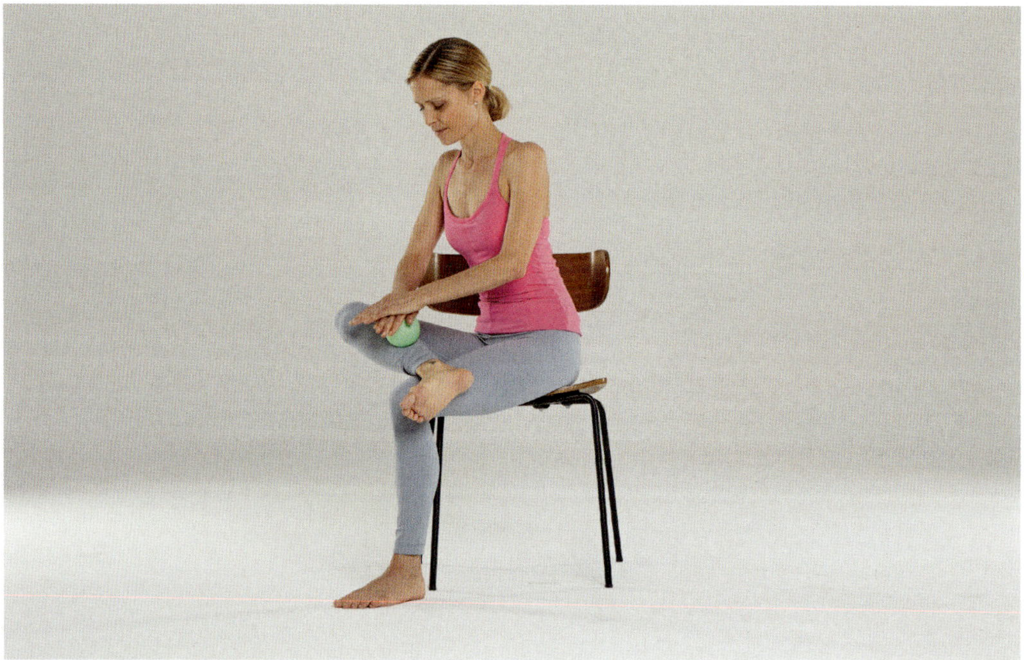

Zusätzliche SMT-Übungen angrenzender Körperbereiche

- Oberschenkel (Seite 191)
- Fuß (Seite 235)
- die entsprechende myofasziale Kette (Seiten 248)

Fallbeispiel Achillessehnenschmerzen

Eine 22-jährige Sportstudentin und im Leistungsbereich aktive Leichtathletin (Schwerpunkt Langdistanz) stellt sich mit Achillessehnenschmerzen links vor. Die Schmerzen spürt sie seit bereits vier Monaten, besonders morgens nach dem Aufstehen und nach stärkeren Belastungen beim Training tut ihr der Bereich weh. Bisher hat sie sich mit einer Sportsalbe eingerieben und gehofft, dass die Beschwerden wieder verschwinden. Mehr hat sie bisher noch nicht unternommen. Während ihres letzten Marathons, der vor vier Tagen stattfand, hat sie allerdings »plötzlich einen reißenden Schmerz in der unteren Wade« verspürt und musste frustriert aufgeben. Seitdem kann sie eine verdickte Stelle an der Achillessehne ertasten.

Maßnahmen

Zunächst werden besonders die Hüfte und die unteren Extremitäten der Patientin im Liegen und bei Belastung untersucht. Es wird deutlich, dass eine Beckenverdrehung vorliegt, die sich über das Kniegelenk ins linke Sprunggelenk fortsetzt. Beim Auftreten kommt es zu einer Überpronation (Abknicken des Fußes nach innen), in der Folge ist dann eine Achillessehnenentzündung entstanden. Muskulär werden auf Druck schmerzhafte Verhärtungen mehrerer Beinmuskeln sowie ein stark verkürzter Wadenmuskel gefunden. Des Weiteren ist der Hüftbeugemuskel auf der Gegenseite sehr druckempfindlich.

Mittels Techniken der Osteopathie und Myofaszial-Kinematik (Seite 270) werden in der folgenden Behandlungsserie die Verdrehungen im Skelett und die muskulären Verspannungen, inklusive Triggerpunkte, therapiert. Der jungen Sportlerin wird empfohlen, während der nächsten Wochen ihre Achillessehne zu schonen und zur Entzündungs- und Schmerzhemmung ein Enzympräparat zu nehmen. Therapieunterstützend und als Bewegungsausgleich werden ihr spezielle BLACKROLL®-Übungen gezeigt, mit denen sie ihre Muskeln und Faszien lockern und von Verklebungen lösen kann. Zusätzlich wird mit der Patientin über ihre Lauftechnik und ihre Laufschuhe gesprochen.

Verlauf

In der zweiten Sitzung berichtet die Patientin, dass ihr die Belastungspause zwar schwer fällt, sie jedoch fühlt, dass diese notwendig ist. Bei den BLACKROLL®-Selbstmassageübungen verspürt sie einen wohltuenden Schmerz, der von Mal zu Mal besser wird. Diese Beobachtung von ihr passt zu dem Tastbefund, dem nach auch die Muskelverhärtungen zurückgehen. In der dritten Sitzung, die nach drei Wochen stattfindet, ist die Schwellung der Achillessehne weg und die morgendlichen Schmerzen sind deutlich zurückgegangen. Die

Patientin bekommt noch eine zusätzliche Längenkraftübung für die hintere Muskelkette gezeigt, die sie vorsichtig durchführen soll. Weitere vier Behandlungen später, und sieben Wochen nach Erstvorstellung, kann die Patientin wieder schmerzfrei trainieren. Die BLACKROLL®- und Längenkraftübungen führt sie weiterhin fort.

Körperbereich Fuß

Beschwerdebilder/Diagnosen: Fußschmerzen, Fersenschmerzen, Plantarfasziitis, Fersensporn, Haglundferse, Hallux valgus, Morton-Syndrom, Tarsaltunnelsyndrom

Unsere beiden Füße bestehen je aus 27 Gelenken, über 30 Muskeln und Sehnen sowie über 100 Bändern. An die 2000 Nervenendigungen sind überdies in jedem Fuß zu finden. Doch diese gute Ausstattung hat einen sehr fundierten Grund, denn die Füße haben eine Vielzahl von Aufgaben zu erfüllen – in der Theorie auf jeden Fall.

Die Quer- und Längsgewölbe in den Füßen dämpfen Stöße ab und übertragen die Kraft beim Gehen. Die Rezeptoren an den Fußsohlen melden Informationen über die Bodenbeschaffenheit und unsere Position im Raum an das Zentralnervensystem, welches dadurch unsere Bewegungen steuert. Die Füße tragen unseren Körper, geben uns Bodenkontakt und Halt – so zumindest hat es die Natur vorgesehen. Die Realität hingegen sieht meist anders aus.

Tragen müssen uns die Füße durch viel Sitzen nur noch selten, direkter Bodenkontakt wird für gewöhnlich durch mehrere Lagen Gummi verhindert. Manchmal befinden sich sogar etliche Zentimeter Absatz zwischen Ferse und Grund, sodass es mit dem Halt dann auch erledigt ist. Die moderne Lebensweise bringt zwangsläufig Probleme mit sich: Folgen von Unterforderung der Fußgewölbemuskulatur und andererseits Überlastung – beide sind tatsächlich am häufigsten für Fußschmerzen verantwortlich. Eine schwache und verkümmerte Fußmuskulatur tritt heute nicht nur im höheren Lebensalter auf, sondern ist eine allgegenwärtige Gefahr. In Schuhen werden unsere Füße und Zehen dauerhaft unterfordert, eingedrückt und an bestimmten Stellen überlastet. In der Folge verliert der Fuß seine natürliche Quer- und Längsspannung, sodass kein natürliches Gehen mehr möglich ist. Daraus entwickeln sich Fehlstellungen wie Senk-, Spreiz-, Knick- und Plattfüße oder Kombinationen davon. Diese können dann wiederum durch Überlastung bestimmter Strukturen zu weiteren Beschwerden, wie beispielsweise einem Hallux valgus (Seite 237), führen. Insbesondere Menschen, die beruflich viel Stehen müssen, sportlich hohe oder einseitige Belastungen sowie Übergewicht haben, sind von Erkrankungen im Bereich der Füße betroffen.

Myofasziale Schmerzpunkte sind am häufigsten und intensivsten an den Sehnenansätzen zu finden, von denen es am Fuß etliche gibt. Die folgende Zuordnung von Schmerzlokalisationen zu häufig beteiligten Muskeln zeigt, wie vielfältig allein die myofaszialen Ursachen von **Fußschmerzen** sein können:

- gesamte Fußsohle mit Beteiligung der Achillessehne und Wade: hinterer Schienbeinmuskel
- Fußsohle vorn ohne Großzehenballen: kurzer und langer Zehenbeuger
- Fußsohleninnenseite mit Großzehenballen (teilweise mit Ausstrahlung in die Oberseite der ersten beiden Zehen): kurzer und langer Großzehenbeuger
- Fersen- und Fußinnenseite: Großzehenabspreizer
- Ferse: Wadenmuskeln mit Achillessehne
- Fußrücken entlang der Verlängerung der ersten beiden Zehen: langer und kurzer Großzehenstrecker
- Fußrücken entlang der Verlängerung der äußeren zwei bis drei Zehen: Zehenstrecker, dritter Wadenbeinmuskel (teilweise mit Beteiligung der äußeren Ferse)
- Oberseite Großzehe: vorderer Schienbeinmuskel

Warum Abwarten keine gute Lösung ist

INFO

Dauern solche myofaszialen Fehlspannungen und Fehlstellungen länger an und wird nichts unternommen, so entwickeln sich außer teilweise schmerzhaften Schwielen und Gewebeverhärtungen auch Veränderungen der Knochenstruktur.

Die **Plantarfasziitis** bezeichnet vom Namen her eine entzündliche Erkrankung der dicken, plattenartigen Fußsohlenfaszie. Viel häufiger ist jedoch eine Verkürzung dieser auch als Aponeurosis plantaris bezeichneten Faszie sowie eine Überbeanspruchung, die zu kleinsten Verletzungen führt. Sie geht üblicherweise mit einer Verkürzung der Achillessehne und der Wadenmuskulatur als Verlängerung der hinteren myofaszialen Zugbahn einher. Die an der inneren Sohlenseite der Ferse gelegenen Schmerzen sind morgens nach dem Aufstehen oder nach längeren Ruhepausen am stärksten, wenn die Belastung wieder eine Verlängerung des Fußgewölbes erfordert.

Circa die Hälfte aller Plantarfasziitis-Patienten hat auch einen Fersensporn. Ein **Fersensporn** kann sowohl an der Hinterseite (oberer Fersensporn) als auch an der Unterseite (unterer Fersensporn) der Ferse entstehen. Je nachdem, ob die Achillessehne oder die dicke Plantarfaszie der Fußsohle hauptsächlich dafür verantwortlich ist. Durch eine Dauerüberlastung der jeweiligen Sehne zieht diese an der Knochenhaut, mit der Folge einer knöchernen Verdickung, Verkalkung und besonders morgendlicher, stechender Fersenschmerzen. Ein unterer Fersensporn wird relativ häufig mit einer Reizung des sogenannten Baxter-Nervs verwechselt. Dieser Nerv kreuzt auf seinem Weg zum kleinen Zeh am inneren Fersenbein eine Engstelle und kann durch Fehlstellungen der Füße und starke Belastung zusammengedrückt werden. Typischerweise ist der Hauptschmerzpunkt unterhalb des Innenknöchels zu spüren.

Die **Haglundferse** oder auch Haglundexostose beschreibt eine Formveränderung des Fersenbeinknochens, die durch Überlastung, Reibung oder Druck stark schmerzhaft sein kann. Sie tritt meist in Verbindung mit einem oberen Fersensporn bei sportlich aktiven Menschen auf.

Ein **Hallux valgus** ist üblicherweise durch Überlastung des Vorfußes bedingt. Die Fehlstellung tritt vornehmlich bei Frauen, die gern hochhackige Schuhe tragen, auf und ist zudem häufig mit einem Spreizfuß assoziiert. Dabei dreht die Großzehe am Grundgelenk nach außen und mit der Spitze gegenläufig über die zweite Zehe. Dieser Ballenzeh führt mit der Zeit über Reizungen und Verschleiß zu Schmerzen bis hin zu einer Versteifung, dem Hallux rigidus. Oft im Zusammenhang mit dem Hallux valgus entstehen Krallen- und Hammerzehen. Ursache sind meist enge Absatzschuhe und fehlende Ausgleichbewegungen der verkürzten Sehnen. Ist ein Zeh im Mittelgelenk dauerhaft gebeugt, im Grundgelenk jedoch gestreckt, so spricht man aufgrund des Aussehens vom Krallenzeh. Eine dauerhafte Beugung im Endglied dagegen wird als Hammerzeh bezeichnet.

Hallux valgus und Spreizfuß können des Weiteren Auslöser für das **Morton-Syndrom** sein. Bei diesem Nervenkompressionssyndrom schwellen bestimmte Nerven an der Fußsohle durch Reizung an und führen zu knotenartigen Verdickungen. Starke Vorfußschmerzen bei Belastung, die bis in die Zehen ausstrahlen, oder auch das Gefühl eines Steinchens im Schuh, sind typisch für die Morton Neuralgie.

Das **Tarsaltunnelsyndrom** entspricht dem Karpaltunnelsyndrom am Handgelenk. Der Schienbeinnerv durchläuft an der Sprunggelenksinnenseite eine enge Durchtrittsstelle, den Tarsaltunnel, bevor er sich im Fuß weiter verzweigt. Druck auf den Tarsaltunnel durch Muskelverhärtungen oder auch enge Schuhe können den Nerv reizen und zu brennenden Schmerzen oder Taubheitsgefühl im Fuß führen.

Moderne Unter- und Überforderung der Füße

INFO

Generell ist der Mensch als Ausdauerläufer konzipiert. Doch geben wir heutzutage in der überzivilisierten Welt unseren Füßen kaum noch Auslauf. Durch Schuhwerk und komfortablen Alltag werden die Strukturen nicht mehr gefordert. Gleichzeitig wird ihnen in diesem verkümmerten Zustand dann aber bei sportlichen Aktivitäten oftmals zu viel abverlangt.

SMT-Übungsprogramm bei Fußschmerzen

Hinweis: Im Falle eines Fersensporns lassen Sie den stechenden Schmerzpunkt beim Ausrollen zunächst aus. Nach deutlicher Besserung können Sie mit zunächst sehr wenig Druck auch diesen Punkt behandeln.

Fußsohle ausrollen

Tool: Rolle MINI oder DUOBALL klein oder BALL klein

Geeignete Techniken:

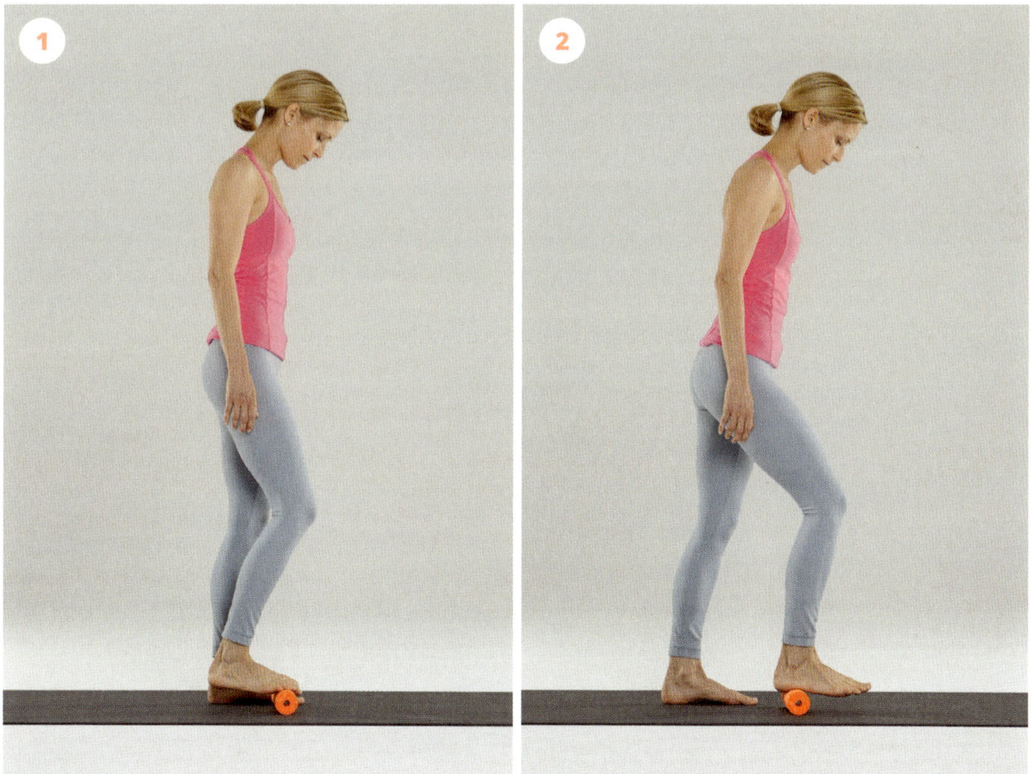

1. Stellen Sie sich entspannt hin. Platzieren Sie die MINI-Rolle möglichst unter Ihrem Körperschwerpunkt und legen Sie die Zehen des zu behandelnden Fußes darauf.
2. Rollen Sie dann langsam die gesamte Fußsohle bis zur Ferse hin aus. Verwenden Sie bei Benutzung des BALLS auch die zirkulierende Massage und die Massage in Querrichtung.

Hinweis: Achten Sie besonders darauf, sowohl die Sohleninnen- als auch die Sohlenaußenkante miteinzubeziehen. Dies gelingt mit dem kleinen DUOBALL besonders gut.

Wirkungen einer SMT-Behandlung der Füße

INFO

Das Ausrollen der Füße hat einen sehr belebenden Effekt und wird unabhängig des individuellen Beschwerdebildes empfohlen. Zudem stehen die Füße mit fast allen myofaszialen Ketten in Verbindung, sodass allein deren Behandlung schon eine große Wirkung auf den restlichen Bewegungsapparat haben kann. Lokale Arbeit – globale Wirkung.

Variante im Sitzen

Sie können die Hauptübung »Fußsohle ausrollen« ebenso im Sitzen durchführen. Ich empfehle dies jedoch nur Personen, die im Stehen Schwierigkeiten haben, da im Sitzen die Beinmuskulatur merklich angespannt werden muss, um den notwendigen Druck aufzubringen. Das Ziel ist jedoch, die Muskulatur in die Entspannung zu bringen.

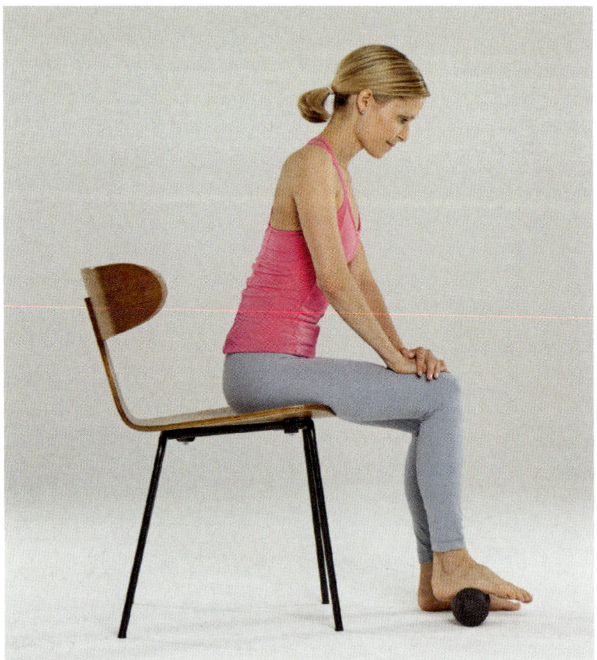

Schmerzpunkte in der Fußsohle lösen

Tool: BALL klein

Geeignete Techniken:

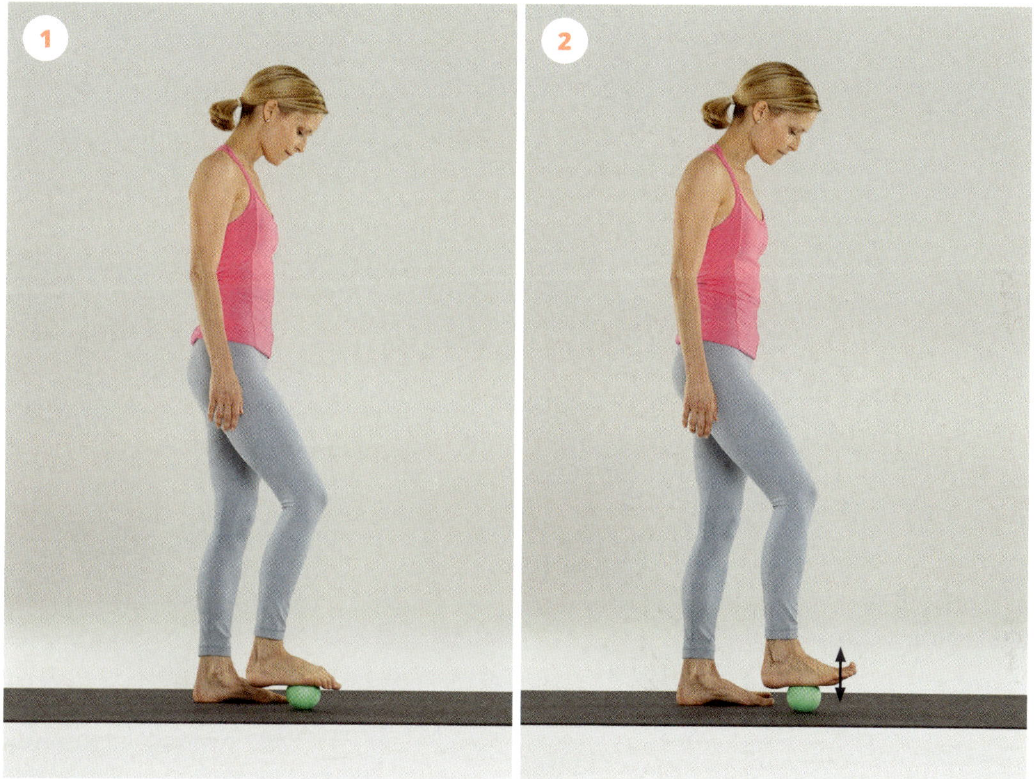

1. Gehen Sie wie in der Übung »Fußsohle ausrollen« vor, verweilen Sie diesmal jedoch an schmerzhafteren Druckpunkten und versuchen Sie, für mindestens 10 Sekunden zu entspannen, bis der Schmerz nachlässt oder sich verändert.
2. Dann verwenden Sie die Technik »Druck und Dehnung«, indem Sie die Zehen mehrmals abwechselnd einkrallen und hochziehen bis die Verhärtungen noch weicher werden.

Fußsohle verdrehen

Tool: TWISTER

Geeignete Techniken:

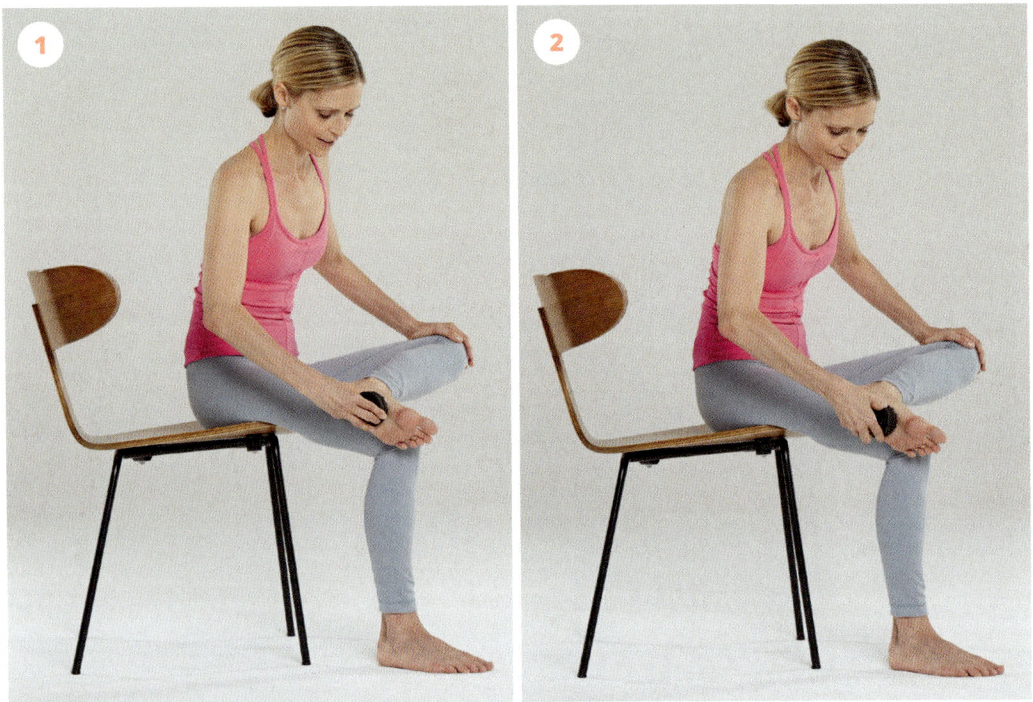

1. Setzen Sie sich auf einen Stuhl und schlagen Sie die Beine übereinander, der Unterschenkel des zu behandelnden Beins liegt über dem anderen. Greifen Sie den TWISTER mit Daumen und Mittelfinger in den dafür vorgesehenen Einkerbungen. Setzen Sie den TWISTER an einem (schmerzenden) Punkt der Fußsohle an. Üben Sie leichten Druck aus, sodass die Noppen langsam für circa 5 Sekunden ins Gewebe »einschmelzen«, denn so erreichen Sie auch tiefere Bindegewebsschichten.
2. Anschließend führen Sie mit etwas Druck abwechselnd in beide Richtungen langsame Drehbewegungen aus, sodass das Bindegewebe mitverdreht wird. Halten Sie die Endposition der Drehung für etwa 5 Sekunden. Behandeln Sie so die gesamte Fußsohle. Führen Sie pro Punkt drei bis fünf Drehungen durch.

Fußsohle ausstreichen

Tool: TWISTER plus Massageöl, Lotion

Geeignete Techniken:

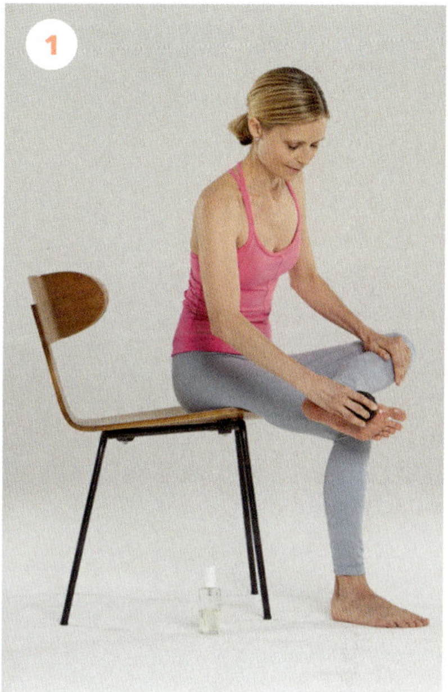

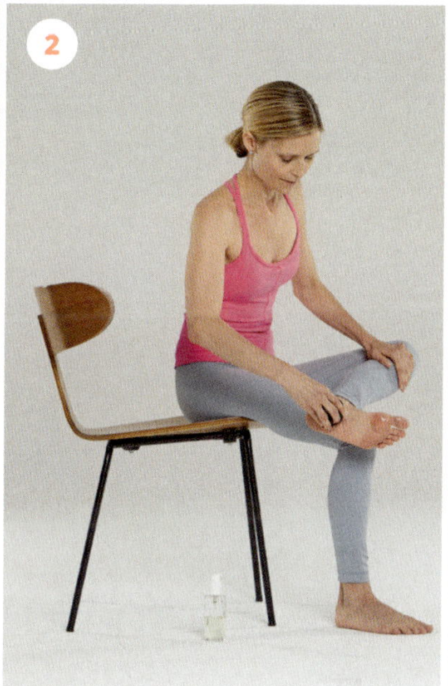

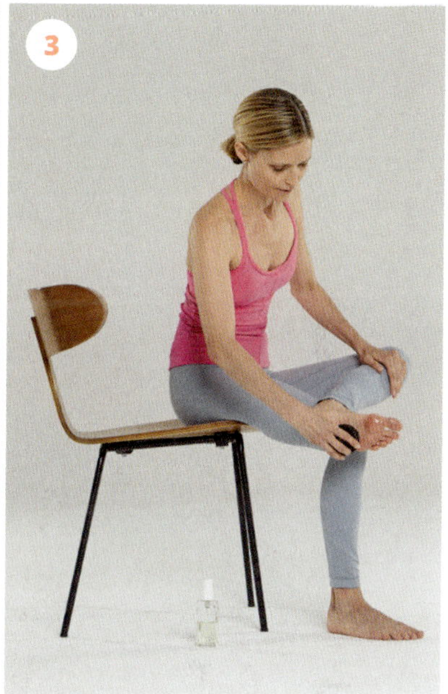

1. Setzen Sie sich auf einen Stuhl und schlagen Sie die Beine übereinander, der Knöchel des zu behandelnden Beins liegt über dem Knie des anderen. Greifen Sie den TWISTER mit der gegenseitigen Hand und setzen Sie ihn vorn am Großzehenfußballen an. Üben Sie leichten Druck aus, sodass die Noppen langsam für circa 5 Sekunden ins Gewebe »einschmelzen«, denn so erreichen Sie auch tiefere Bindegewebsschichten.
2. Streichen Sie nun in sehr langsamer Zeitlupengeschwindigkeit und konzentriert in einer geraden Streichbahn die Fußsohle bis zur Ferse hin aus, über Sie dabei etwas Druck aus.
3. Um die gesamte Fußsohle zu behandeln, wiederholen Sie die Schritte 1 und 2 mehrmals, jedoch jedes Mal in einer Streichbahn leicht neben der vorigen.

Hinweis: Es kann angenehmer sein, wenn Sie ein wenig Massageöl benutzen, ohne können sich die Noppen des TWISTERS zu rau anfühlen.

Fußsohle und Zehen aufweiten

Tool: Rolle MINI

Geeignete Techniken:

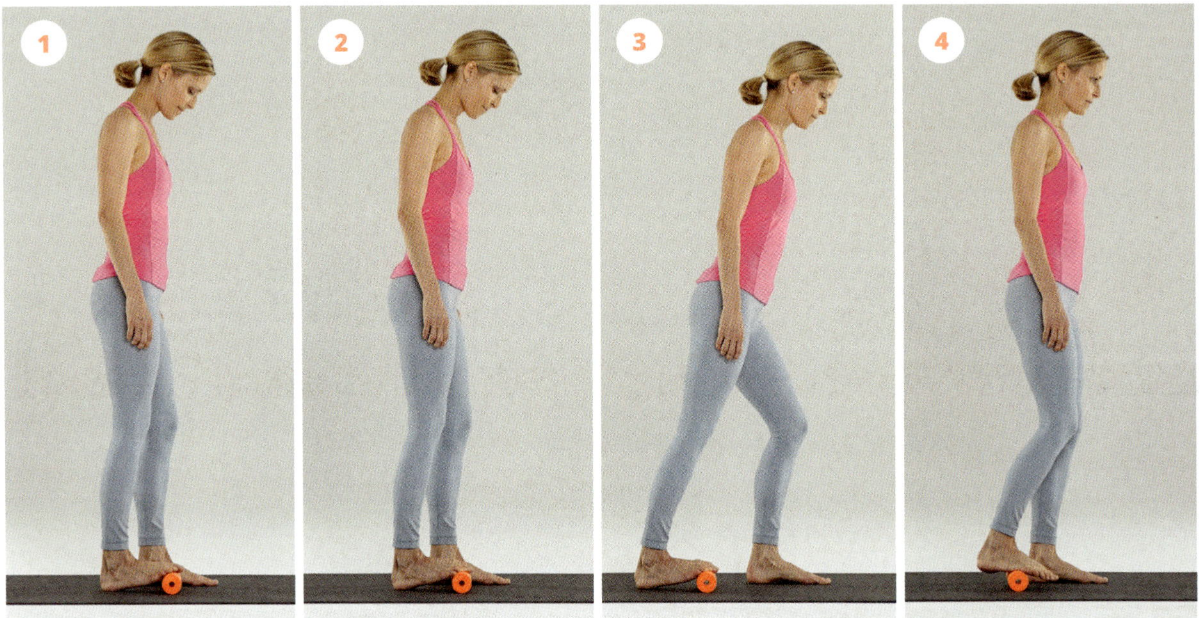

1. Stellen Sie sich entspannt hin. Platzieren Sie die MINI-Rolle unter den Zehen des betroffenen Fußes. Das Bein ist gestreckt, die Ferse bleibt am Boden. Spreizen Sie die Zehen dann so weit es geht auseinander, helfen Sie ruhig mit den Händen etwas nach. Das andere Bein steht im leichten Ausfallschritt leicht angewinkelt davor.
2. Drücken Sie aus dieser Vorspannung die Zehen für 7 bis 10 Sekunden in die MINI-Rolle.
3. Lassen Sie dann den aktiven Zehendruck los und intensivieren Sie die Dehnung von den Zehen über die Fußsohle und die Ferse für circa 7 Sekunden noch ein wenig mehr, indem Sie den Körper und das Bein weiter nach vorn schieben. Wiederholen Sie die Schritte 2 und 3 noch ein bis zwei Mal.
4. Rollen Sie dann die gesamte Fußsohle bis zu den Fersen ab, wie in der Übung »Fußsohle ausrollen« auf Seite 239 beschrieben.

Zehen- und Fußrücken ausrollen

Tool: Rolle MICRO/MINI oder BALL klein

Geeignete Techniken:

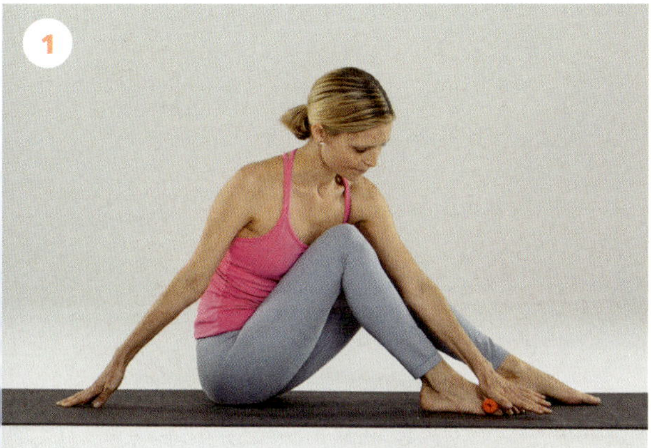

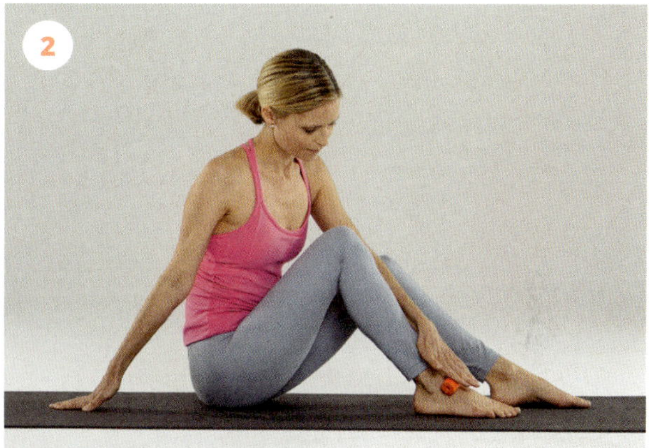

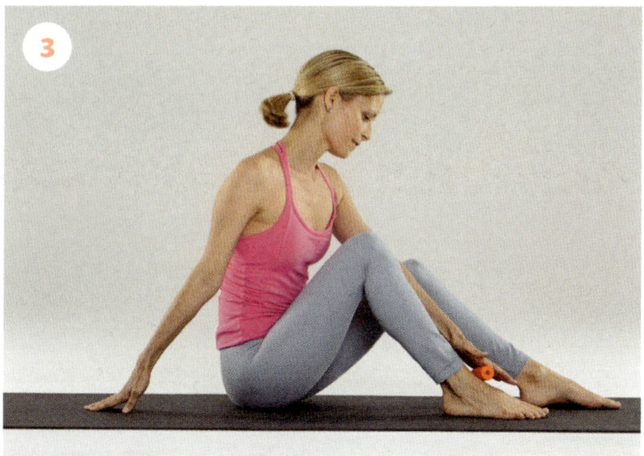

1. Setzen Sie sich mit aufgestellten Füßen auf den Boden und lehnen Sie Ihren Oberkörper nach vorn. Platzieren Sie die MICRO-Rolle mit der gegenseitigen Hand an den Zehenspitzen.
2. Rollen Sie dann alle Zehen und den Fußrücken bis hoch zum Sprunggelenk langsam aus.
3. Beziehen Sie auch den inneren Fußrücken mit dem Bereich unterhalb des Innenknöchels mit ein.

Fußrücken und Fußsohle gleichzeitig ausrollen

Tool: DUOBALL klein, Rolle MINI

Geeignete Techniken: 

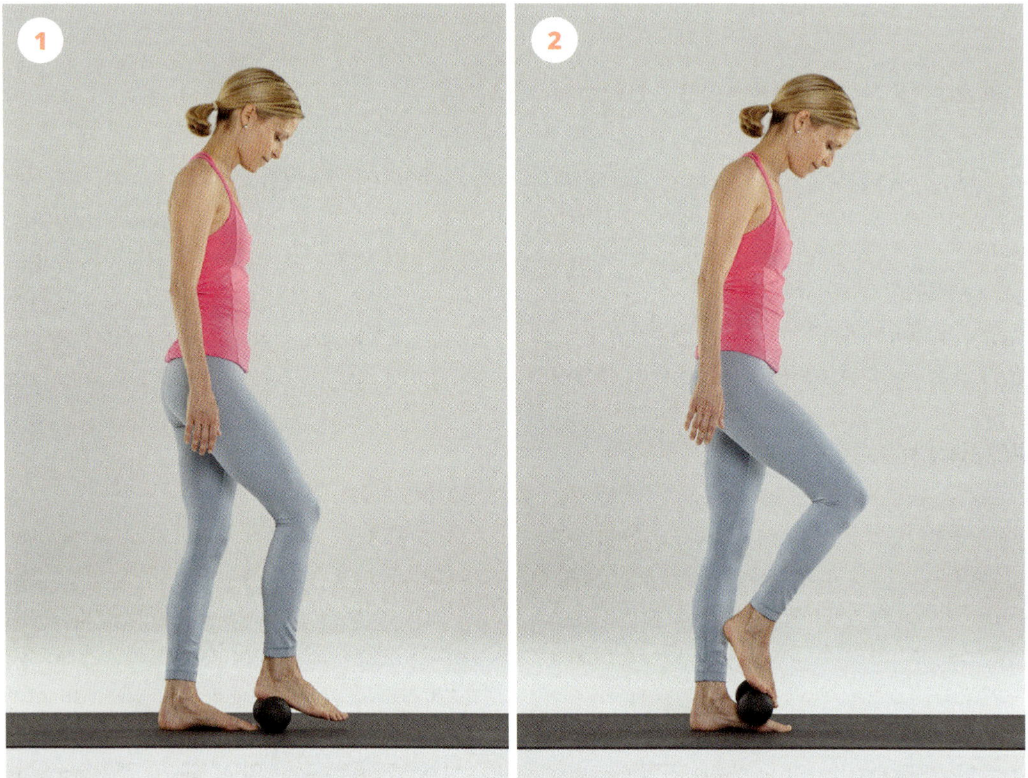

1. Stellen oder setzen Sie sich entspannt hin. Platzieren Sie den kleinen DUOBALL direkt vor einem Fuß und legen Sie die Ferse des anderen Fußes darauf.
2. Rollen Sie dann den DUOBALL mit Hilfe des anderen Fußes auf Ihre Zehen, indem Sie diesen mit Druck zu sich heranziehen. Rollen Sie dann alle Zehen und den Fußrücken bis hoch zum Sprunggelenk langsam aus. Dabei wird gleichzeitig die Sohle des anderen Fußes mitmassiert.

Zusätzliche SMT-Übungen angrenzender Körperbereiche

- Unterschenkel (Seite 214)
- die entsprechende myofasziale Kette (Seiten 248)

Fallbeispiel Fersenschmerzen

Ein 74-Jähriger hat seit zwei Wochen Schmerzen an der linken Ferse unten – so stellt sich mir der rüstige Pensionär vor und erklärt, dass er besonders beim Auftreten Probleme hat. Beim Golfspielen kann er nur noch den halben Platz bewältigen. Er berichtet, dass er genau vor einem Jahr schon einmal die gleichen stechenden Schmerzen hatte. Damals wurde ein Fersensporn diagnostiziert und mit Stoßwellentherapie relativ erfolgreich behandelt. Sein jetziger Arzt hat ihm zur Behandlung der aktuellen Schmerzen eine Spritze in die Ferse gegeben und ihn überwiesen.

Maßnahmen

Die gründliche Untersuchung des Bewegungsapparats zeigt, dass Plattfüße bestehen und es mehrere druckempfindliche Stellen an der Sohle gibt. Jedoch ist noch kein erneuter Fersensporn zu diagnostizieren. Außerdem sind Verkürzungen der Waden- und der hinteren Oberschenkelmuskulatur festzustellen. Während der folgenden Behandlungsserie werden mittels Myofaszial-Kinematik (Seite 270) und Osteopathie die kleinen Fußgelenke korrigiert, Triggerpunkte behandelt und die muskulären Defizite reguliert, um weniger Zug der Sehne am Fersenbein zu erreichen. Ergänzend werden spezielle Fußübungen gemacht, die die Fußgewölbespannung wieder entwickeln sollen. Zusätzliche BLACKROLL®-Übungen werden als Ergänzung eingesetzt, um die Plantarfaszie (Seite 237) wieder geschmeidiger zu bekommen. Alle Übungen kann der Patient zukünftig regelmäßig zu Hause fortführen.

Verlauf

Zwei Wochen später berichtet der Patient von einer Besserung. Die Übungen macht er diszipliniert. Die Untersuchung bestätigt, dass die Anzahl und die Intensität der druckschmerzhaften Punkte deutlich abgenommen haben. Der Ehrgeiz des Patienten bezüglich des Golfspielens muss etwas gebremst werden, damit er seinen Fuß während des Gewebeumbaus nicht überlastet. Während der nächsten zwei Sitzungen nehmen die Schmerzen weiter ab, sodass der Patient fünf Wochen nach Erstvorstellung schmerzfrei ist und wieder die komplette Golfrunde gehen kann. Die Fußgymnastik und BLACKROLL®-Übungen sollte er weiterführen.

Effektivitätssteigerung durch Einbeziehung der Faszienketten

Die Liste der schmerzauslösenden Ursachen ist lang. Da über die myofaszialen Ketten, neuronale Verknüpfungen und Meridiane der gesamte Körper in verschiedenen Bahnen verbunden ist, kann die Ursache häufig an ganz anderer Stelle liegen, als an der, an der die Schmerzen zu spüren sind. Ein Grundprinzip der Schmerzbehandlung lautet: Es sollte mindestens auch der Bereich ober- und unterhalb des Schmerzpunktes mitbehandelt werden.

Im normalen Zustand ist die Muskelfaszie straff, aber gut verschiebbar. Durch Verletzungen, Narbenbildung, Entzündungen oder wiederkehrende Überlastung des Gewebes wird das Bindegewebe verändert. Es wird weniger beweglich, neigt zu Verkürzungen und Verklebungen und wird durch den geringeren Flüssigkeitsanteil spröde, was minimale Risse in der Faszie bedeuten kann. All dies wiederum führt dazu, dass Spannungen über mehrere Abschnitte hinweg auf den Rest des Bewegungsapparats und die Organe übertragen werden. Die Möglichkeit dieser Spannungsübertragung zwischen Muskeln macht es sinnvoll, jeweils die gesamte myofasziale Kette in Therapie und Übungen einzubeziehen. Anstatt sich auf einzelne, isolierte Strukturen wie Muskeln oder Gelenke zu fokussieren, ist ein ganzheitlicherer Ansatz erfahrungsgemäß vielversprechender – insbesondere bei Überlastungsschmerzen sowie Symptomen mit ausstrahlenden Schmerzen, die mehrere Strukturen innerhalb einer oder verschiedenen myofaszialen Zugbahnen betreffen. Für die SMT-Übungen sind die myofaszialen Ketten am relevantesten, die hier vorgestellt werden. Sie verbinden den Körper von Kopf bis Fuß beziehungsweise Fuß bis Kopf oder von Hand zu Hand. Diese Zugbahnen beeinflussen sich ebenfalls wieder gegenseitig und arbeiten immer im Zusammenspiel.

Die beschriebenen Selbsttests der Ketten können Sie vor dem Start Ihres Selbstbehandlungsprozesses machen und beispielsweise in zweiwöchigen Abständen wiederholen, um die mittel- und langfristigen Fortschritte festzustellen. Oder Sie nutzen Sie im Sinne eines direkten Vorher-nachher-Vergleichs vor und nach jeder SMT-Übungseinheit. Fällt Ihnen der Selbsttest danach allgemein leichter? Hat sich das Bewegungsausmaß vergrößert? Spüren Sie bei der Ausführung weniger Schmerzen oder Spannungen?

Vordere oberflächliche Kette

Die vordere oberflächliche Kette zieht von der Zehenoberseite die vorderen Unter- und Oberschenkel hinauf bis zu den vorderen Vorsprüngen der Beckenschaufel. Hier ist sie strukturell zwar unterbrochen, scheint jedoch insbesondere bei Beugung und Streckung des Oberkörpers funktionell als Einheit zu agieren, was aktuell von Faszienforschern diskutiert wird. Am Schambein setzt die vordere oberflächliche Kette wieder an und verläuft die gerade Bauchmuskulatur entlang, weiter über die Brustfaszie und den Kopfwendemuskel bis zum Hinterkopf. Gemeinsam mit der hinteren oberflächlichen Zugbahn ermöglicht sie in Balance eine aufrechte Haltung. Zudem ist sie für das Vorbeugen des Oberkörpers und das Strecken der Beine sowie den Schutz der inneren Organe zuständig.

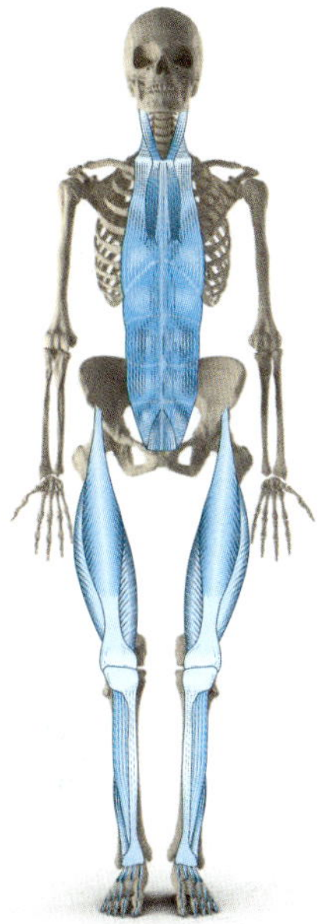

Die vordere oberflächliche Zugbahn stellt den Gegenspieler zur hinteren oberflächlichen Kette dar.

Selbsttest

1. Gehen Sie hüftbreit in den Kniestand, die Fußrücken liegen flach ab. Oberkörper und Oberschenkel sind in einer Linie senkrecht ausgerichtet. Hals und Kopf befinden sich in Verlängerung der restlichen Wirbelsäule, wobei das Kinn leicht nach unten zieht und der Nacken lang wird. Die Hände legen Sie auf den Bauch.
2. Lehnen Sie sich dann aus den Oberschenkeln mit dem gesamten Körper circa 20 Grad nach hinten, drücken Sie mit den Zehen in den Boden und schieben Sie das Becken nach vorn. Achten Sie darauf, dass der Kopf nicht vorn stehen bleibt. Halten Sie die Position für 15 Sekunden.

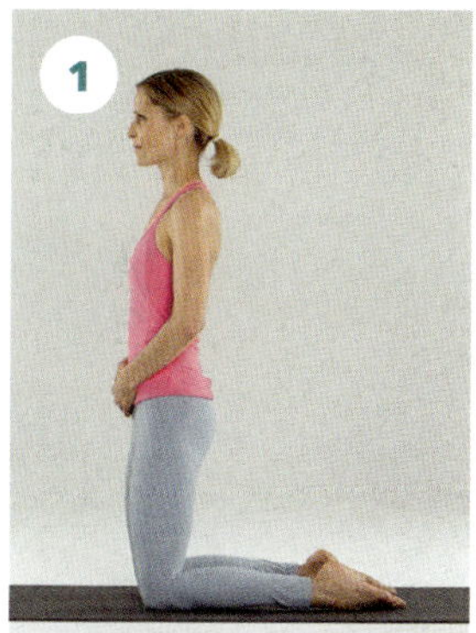

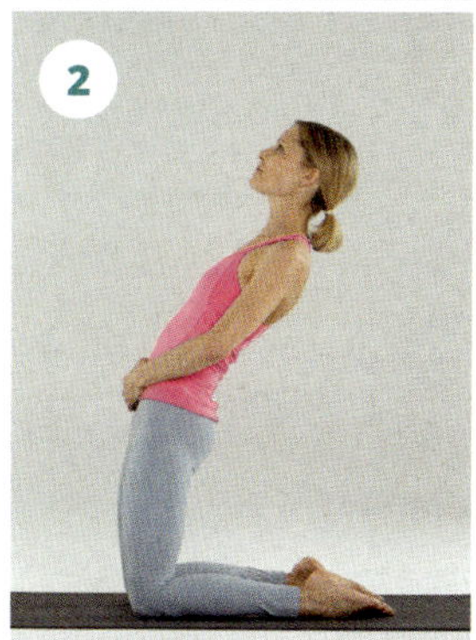

Anzeichen für eine Fehlfunktion unterschiedlichen Ausmaßes:

- Die Bauchmuskulatur fängt schnell an zu zittern.
- Sie können den Kopf nur schwer in der beschriebenen Position halten.
- Sie können das Becken nicht gut vorschieben.
- Sie spüren starke Spannung in den Fußrücken oder den vorderen Oberschenkeln.

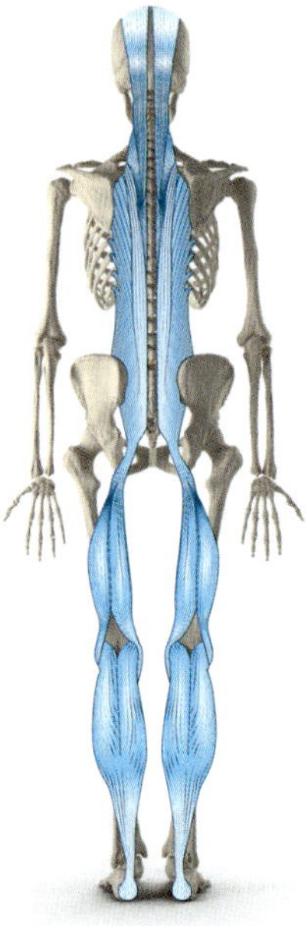

Hintere oberflächliche Kette

Die hintere oberflächliche Kette zieht von der Zehenunterseite über die Achillessehne die gesamte Beinhinterseite zu den Sitzbeinhöckern und dem Kreuzbein, dann weiter rechts und links entlang der Wirbelsäule den Rücken hinauf und von dort über den Nacken und die Schädeldecke bis vor zu den Augenbrauen. Gemeinsam mit der vorderen oberflächlichen Zugbahn ermöglicht sie in Balance eine aufrechte Haltung. Zudem ist sie für die Aufrichtung und das nach hinten Lehnen des Körpers sowie das Beugen der Beine zuständig.

Die hintere oberflächliche Zugbahn stellt den Gegenspieler zur vorderen oberflächlichen Kette dar.

Selbsttest

Stehen Sie hüftbreit mit durchgestreckten Knien und gerade nach vorn ausgerichteten Füßen. Beugen Sie dann den Oberkörper mit locker nach unten hängendem Kopf und Armen nach vorn. Versuchen Sie nicht durch Federn oder anderweitige Bewegungen den Finger-Boden-Abstand zu verringern, denn es geht hier um Ermittlung des Istzustands. Merken Sie sich für spätere Vergleiche den Abstand der Finger beziehungsweise der Handballen zum Boden sowie das Spannungsgefühl in Teilbereichen der hinteren Zugbahn.

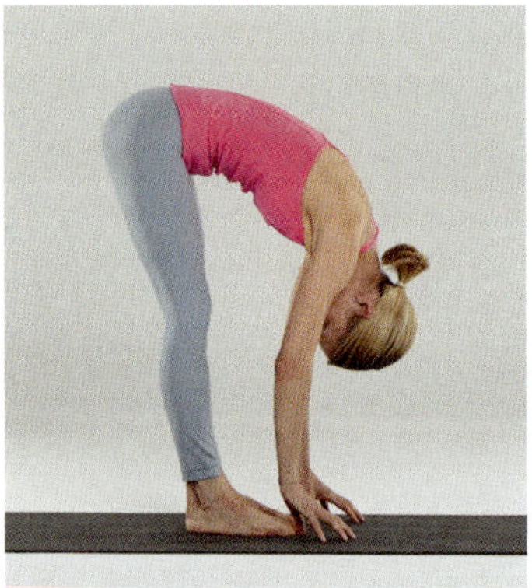

Anzeichen für eine Fehlfunktion unterschiedlichen Ausmaßes:

- Sie können die Position nicht annähernd einnehmen, ohne die Knie zu beugen.
- Die Fingerspitzen erreichen den Boden nicht.
- Sie können den Kopf nicht locker hängen lassen, weil er in den Nacken gezogen wird.
- Sie spüren starke Spannung in den Waden, den hinteren Oberschenkeln oder dem Rücken.

Seitliche Ketten

Hiervon gibt es pro Körperseite eine, sodass diese den Körper von beiden Seiten umfassen. Sie ziehen von der Mitte der Fußsohlen über die Unter- und Oberschenkelaußenseite hinauf zum seitlichen Gesäß, von dort weiter über die seitliche Rumpf- und Zwischenrippenmuskulatur bis hoch zum seitlichen Schädel. Gemeinsam ermöglichen es die beiden seitlichen Ketten, den Körper mittig in Balance zu halten, indem sie auch Kräfte der anderen Zugbahnen ausgleichen. Zudem sind sie für die Seitneigung des Körpers sowie das Abspreizen der Beine zuständig.

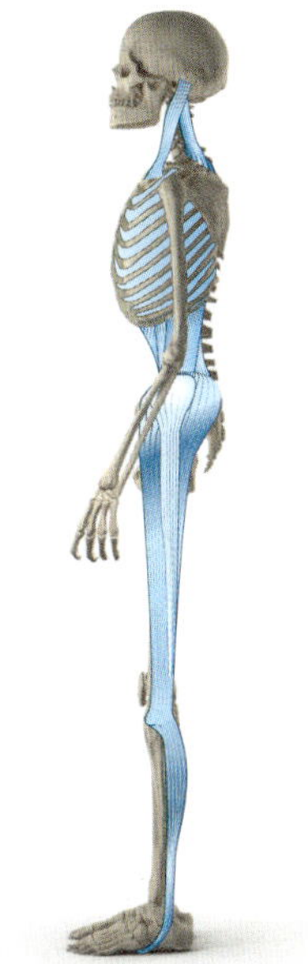

Die seitlichen Zugbahnen stellen jeweils den Gegenspieler zur anderen Körperseite dar.

Selbsttest

1. Stellen Sie sich hüftbreit mit nach vorn ausgerichteten Füßen hin. Ein Arm hängt locker neben dem Körper, der andere ist gerade nach oben gestreckt.
2. Lehnen Sie dann Ihren Oberkörper zur Seite des hängenden Armes. Der Kopf neigt sich ebenfalls zur gleichen Seite während die Hüfte zur Gegenseite drückt, sodass eine Bogenspannung über die komplette lange Seite aufgebaut wird. Achten Sie darauf, mit den Füßen, der Hüfte, dem Schultergürtel, dem Kopf und dem Arm in einer Ebene zu bleiben.

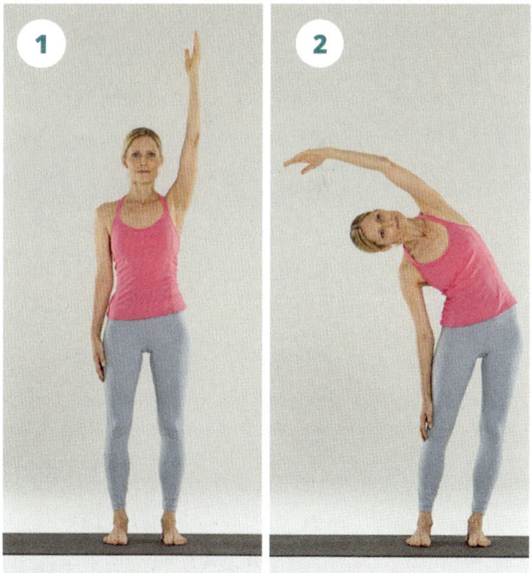

Anzeichen für eine Fehlfunktion unterschiedlichen Ausmaßes:

- Die Finger des hängenden Armes erreichen nicht die Mitte des Knies.
- Sie machen Ausweichbewegungen und können nicht in einer Ebene bleiben.
- Sie spüren starke Spannung in der Beinaußenseite, der Hüfte, der Rumpfflanke, dem Arm oder dem Nacken.

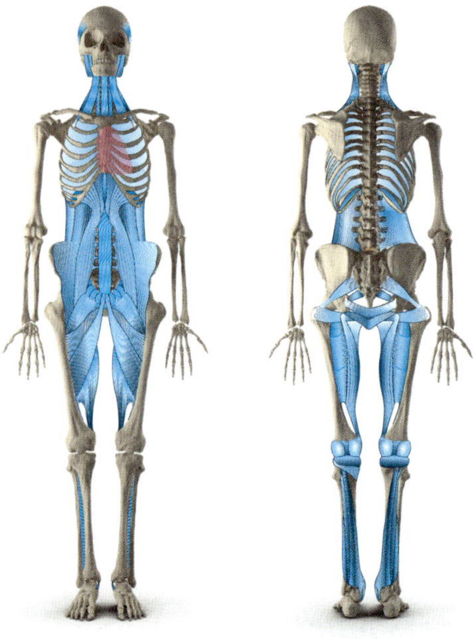

Vordere tiefe Kette

Die vordere tiefe Kette zieht von der Zehenunterseite die tiefen Wadenmuskeln entlang weiter über die Oberschenkelinnenseiten, die tiefen Gesäßmuskeln und verbindet über die Hüftbeugemuskeln den Unterkörper mit dem Oberkörper. Des Weiteren schließt sie im Körperkern den Beckenboden, die tiefen Rumpfmuskeln entlang der Wirbelsäule, das Zwerchfell und die tiefe Brustkorbmuskulatur ein, bis sie schließlich über die seitlichen und vorderen Halsmuskeln am Hinterkopf sowie an der Kiefermuskulatur endet. Die tiefe vordere Zugbahn unterstützt aus dem Zentrum die oberflächlichen Ketten. Dieser innere Kern wirkt als stabilisierende und unterstützende Grundlage für die Ausgeglichenheit aller anderen Zugbahnen.

Die vordere tiefe Zugbahn ist bei jeder denkbaren Position und Bewegung beteiligt.

Selbsttest

1. Legen Sie sich mit aufgestellten Beinen auf den Rücken. Heben Sie das Becken und platzieren Sie die BLACKROLL® unter Ihrem oberen Gesäßbereich.
2. Umfassen Sie ein Knie und ziehen Sie es in einer Linie an Ihren Oberkörper. Das andere Bein strecken Sie aus und lassen es entspannt hängen.

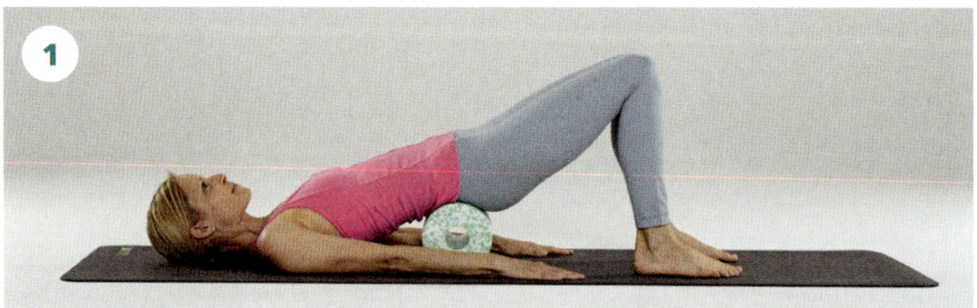

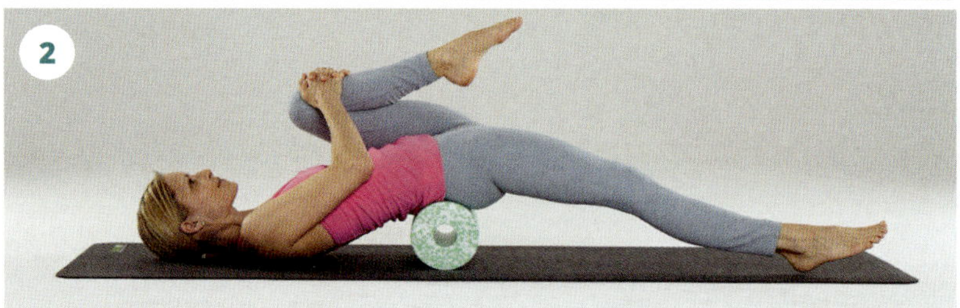

Anzeichen für eine Fehlfunktion unterschiedlichen Ausmaßes:

- Sie können das Knie nicht in einer Linie bis knapp an den Oberkörper bringen oder müssen extrem stark ziehen (dies betrifft auch andere Zugbahnen).
- Das ausgestreckte Bein wird automatisch mit nach oben gezogen, sodass Sie den größten Teil des Oberschenkels sehen können, wenn Sie den Kopf heben.
- Sie spüren starke Spannung im Bauchraum, dem Becken oder der Oberschenkelvorderseite.

Hinweis: Die Selbsttests der anderen Ketten – insbesondere die Beckenposition beim Test der oberflächlichen vorderen Zugbahn – geben ebenfalls Hinweise darauf, wie es um die tiefe vordere Kette bestellt ist.

Die Sonderfunktion der tiefen vorderen Kette INFO

Der tiefen vorderen Kette kommt mit ihren zahlreichen, verbundenen Muskeln - insbesondere im Becken- und Rumpfbereich der Körpermitte - eine Sonderfunktion zu. Hier vereinen sich Strukturen, die wesentlich für die tiefe Rumpfstabilisierung und Aufrichtung aus der Körpermitte verantwortlich sind. Dies sind alles Strukturen, die in der heutigen zivilisierten, sitzenden und stressigen Welt bei einem Großteil der Menschen verspannt und verkürzt sind. Daher stellt die tiefe vordere Zugbahn oft die Wurzel chronischer Schmerzsyndrome dar.

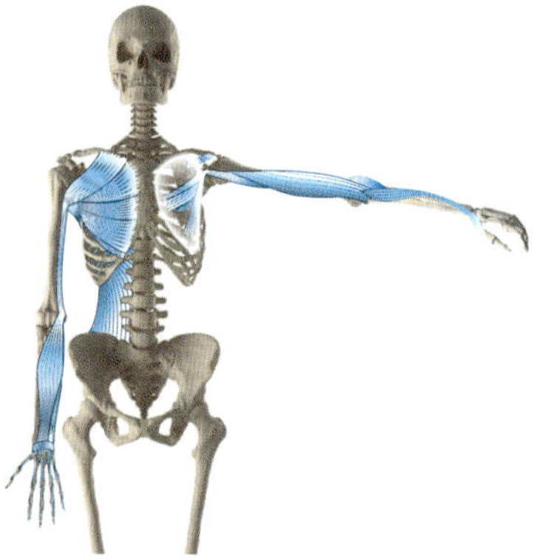

Die Armzugbahnen sind vor allem auf Bewegung der Finger, Hände, Arme und Schultern ausgelegt.

Vordere Armkette

Die vordere Armkette zieht beidseitig von den unteren Fingerseiten die weiter innen liegenden Unter- und Oberarme entlang und weiter über die Brustmuskeln zum Brustbein. Trotz ihrer Bezeichnung als vordere Armlinie verläuft sie von den Oberarmen auch den Rücken entlang zur Brustwirbelsäule und zum Becken. Sie setzt sich aus einer oberflächlichen und einer tiefen Zugbahn zusammen.

Selbsttest

1. Stellen Sie sich circa einen halben Meter entfernt seitlich an eine Wand. Strecken Sie den Arm auf Schulterhöhe aus und legen Sie die Hand mit der inneren Handkante (Daumen und Zeigefinger) an die Wand.
2. Drehen Sie dann den Unterkörper weiter von der Wand weg, sodass Ihre Füße jetzt mit den Fersen Richtung Wand stehen. Achten Sie darauf, dass weiterhin die gesamte Handkante an der Wand anliegt.

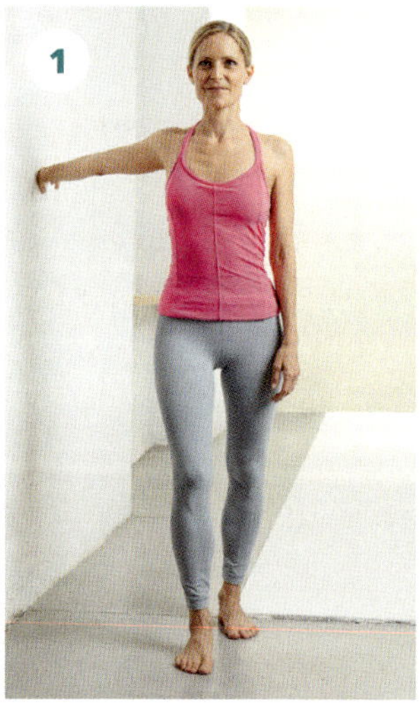

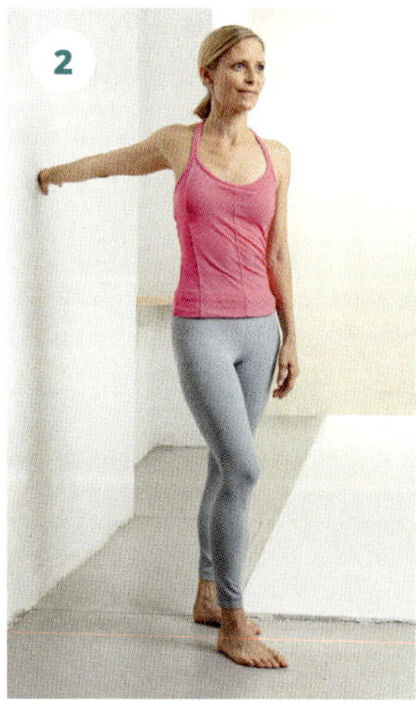

Anzeichen für eine Fehlfunktion unterschiedlichen Ausmaßes:

- Sie machen Ausweichbewegungen mit dem Oberkörper oder die Schulter dreht nach vorn.
- Sie spüren starke Spannung im Unter-, Oberarm oder der Brust.

Hintere Armkette

Die hintere Armkette zieht beidseitig von den oberen Fingerseiten die weiter außen liegende Unter- und Oberarme entlang bis zu den hinteren Schultern, wo sie sich auffächert und einerseits über den Nacken zum Hinterkopf sowie andererseits über den Rücken zur Brustwirbelsäule weiterläuft. Wie die vordere Armkette setzt sich auch die hintere aus einer oberflächlichen und einer tiefen Zugbahn zusammen. Die Armketten gehen nahtlos in andere, wie beispielsweise die seitlichen Ketten, über. Viele Alltagsaktivitäten wirken daher über die Armketten auf den restlichen Körper.

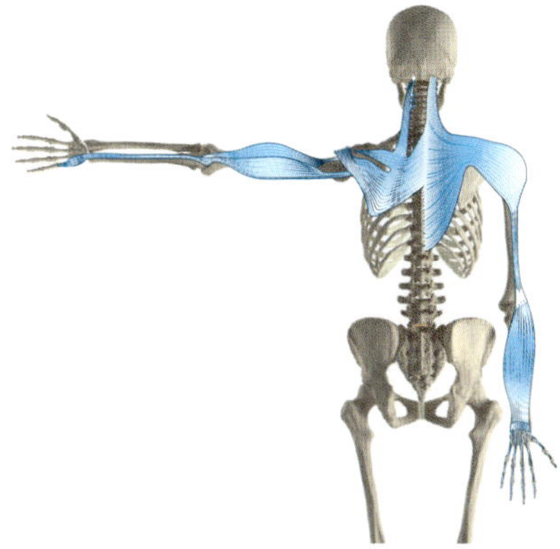

Die Armzugbahnen sind vor allem auf Bewegung der Finger, Hände, Arme und Schultern ausgelegt.

Selbsttest

1. Sitzen oder stehen Sie entspannt und legen Sie beidseitig Ihre Hände an die Wangen.
2. Drehen Sie dann die Handflächen um 180 Grad, sodass die Finger nach unten zeigen (a). Führen Sie die Fingerspitzen von Daumen und Zeigefinger zu einem Ring zusammen und legen Sie diesen Ring um Ihre Augen wie eine Brille (b). Lassen Sie die Schultern locker hängen.

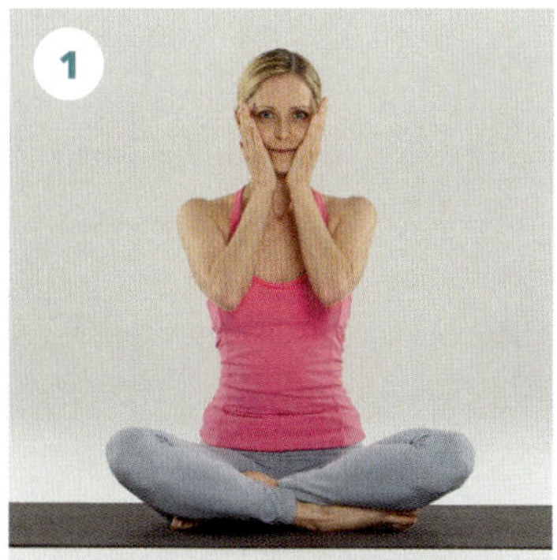

Anzeichen für eine Fehlfunktion unterschiedlichen Ausmaßes:

- Sie können die Position nicht einnehmen.
- Sie können die Schultern nicht locker hängen lassen.
- Sie spüren starke Spannung im kleinen Finger, der Außenseite des Unter-/Oberarms oder dem oberen Rücken.

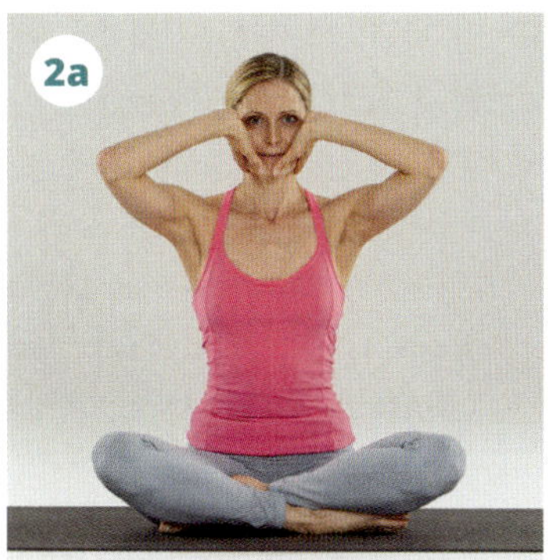

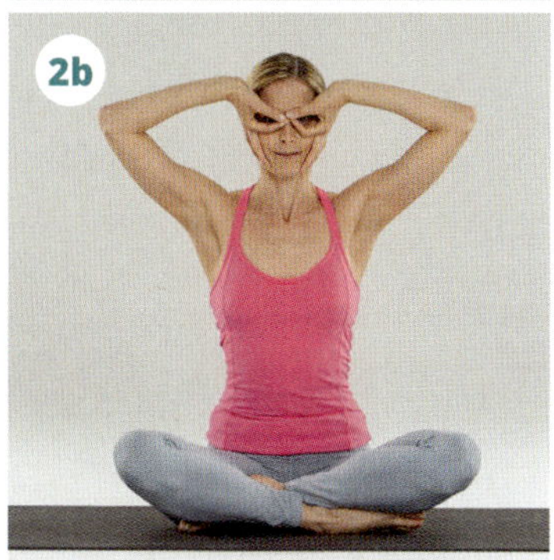

Zum Zusammenhang von myofaszialen Ketten und Meridianen

Heute wissen wir, dass die Muskel-Faszien-Ketten eine sehr enge Beziehung zu den Meridianen haben, die aus der Traditionellen Chinesischen Medizin (TCM) bekannt sind. Der Zusammenhang von Meridianen und myofaszialen Ketten kann man wie folgt beschreiben:

- Meridiane sind Kanäle für Wasser und Qi (Lebenskraft) in den Faszien.
- Schmerzen oder Krankheiten liegt laut TCM entweder zu wenig oder zu viel Qi im entsprechenden Organ zugrunde. Beispielsweise sind bei Beschwerden der Blase entsprechend die Waden verhärtet und bei Leberproblemen in Verbindung mit Rückenschmerzen die Oberschenkelinnenseiten (Adduktoren).
- Die Hauptfaszienzüge sind deckungsgleich mit den Hauptmeridianen.
- Die wichtigsten Akupunkturpunkte liegen an Kreuzungsstellen von Hauptfasziensträngen.
- Die Stimulation der Faszien regt den Qi-Fluss an, gleicht Meridiane aus und fördert die ganzheitliche Heilung.

Durch ein myofasziales Spannungsungleichgewicht und energetische Blockaden wird demnach nicht nur die Beweglichkeit unseres Körpers, sondern die gesamte Gesundheit eingeschränkt. Dies führt außer zu chronischen Schmerzen, mit der Zeit auch zu Überlastungsschäden oder Verletzungen in verschiedenen Körperbereichen und weiteren Erkrankungen außerhalb des Bewegungsapparats.

SMT-Übungen entlang der einzelnen Muskel-Faszien-Ketten

Mit großer Wahrscheinlichkeit werden Sie verschiedene Verspannungen, Schmerzpunkte und Beweglichkeitseinschränkungen im Verlauf Ihrer individuell betroffenen myofaszialen Kette haben. In einzelnen Fällen kann es vorkommen, dass sich durch eine isolierte Behandlung nur im Schmerzbereich die Spannungs- und Druckverhältnisse im Körpernetz so verändern, dass eine Verlagerung und womöglich zunächst eine vermeintliche Verschlechterung der Beschwerden auftreten. Daher ist es für einen schnelleren und nachhaltigeren Erfolg wichtig, dass Sie zusätzlich das Muskel-Faszien-Gewebe besonders entlang dieser Zugbahnen rollen und behandeln. Dafür gehen Sie wie folgt vor:

1. Suchen Sie sich zunächst Ihr individuelles Schmerzbild im Kapitel »Schmerzbilder und deren Selbstbehandlung« ab Seite 59 und machen Sie die dafür vorgeschlagenen SMT-Übungen. Diese beziehen oft schon Bereiche verschiedener Muskel-Faszien-Ketten mit ein, sind jedoch noch relativ lokal begrenzt.
2. Sehen Sie sich die Abbildungen der myofaszialen Ketten auf den Seiten 249 bis 255 an. Auf welcher dieser Spannungsbahnen liegt Ihr Schmerzpunkt?
3. Machen Sie zusätzlich die passenden SMT-Übungen entlang dieser verbundenen myofaszialen Strukturen. Dazu können Sie sich aus folgender Tabelle die richtigen Übungen heraussuchen.

Übersicht: SMT-Übungen für die einzelnen myofaszialen Zugbahnen						
	Myofasziale Ketten					
	Vordere oberflächliche	**Hintere oberflächliche**	**Seitliche**	**Tiefe vordere**	**Vordere Armkette**	**Hintere Armkette**
SMT-Übungen		Kopfhaut stimulieren (Seite 73)	Seitliche Halsmuskeln verdrehen/ ausstreichen (Seite 86/87)		Brustmuskel ausrollen/ verdrehen (Seite 93–95)	Kopf-Nacken-Übergang ausrollen (Seite 79)
		Stirn und Oberkopf ausrollen (Seite 74)	Halswender verdrehen/ ausstreichen (Seite 96–98)	Schläfenmuskel ausrollen/ verdrehen / ausstreichen (Seite 76–78)		Nacken ausrollen (Seite 99)
	Kopf-Nacken-Übergang ausrollen (Seite 79)	Hinterkopf ausrollen (Seite 75)	Kopf-Nacken-Übergang ausrollen (Seite 79)	Kopf-Nacken-Übergang ausrollen (Seite 79)	Kleinen Brustmuskel lösen (Seite 114)	Nackenmuskeln verdrehen/ ausstreichen (Seite 100/101)
	Brustmuskel ausrollen/ verdrehen (Seite 93–95)	Kopf-Nacken-Übergang ausrollen (Seite 79)	Nacken mobilisieren (Seite 105)	Starken Kaumuskel ausrollen/ verdrehen/ ausstreichen (Seite 84–86)	Armbeugemuskel verdrehen (Seite 124)	Nacken mobilisieren (Seite 105)
	Halswender verdrehen/ ausstreichen (Seite 96–98)	Nacken ausrollen (Seite 99)	Obere Flanke ausrollen (Seite 111)	Seitliche Halsmuskeln verdrehen/ ausstreichen (Seite 86/87)	Unterarmmuskeln ausrollen/ verdrehen/ ausstreichen (Seite 126–131)	Seitliche Schulter ausrollen (Seite 110)
	Brustbein lösen/ ausrollen/ aufdehnen (Seite 146–150)	Nackenmuskeln verdrehen/ ausstreichen (Seite 100/101)	Seitlichen Brustkorb ausrollen (Seite 144)	Nacken ausrollen (Seite 99)	Handfläche ausrollen / verdrehen (Seite 136/137)	Obere Flanke ausrollen (Seite 111)
	Zwerchfell und Bauchmuskelursprünge lösen (Seite 152/153)	Nacken mobilisieren (Seite 105)	Zwischenrippenmuskeln ausrollen (Seite 151)	Nackenmuskeln verdrehen/ ausstreichen (Seite 100/101)	Finger aufweiten (Seite 138)	Inneren Schulterblattmuskel lösen (Seite 113)

Übersicht: SMT-Übungen für die einzelnen myofaszialen Zugbahnen						
	Myofasziale Ketten					
	Vordere oberflächliche	**Hintere oberflächliche**	**Seitliche**	**Tiefe vordere**	**Vordere Armkette**	**Hintere Armkette**
SMT-Übungen		Oberen Rücken ausrollen (Seite 156)	Rippenköpfchen mobilisieren (Seite 162)	Nacken mobilisieren (Seite 105)	Handballen aufweiten (Seite 139)	Schultergürtel mobilisieren (Seite 115)
	Gerade Bauchmuskeln lösen (Seite 169)	Schmerzpunkte im oberen Rücken lösen (Seite 158)	Brustwirbelsäule mobilisieren (Seite 163)	Brustbein lösen/ausrollen (Seite 146–149)	Handrücken und Handfläche gleichzeitig ausrollen (Seite 140)	Seitlichen Oberarm ausrollen (Seite 120)
	Oberschenkelvorderseiten ausrollen/verdrehen (Seite 194–197)	Schulterblätter mobilisieren (Seite 160/161)	Hüftbeuger und seitliche Bauchmuskeln lösen (Seite 167)	Zwischenrippenmuskeln ausrollen (Seite 151)	Brustbein lösen/ausrollen/aufdehnen (Seite 146–150)	Ellenbogen mobilisieren (Seite 121)
	Vordere Oberschenkelursprünge lösen (Seite 198)	Rippenköpfchen mobilisieren (Seite 162)	Gesäßmuskeln ausrollen/verdrehen (Seite 179–181 und 183)	Zwerchfell und Bauchmuskelursprünge lösen (Seite 152/153)	Brustwirbelsäule mobilisieren (Seite 163)	Hinteren Oberarm ausrollen (Seite 122/123)
	Unterschenkelvorderseite ausrollen (Seite 223)	Brustwirbelsäule mobilisieren (Seite 163)	Schmerzpunkte im Gesäß lösen (Seite 182)	Brustwirbelsäule mobilisieren (Seite 163)	Obere Flanke ausrollen (Seite 111)	Unterarmmuskeln ausrollen/verdrehen/ausstreichen (Seite 126–131)
	Schmerzpunkte in der Unterschenkelvorderseite lösen (Seite 225)	Unteren Rücken ausrollen/verdrehen (171/172 und 174)	Oberschenkelaußenseite ausrollen (Seite 208)	Hüftbeuger und seitliche Bauchmuskeln lösen (Seite 167)	Unteren Rücken ausrollen (Seite 171/172)	Handrücken und Handfläche gleichzeitig ausrollen (Seite 140)
	Unterschenkelvorderseite verdrehen (Seite 226)	Schmerzpunkte im unteren Rücken lösen (Seite 173)		Unteren Rücken ausrollen (Seite 171/172)	Schmerzpunkte im unteren Rücken lösen (Seite 173)	Oberen Rücken ausrollen (Seite 156)

Übersicht: SMT-Übungen für die einzelnen myofaszialen Zugbahnen						
	Myofasziale Ketten					
	Vordere oberflächliche	**Hintere oberflächliche**	**Seitliche**	**Tiefe vordere**	**Vordere Armkette**	**Hintere Armkette**
SMT-Übungen		Gesäßmuskeln ausrollen/verdrehen (Seite 179–181 und 183)	Unterschenkelaußenseite ausrollen/verdrehen (Seite 227–229)	Schmerzpunkte im unteren Rücken lösen (Seite 173)	Untere Rückenmuskeln verdrehen (Seite 174)	Schmerzpunkte im oberen Rücken lösen (Seite 158)
	Fußsohle ausrollen/verdrehen/ausstreichen (Seite 239 und 242/243)	Schmerzpunkte im Gesäß lösen (Seite 182)	Schmerzpunkte in der Unterschenkelaußenseite lösen (Seite 230)	Untere Rückenmuskeln verdrehen (Seite 174)		Schulterblätter mobilisieren (Seite 160)
	Schmerzpunkte in der Fußsohle lösen (Seite 241)	Kreuzbein behandeln (Seite 184/185)	Fußsohle ausrollen/verdrehen/ausstreichen (Seite 239 und 242/243)	Gesäßmuskeln ausrollen (Seite 179–181)		Rippenköpfchen mobilisieren (Seite 162)
	Fußsohle und Zehen aufweiten (Seite 244)	Oberschenkelhinterseite ausrollen (Seite 200)	Schmerzpunkte in der Fußsohle lösen (Seite 241)	Schmerzpunkte im Gesäß lösen (Seite 182)		Brustwirbelsäule mobilisieren (Seite 163)
	Zehen- und Fußrücken ausrollen (Seite 245)	Hintere Oberschenkelursprünge lösen (Seite 203)	Fußsohle und Zehen aufweiten (Seite 244)	Beinanzieherursprünge und Hüftbeugeransatz lösen (Seite 189)		
	Fußrücken und Fußsohle gleichzeitig ausrollen (Seite 246)	Unterschenkelhinterseite ausrollen/verdrehen (Seite 216-218 und 223/224)	Fußrücken und Fußsohle gleichzeitig ausrollen (Seite 246)	Beckenboden ausrollen (Seite 186)		
		Schmerzpunkte in der Unterschenkelhinterseite lösen (Seite 219)		Tiefe Beckenbodenmuskeln regulieren (Seite 187)		

Übersicht: SMT-Übungen für die einzelnen myofaszialen Zugbahnen						
	Myofasziale Ketten					
	Vordere oberflächliche	**Hintere oberflächliche**	**Seitliche**	**Tiefe vordere**	**Vordere Armkette**	**Hintere Armkette**
SMT-Übungen		Schmerzpunkte um die Kniekehle lösen (Seite 221)				
		Unterschenkelinnenseite ausrollen (Seite 231)		Oberschenkelinnenseite ausrollen/verdrehen (Seite 231)		
		Fußsohle ausrollen/verdrehen/ausstreichen (Seite 239 und 242/243)		Hintere Oberschenkelursprünge lösen (Seite 203)		
		Schmerzpunkte in der Fußsohle lösen (Seite 241)		Unterschenkelhinterseite ausrollen/verdrehen (Seite 216/217 und 222)		
		Fußsohle und Zehen aufweiten (Seite 244)		Schmerzpunkte in der Unterschenkelhinterseite lösen (Seite 219)		
		Fußrücken und Fußsohle gleichzeitig ausrollen (Seite 246)		Schmerzpunkte um die Kniekehle lösen (Seite 221)		
				Fußsohle ausrollen/verdrehen/ausstreichen (Seite 239/240 und 242/243)		

Übersicht: SMT-Übungen für die einzelnen myofaszialen Zugbahnen						
	Myofasziale Ketten					
	Vordere oberflächliche	**Hintere oberflächliche**	**Seitliche**	**Tiefe vordere**	**Vordere Armkette**	**Hintere Armkette**
SMT-Übungen				Schmerzpunkte in der Fußsohle lösen (Seite 241)		
				Fußsohle und Zehen aufweiten (Seite 244)		
				Fußrücken und Fußsohle gleichzeitig ausrollen (Seite 246)		

Die Effektivität weiter steigern

Die allerhöchste Effektivität erreichen Sie, wenn Sie neben der zu behandelnden auch noch die jeweils gegenüberliegende myofasziale Kette miteinbeziehen. Denn es gibt auch noch die Spiralkette und die sogenannten funktionellen Zugbahnen, über die Spannungen von einer Körperseite auf die andere (vorn – hinten, rechts – links) übertragen werden können.

Wenn Sie sich die entsprechenden Übungen in der Tabelle ab Seite 258 heraussuchen, ein Hinweis für Sie: Keine Sorge, es sieht mehr aus, als es am Ende ist! Da einige Übungen gleichzeitig mehrere myofasziale Zugbahnen beeinflussen, sind sie bei mehreren Ketten aufgelistet.

Zwei Beispiele zum Vorgehen

Beispiel 1: Untere Rückenschmerzen

1. Sie blättern zum Körperbereich »Unterer Rücken« auf Seite 165 und machen die entsprechenden SMT-Übungen.
2. Die Lokalisation der unteren Rückenschmerzen finden Sie in der hinteren oberflächlichen Kette (Abbildung Seite 250).
3. Entsprechend machen Sie zusätzlich für diese Kette die Übungen aus der Tabelle auf den Seiten 258 bis 261.
4. Abschließend können noch die Strukturen der gegenüberliegenden Kette, in diesem Beispiel der vorderen oberflächlichen, und gegebenenfalls der tiefen vorderen Kette behandelt werden.

Beispiel 2: Schläfenbetonte Kopfschmerzen

1. Sie blättern zum »Körperbereich Kopf« auf Seite 72 und machen die entsprechenden SMT-Übungen.
2. Die Lokalisation der Kopfschmerzen finden Sie in der tiefen vorderen Kette (Abbildung Seite 252).
3. Entsprechend machen Sie zusätzlich für diese Kette die Übungen aus der Tabelle auf den Seiten 258 bis 262.
4. Abschließend können noch die Strukturen der gegenüberliegenden Kette, in diesem Beispiel der hinteren, und gegebenenfalls der oberflächlichen vorderen Kette behandelt werden.

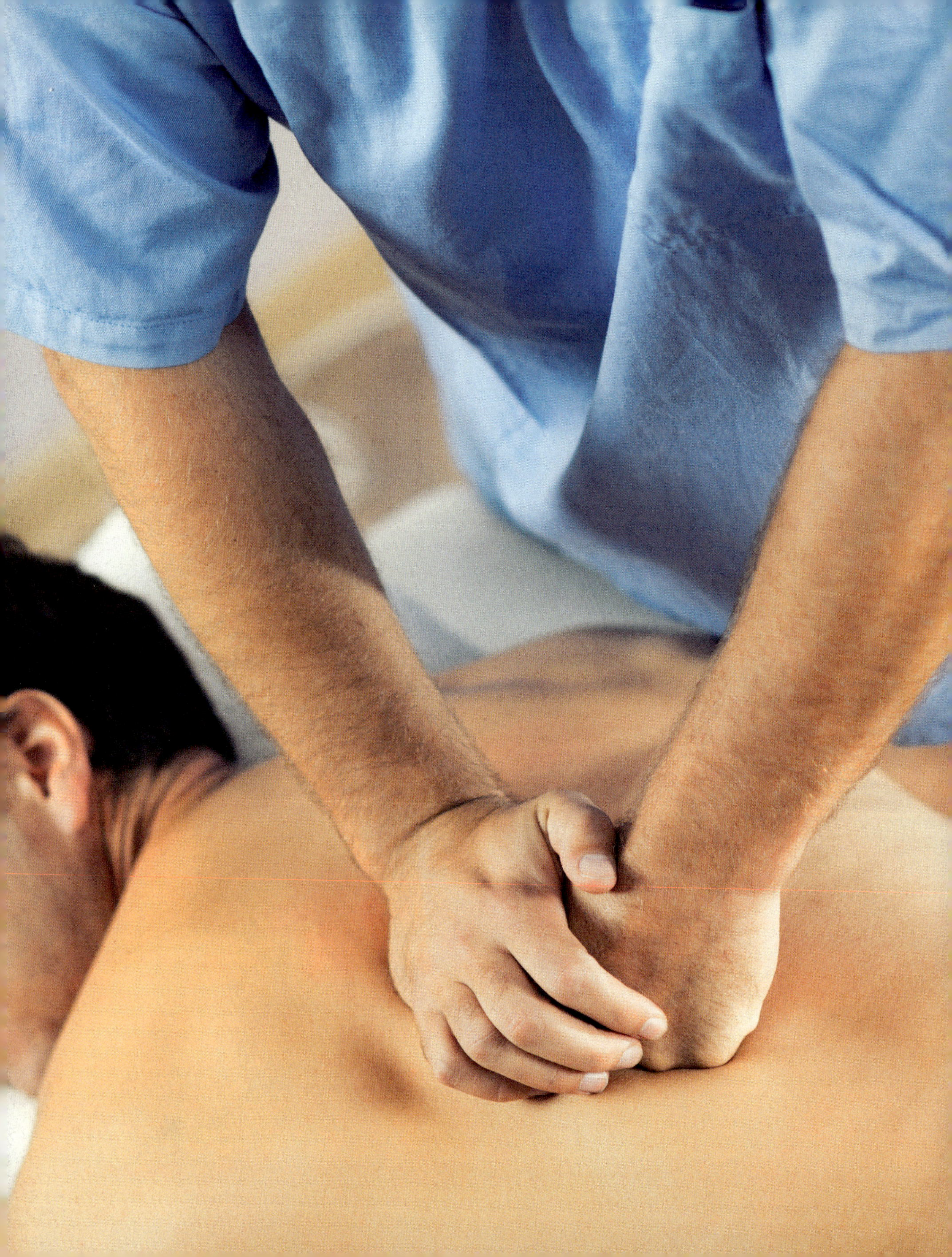

Kapitel 4

WEITERFÜHRENDE BEHANDLUNGSFORMEN

Eine Selbstbehandlung mit BLACKROLL® kann sehr hilfreich sein, um Verspannungen, Verklebungen und Verhärtungen selbst zu lösen und zurück ins Gleichgewicht zu kommen. Je nachdem, um welches Beschwerdebild es sich handelt, wie lange die Beschwerden bestehen, welche Begleitumstände vorliegen und wie fortgeschritten die Anwender im Umgang mit den SMT-Übungen sind, können zusätzliche Impulse sehr zu empfehlen sein.

Therapie der Verbindung von Faszie und Psyche

Häufig besteht zwischen der psychoemotionalen Situation des Patienten und seinen Schmerzen eine Verbindung. Auf Seite 19 in der Abbildung sowie ab Seite 62 bei den »Übergreifende Diagnosen« haben Sie bereits kennengelernt, wie sich Faszie und Psyche gegenseitig beeinflussen. Diese Beeinflussung gilt in beide Richtungen, was bedeutet, dass der Patient schnell in einen Teufelskreis geraten kann.

Unser Körper vergisst nicht. So wie andauernder, negativer Stress seine Spuren hinterlässt, so hinterlassen auch negativ emotionale Erlebnisse und psychischer Druck, wie zum Beispiel Mobbing oder der Verlust einer nahestehenden Person, ihre Spuren. Wie die sichtbare Narbe auf der Haut, entstehen unsichtbare Traumata in unserem Nervensystem, die die Faszie und Muskeln sozusagen in »Dauer-Schockstarre« versetzen und auf diese Weise zu chronischem Schmerz führen können. Dies lässt sich durch die hohe Dichte an Rezeptoren im Fasziennetz erklären, die zum zentralen Nervensystem ziehen. Die Oberflächenfaszie direkt unter der Oberhaut (Epidermis) zum Beispiel besitzt 80 Prozent aller freien Nervenendigungen. Diese »verkörpern« sozusagen das Gedächtnis unseres Gewebes, wie unter »Faszinierende Aufgaben« auf Seite 19 beschrieben. Sie sind das Speichersystem unserer oft ins Unterbewusstsein verdrängten, da unangenehmen bis existenzbedrohenden Erlebnisse.

Das Prinzip der im Nervensystem gespeicherten und zu chronischen Verspannungen führenden Erinnerungen greifen manche Körpertherapieformen auf und legen es bei der Schmerzauflösung zugrunde. Aus ganzheitlicher Sicht schlagen solche Therapiemethoden die Brücke zwischen rein körperlich-strukturellen und rein psychotherapeutischen Behandlungen, sie »befreien« über die Faszie somit auch gefangene Emotionen wieder. Im Folgenden werden unter anderen einige dieser Therapieformen vorgestellt, sie sind alphabetisch sortiert, die Reihenfolge soll keine Bewertung der Wirksamkeit darstellen. Informieren Sie sich gern weiter und suchen Sie die für Sie persönlich ansprechendste Behandlungsform nach Rücksprache mit den jeweiligen Therapeuten aus.

Bindegewebsmassage

Die Bindegewebsmassage widmet sich veränderten Unterhaut-Bindegewebszonen, den sogenannten »Headschen Zonen«, die üblicherweise erst bei Berührung schmerzhaft sind. Für gewöhnlich wird bei der Bindegewebsmassage manuell mit Ring- und Mittelfinger beider Hände massiert. Hierbei werden über spezielle Zug- und Strichtechniken Spannungen

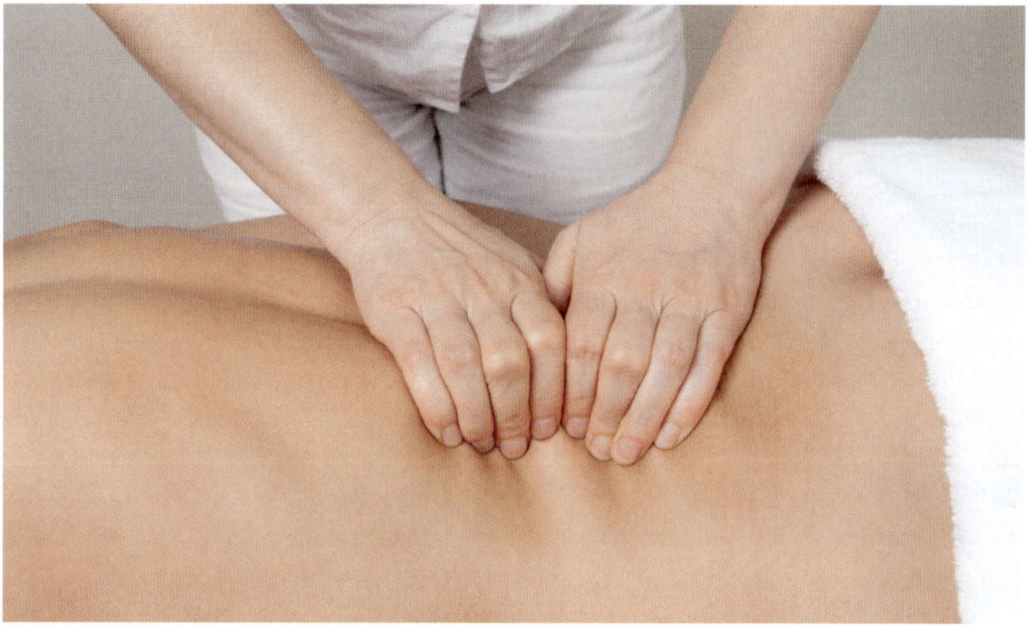

Die Bindegewebsmassage gleicht nicht nur Gewebespannungen aus, sondern wirkt über Reflexzonen auch auf die Organe.

ausgeglichen und Faszienverklebungen gelöst. Ursprünglich hat diese Art der Massage einen strengen Behandlungsaufbau, beginnend am Becken, weiter zum Rücken und später, oft erst in Folgebehandlungen, zum Bauch.

Jedoch geht die Bindegewebsmassage weit über eine rein mechanische Stimulation hinaus. Denn über den Haut-Organ-Reflexbogen (kutiviszeral) stehen diese bestimmten Hautzonen mit jeweils bestimmten inneren Organen in Verbindung. Dies lässt sich dadurch erklären, dass die Nervenfasern, die das jeweilige Bindegewebsareal versorgen, dasselbe Ursprungssegment in der Wirbelsäule haben wie die Nervenfasern, die das entsprechende Organ versorgen. Somit kann über die Stimulation des Unterhautgewebes die Organfunktion reguliert werden, weshalb eine andere Bezeichnung für die Bindegewebsmassage auch »subkutane Reflextherapie« lautet. Die Wirkungen der subkutanen Reflextherapie/ Bindegewebsmassage kann man wie folgt zusammenfassen:

- Spannungsausgleich in Haut, Unterhautfaszie und Muskeln
- Funktionsverbesserung der inneren Organe
- Stressabbau durch Regulation des vegetativen Nervensystems

Durch den Spannungsausgleich und die vegetative Regulation werden folgende Vorgänge im Körper positiv beeinflusst:

- Durchblutung
- Stoffwechsel
- Lymphfluss
- Entschlackung

Häufige Einsatzgebiete sind neben Beschwerden am Bewegungsapparat auch Gefäßerkrankungen und neurologische Störungen.

Fascial Manipulation

Die »Fascial Manipulation« ist eine manuelle Therapiemethode, die vor erst circa 40 Jahren vom italienischen Physiotherapeuten Luigi Stecco entwickelt wurde. Wie alle Faszientherapien hat sie das biomechanische Modell zur Grundlage, das besagt, dass unsere Muskelfaszien in ihrer Einheit ein gesamtheitlich agierendes, dreidimensionales Körpernetzwerk bilden. Die Schlussfolgerung daraus ist, dass muskuloskelettale Schmerzen oft eine Spannungsveränderung an ganz anderer Stelle im Körper zur Ursache haben. Ziel der faszialen Manipulation ist es, den Schlüsselpunkt der Ursache mit der Region der Schmerzwahrnehmung in Verbindung zu bringen und damit die Behandlung effektiver zu gestalten.

Die tiefe Muskelfaszie, die die Muskeln bis zu deren Knochenansatz umhüllt, spielt aufgrund ihrer dichten Besetzung mit Nervenrezeptoren eine wesentliche Rolle für die Wahrnehmung und Koordination eines Bewegungsablaufs, Therapeuten der »Fascial Manipulation« nehmen auch diesen Zusammenhang in den Fokus. Stecco hat den Körper in 14 myofasziale Segmente aufgeteilt, die jeweils aus sechs untereinander verbundenen myofaszialen Einheiten mit folgenden Komponenten bestehen:

- tiefe Faszie
- Muskeln
- Gelenke
- Gefäße

Zusätzlich existiert jeweils ein Koordinationszentrum, in dem Kraftzüge von Agonist und Antagonist für eine bestimmte Bewegung zusammen kommen. Das freie Gleiten der Faszie über diesen Punkt ist oft beeinträchtigt, was zu Koordinationsdefiziten und Einschränkungen der Muskel- und Gelenkbeweglichkeit führt. Nach Auffinden solcher veränderten Faszienpunkte, die in Verbindung mit bestimmten Bewegungen Schmerzen verursachen, werden durch tiefe Massagetechniken die myofaszialen Spannungen entlang der definierten Sequenz ausgeglichen. Das heißt, der Therapeut arbeitet meist in anderen Regionen, als in der, in der der Bewegungsschmerz wahrgenommen wird.

Faszien-Distorsions-Modell

Das Faszien-Distorsions-Modell, kurz FDM, wurde vom amerikanischen Osteopathen Dr. Typaldos Anfang der 1990er-Jahre entwickelt. Er erforschte die Bedeutung der Faszie im Zusammenhang mit myofaszialen Schmerzen genauer und erkannte über Beobachtung von Patientenverhalten und die Analyse von Schmerzbeschreibungen bestimmte wiederkehrende Muster. Diese unterschiedlichen Störungen innerhalb der Faszie im Bewegungsapparat unterteilt er in folgende sechs Hauptformen (Fasziendistorsionen):

1. Kontinuumdistorsion
2. Triggerband
3. Triggerpunkt-Hernie
4. Faltdistorsion
5. Zylinderdistorsion
6. tektonische Fixation

Der Therapeut sucht zunächst nach der Art der Fasziendistorsion, die den Schmerzen zugrunde liegt. Anschließend löst er manuell die Distorsion mit der jeweilig passenden Technik aus dem Typaldos-Konzept. Die Behandlung selbst kann – besonders aufgrund der Vielzahl an Nervenendigungen im Fasziengewebe – schmerzhaft sein. Dafür werden oft erstaunlich schnelle Therapieerfolge erzielt.

Gua-Sha-Schabmassage

Die Gua-Sha-Schabmassage ist eine spezielle Massagetechnik aus der Traditionellen Chinesischen Medizin (TCM) und gehört in den Bereich der Tuina-Massage. Gemäß der TCM-Philosophie wird durch von außen eindringende, schädliche Faktoren (= Sha), wie zum Beispiel Wind, Kälte und Hitze, der Energiefluss der Meridiane blockiert, was zu verschiedenen Krankheitssymptomen führt. Ziel ist es demnach, das Sha nach außen hin abzuleiten. Dabei wird mit der stumpfen Kante eines Gegenstands, meist Kämme aus Horn, längs der Muskel-Faszien-Züge verspannter Bereiche entlang geschabt. Je nach zu behandelnder Region werden unterschiedlich geformte Schabkämme verwendet. Zur Unterstützung wird die Haut vor der eigentlichen Schabung mit einem durchblutungsfördernden Öl einmassiert. Durch das Schaben (= Gua) entstehen Rötungen auf der Haut (= zweite Bedeutung von Sha). Die Intensität der durch die Schabe-Technik hervorgerufenen Rötung ist umso stärker, je stärker die Krankheit ist und geht bis hin zu deutlich sichtbaren Einblutungen ins Gewebe.

Die Gua-Sha-Massage wird besonders bei Muskelverspannungen und Schmerzsyndromen wie Fibromyalgie angewendet. Aber durch die durchblutungsfördernde, den Stoffwechsel und die Immunabwehr stimulierende Wirkung, werden auch andere Erkrankungen, wie Kreislaufschwäche, mit dieser Massagemethode behandelt. Außerdem können, wie bei anderen Massagetechniken, über den kutiviszeralen Reflexbogen (Verbindung zwischen Hautarealen und zugehörigen Organen) auch Erkrankungen organischer Ursache beeinflusst werden. Für eine noch größere Effektivität kann die Gua-Sha-Massage mit einer vorher durchzuführenden Akupunktur kombiniert werden. Nach der Behandlung ist es sinnvoll, je nach Kälte- oder Hitze-Pathologie, die behandelten Köperregionen zu wärmen beziehungsweise zu kühlen.

Myofaszial-Kinematik

Die Myofaszial-Kinematik hat sich aus der Bio-Kinematik und der Myoreflextherapie weiterentwickelt. Sie ist eine ganzheitliche Schmerztherapie, in der vornehmlich die Muskeln (= myo) und das Fasziennetz (= faszial) behandelt werden. Aber auch die in Verbindung stehenden Gelenke, Organe, Meridiane, die Seele sowie die Ernährung finden Beachtung. Die Behandlungsmethode beschäftigt sich auch mit der Ursache der Schmerzentstehung. Sie geht davon aus, dass diese meist nicht am Ort des gefühlten Schmerzes liegt.

Der Behandlungstechnik der Myofaszial-Kinematik liegt zugrunde, dass man hohe Muskelspannungen mit schmerzhaften Bewegungseinschränkungen durch Druck auf die Spannungsmessfühler der Muskelfasern lösen kann, da es eine Feedbackschleife zum zentralen Nervensystem gibt, die zurück zum Muskel führt. Über einen regulierten Gewebetonus wird der Schmerz reduziert und normale Beweglichkeit erreicht. Weil Muskeln und Faszien zusammenarbeiten, sind für die Myofaszial-Kinematik auch beide immer mehr oder weniger stark betroffen. Zu behandeln gilt es beide Systeme mit den jeweils passenden Techniken, um wieder volle Funktionsfähigkeit zu erreichen.

Kraft-in-der-Dehnung-Übungen als wesentlicher Bestandteil

Für einen nachhaltigen Effekt werden bei der Myofaszial-Kinematik die manuellen Techniken mit speziellen funktionellen Bewegungsübungen kombiniert (Kinematik = freie Beweglichkeit), um das Muskel-Faszien-System mit der Zeit wieder zu voller Funktionalität umzubauen. Es werden durch die sogenannten Kraft-in-der-Dehnung-Übungen (KiD-Übungen) immer gesamte myofasziale Ketten trainiert, wodurch die Übungen eine gewisse Komplexität haben. Die Ausführung sollte zunächst gemeinsam mit einem Therapeuten erlernt und immer wieder überprüft werden. Ziel dieser speziellen Übungen ist es, myofasziale Verkürzungen auf Länge und damit Funktionalität umzutrainieren und damit wieder ein Spannungsgleichgewicht in das gesamte myofasziale Netz zu bekommen. Für die Übungen sind in der Regel keine Geräte notwendig, manchmal kann ein Thera-Band unterstützen.

Die Myofaszial-Kinematik erfolgt immer in enger Interaktion mit dem Patienten. Zum einen, da sich der Patient auf die doch schmerzhafte (jedoch nur dann effektive) Drucktechnik einlassen muss, zum anderen weil es für einen nachhaltigen Erfolg unerlässlich ist, gemeinsam die Bewegungsübungen zu erlernen. Die Kombination aus Therapie und speziellen Übungen hilft, wieder zurück zu einer verbesserten Architektur des Körpers, zu mehr Wahrnehmung und Geschmeidigkeit, zu einer optimierten Präzision und Ökonomie der Bewegungen zurückzukehren.

Osteopathie

Die im 19. Jahrhundert vom Amerikaner Andrew Taylor Still entwickelte Osteopathie ist ein ganzheitliches, überwiegend sanftes Heilverfahren, bei dem der Therapeut mit seinen Händen knöcherne Fehlstellungen, Gewebespannungen sowie organische und neuronale Störungen feststellt und anschließend löst. Der gesamte Organismus wird dabei wieder in ein gesundes Gleichgewicht gebracht, in dem die körpereigenen Kräfte wieder frei fließen können. Somit wird eine Art »Neustart« im Organismus angestoßen, sodass die Selbstregulation des Körpers wieder stattfinden kann. Die Osteopathie besteht aus drei Hauptbereichen: der craniosacralen Osteopathie, der parietalen Osteopathie und der viszeralen Osteopathie.

Craniosacrale Osteopathie

Die craniosacrale Osteopathie widmet sich der Verbindung Schädel (Cranium), Wirbelkanal und Kreuzbein (Sacrum). Dieser Bereich umfasst das Zentralnervensystem, also Gehirn und Rückenmark, und ist von faszialen Membranen umschlossen. Diese umgeben ein hydraulisches System mit der Hirn- und Rückenmarksflüssigkeit, welches minimalen rhythmischen Pumpbewegungen unterliegt. Dieser craniosacrale Rhythmus wird aufgrund seiner Wichtigkeit auch primäre Atmung genannt. Eine statistische Auswertung zeigt, dass circa 85 Prozent der körperlichen Dysfunktionen ursächlich mit dem Craniosacral-System in Verbindung stehen. Das erklärt, warum bei einer Vielzahl von Erkrankungen – nicht nur des Bewegungsapparats – eine Craniosacral-Therapie hilfreich sein kann.

Parietale Osteopathie

Die parietale Osteopathie widmet sich besonders den Knochen, Wirbeln und Geweben wie Muskeln und Faszien. Hierzu gehören zum Beispiel auch Techniken zur Lösung von Schmerz- und Triggerpunkten sowie isometrische Muskelübungen. Die Eigenbehandlung mit der BLACKROLL® kommt diesem Teil der Osteopathie am nächsten.

Viszerale Osteopathie

Die viszerale Osteopathie widmet sich den Organen, deren Beweglichkeit, Funktion und Lage sowie den verbindenden Faszienaufhängungen untereinander und zu anderen Strukturen.

Es ist zu erwähnen, dass diese Aufteilung der Osteopathie in drei Bereiche lediglich der verständlicheren Darstellung dienen soll. Alle drei Systeme müssen bei einer Behandlung im Sinne der Ganzheitlichkeit als ein interagierendes, komplexes Körpersystem gesehen und therapiert werden. Die Osteopathie kann bei frischen, aber auch bei jahrelang bestehenden Problemen wirkungsvoll eingesetzt werden.

Rebalancing

Rebalancing hat sich Ende der 1970er-Jahre im Ashram von Osho aus verschiedenen westlichen und östlichen körpertherapeutischen Formen entwickelt, allen voran aus dem Rolfing (Seite 273). Rebalancing bedeutet übersetzt »zurück ins Gleichgewicht« und »wieder ausgleichen«. Während die üblicherweise zehn aufeinander aufbauenden Sitzungen aus dem Rolfing mit struktureller Körperarbeit erhalten blieben, unterscheidet sich das Rebalancing durch die zusätzliche Integration psycho-emotionaler Aspekte (Psychosomatik). Das heißt konkret, dass beispielsweise unverarbeitete seelische Erlebnisse, die Menschen aus dem Gleichgewicht bringen und sich im Körpergewebe als Spannungen abspeichern, mit in den individuellen Behandlungsverlauf einfließen. Die Sprache des Körpers als Ausdruck des seelischen Befindens, auch »body reading« genannt, ist daher ein zentraler Ansatzpunkt bei dieser Behandlungsform. Die zehn Sitzungen zeigen im Überblick den starken Bezug zu Lebenssituationen:

1. Sitzung: Inspiration (Thorax)
2. Sitzung: Den Standpunkt finden (Beine/Füße)
3. Sitzung: Endlich handlungsfähig (Schultern/Arme)
4. Sitzung: Festhalten und Loslassen (Becken)
5. Sitzung: Gefühle (Bauch)
6. Sitzung: Die Kraft des Rückhalts (Rücken)
7. Sitzung: Kopf-Körper-Zusammenführung (Nacken)
8.+9. Sitzung: Zur Ganzheit (Rechts-/Links-Trennung)
10. Sitzung: Im Einklang mit der Welt (Integration)

Auch Meditationen und Achtsamkeitsübungen werden auf dem Weg zu mehr Ausgeglichenheit, besserer Körperwahrnehmung und ganzheitlichem Wohlbefinden genutzt. Dabei wird der Rebalancer während der Behandlung zum Lebensbegleiter des Menschen auf körperlicher, geistiger und emotionaler Ebene.

Rolfing

Ida Rolf (1896–1979), die Begründerin und Namensgeberin des Rolfing, sagte: »Die Faszien sind das Organ der Körperhaltung …«. Ziel des Rolfing ist es entsprechend, die Körperstatik über die Muskelfaszien, die den gesamten Körper wie ein Netzwerk verbinden, wieder in ein aufrechtes Lot zu bringen. Das Lot wird dabei an der Schwerkraft der Erde ausgerichtet, es wird hier auch von struktureller Integration gesprochen. Zuerst wird die Körperhaltung im Stehen und Gehen analysiert. Dann folgt die tiefgehende Bindegewebsarbeit, bei der sich Rolfer die plastische Eigenschaft der Faszien zunutze machen. Mit langsam schmelzendem Druck der Hände und Ellenbogen lösen und entspannen sie genau jene Faszien, die den Körper daran hindern, sich ganz aufzurichten. Der Klient kann durch entsprechend angeleitete Bewegungen die Behandlung unterstützen. Die Sitzung endet mit Haltungs- oder Körperwahrnehmungsübungen, die dem Thema der Sitzung entsprechen. Als Ergebnis werden eine entspannte Körperhaltung, flüssigere Bewegungsabläufe und eine bessere Körperwahrnehmung angestrebt.

In den üblicherweise zehn Sitzungen wird der gesamte Körper nach einem bestimmten, aufeinander aufbauenden Konzept behandelt. Die ersten drei Sitzungen dienen zunächst der Öffnung der äußeren, großflächigeren Schichten, ab der vierten Sitzung werden die tieferliegenden Kernstrukturen behandelt. Die letzten drei Sitzungen sind anschließend zur Integration der veränderten Strukturen und Bewegungsabläufe gedacht:

1. Sitzung: Atmung
2. Sitzung: Füße
3. Sitzung: Mittellinie
4. Sitzung: Knöchel, Beine, Beckenboden
5. Sitzung: Becken 1
6. Sitzung: Becken 2
7. Sitzung: Kopf und Schultern
8.–10. Sitzung: Integration

Wie man sieht, hat Rolfing vornehmlich einen präventiven Anspruch, es geht vor allem um die frühzeitige Korrektur von Fehlhaltungen und weniger um das gezielte Beseitigen von krankhaften Zuständen.

Triggerpunktmassage

Die Triggerpunktmassage gehört zu den manuellen Therapieformen und wird in verschiedensten Disziplinen wie Physiotherapie, manueller Therapie oder Osteopathie ins Behandlungskonzept eingebunden. Sie wirkt auf neurophysiologischer Ebene, das heißt, neben einer Beeinflussung des Gewebes wird auch die Nervenleitung reguliert. Als Triggerpunkte bezeichnet man Punkte im Muskel-Faszien-Gewebe, die bei Druck Übertragungsschmerzen in entfernteren Regionen verursachen (triggern) – über myofasziale Leitbahnen stehen beide Punkte in Verbindung. Punkte, die lokal an der Druckstelle Schmerzen auslösen, nennt man hingegen »Tender Points« oder einfach Schmerzpunkte.

Triggerpunkte stören den Stoffwechsel und die neuronale Übertragung. Folglich kommt es zu Muskelverhärtungen und Verspannungen, die den Muskel daran hindern, seine Funktion optimal zu erfüllen:

- Die Kraftentfaltung ist reduziert.
- Die Dehnfähigkeit ist vermindert.
- Die Beweglichkeit ist eingeschränkt.

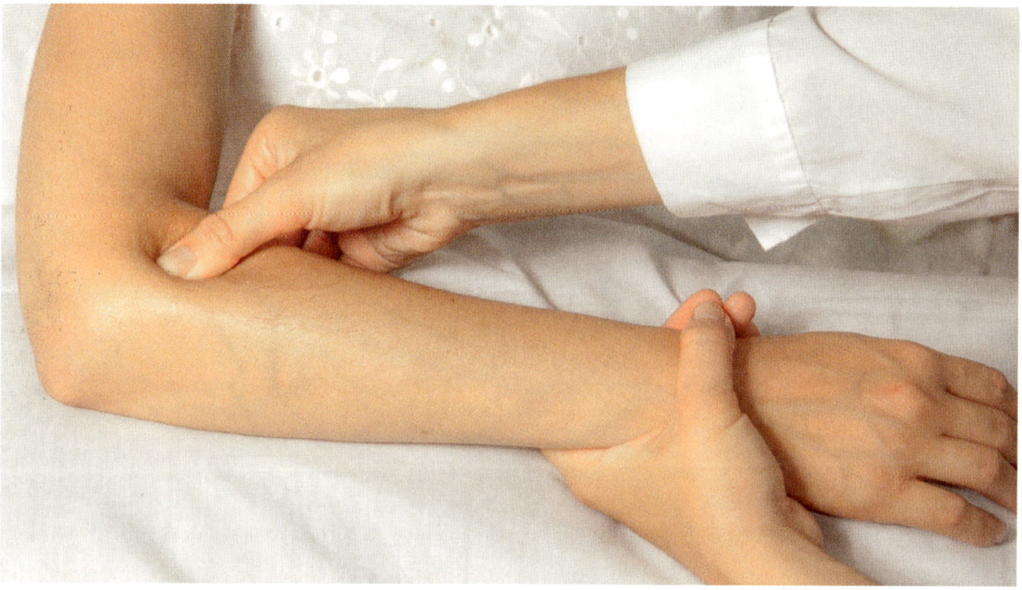

Die Triggerpunktbehandlung ist eine relativ einfache und wirksame Technik, um Schmerzen zu lösen.

Ursachen für Triggerpunkte sind:

- Verletzungen
- Überbeanspruchung
- mechanische Reizungen
- Fehlhaltungen

Typisches Vorgehen zum Finden von Triggerpunkten

Nach Auffinden der relevanten Triggerpunkte wird zunächst eine Position gesucht, bei der der Schmerz trotz beibehaltenem Druck geringer ist. Sie wird als »Position of ease« bezeichnet. Dann wird meist über die Finger (oder mit Hilfe eines kleinen Druckwerkzeugs aus Holz oder Hartplastik) für circa 20 Sekunden der Druck gehalten, wobei der Schmerz deutlich nachlassen sollte. Anschließend wird die Stelle sternförmig ausgestrichen, um den Abtransport gelöster Stoffwechselprodukte zu unterstützen. Aus diesem Grund sollte nach einer Triggerpunktbehandlung auch viel stilles Wasser getrunken werden. Mittlerweile ist es mit der Ultraschall-Elastografie auch möglich, vorhandene Triggerpunkte sichtbar zu machen und genau zu identifizieren. Überdies können Behandlungserfolge visuell abgelesen werden.

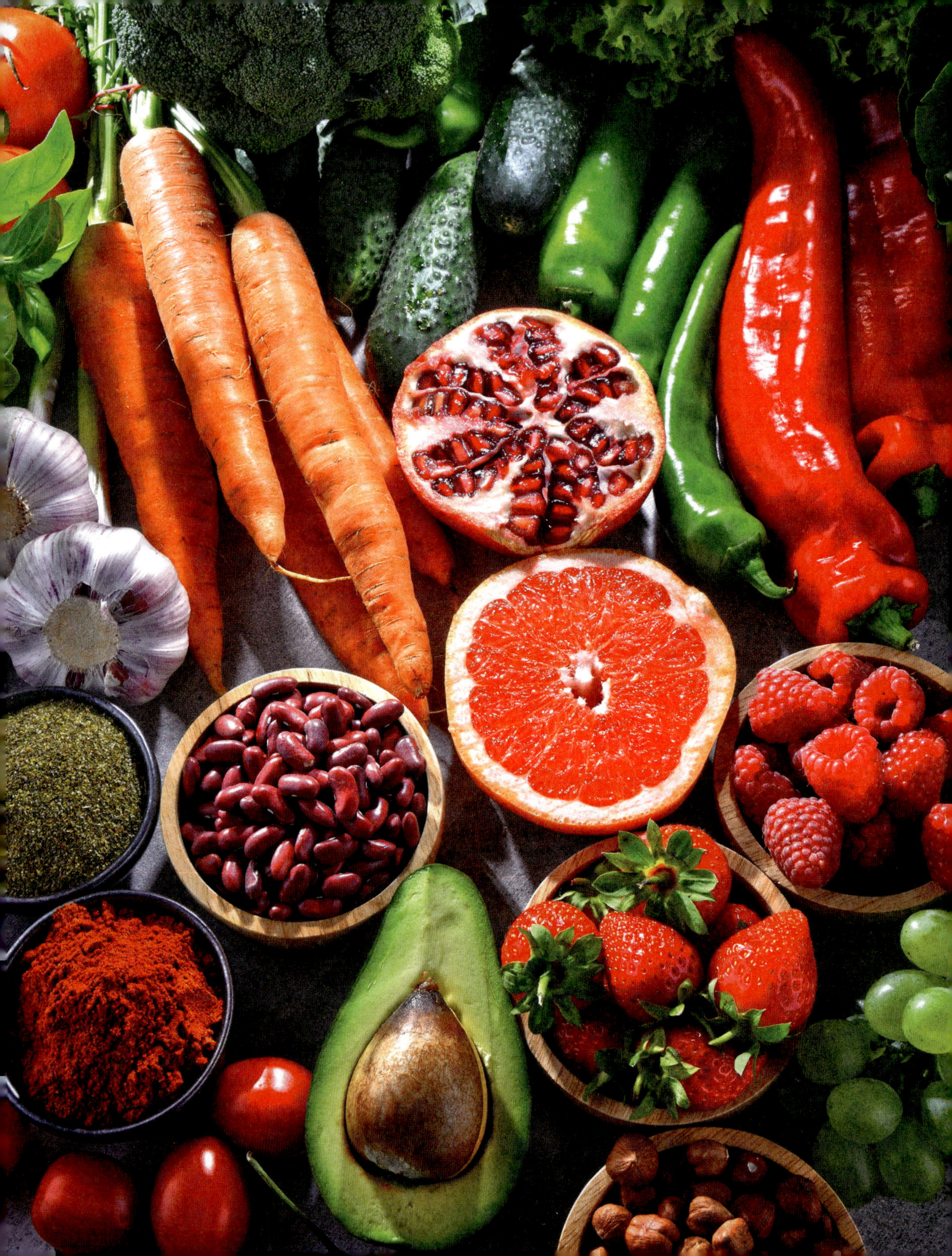

Kapitel 5

FUNKTIONELLE FASZIENERNÄHRUNG: GESUNDHEIT VON INNEN

Haben Sie schon einmal darüber nachgedacht, was die Zellen des Fasziengewebes wirklich brauchen, um optimal funktionieren zu können? Gemäß dem deutschen Philosophen Ludwig Feuerbach ist es simpel. Er sagte: »Der Mensch ist, was er isst.«

Die Rolle der Ernährung

Wenn der deutsche Philosoph Ludwig Feuerbach formulierte »Der Mensch ist, was er isst«, muss man allerdings die Frage anschießen »Wirklich«? Es ist doch vielmehr so, dass da etwas mehr dahinter steckt und es genauer heißen müsste »Der Mensch ist, was er über den Darm aufnimmt«. Was dies für die Fasziengesundheit bedeutet und wie Sie über die richtigen Kohlenhydrate und Co Ihre Faszie wieder geschmeidig machen, darum wird es in diesem Kapitel gehen.

So einfach es mit der Gesundheit von innen auch klingt, so schwierig wird es dann allerdings mit der Umsetzung des Themas Ernährung. In Büchern und Zeitschriften finden sich unendlich viele Philosophien und Empfehlungen, je nachdem welches Ziel erreicht werden soll. Meist geht es darum, Gewicht zu verlieren.

Die nächsten Seiten des Buchs geben Ihnen einen Einblick, wie Ernährung gestaltet werden sollte, wenn man die Fasziengesundheit in den Blick nimmt. Denn nur durch eine naturbelassene, ausgewogene Ernährung, die auch dem Darm guttut, bleibt das Fasziengewebe geschmeidig. Und so kann es seine (an anderen Stellen bereits beschriebenen) Aufgaben dauerhaft voll erfüllen. Was braucht also unsere Faszie und was nicht? Die wichtigsten Nährstoffe für eine gesunde Faszie sind zunächst ihre eigenen Bestandteile:

- Wasser,
- Proteine (Eiweiß),
- Kohlenhydrate,
- einige Mikronährstoffe (Mineralstoffe, Vitamine, Spurenelemente) sowie
- das richtige Säure-Basen-Milieu.

Wasser – Quell des Lebens

Wasser ist der Quell des Lebens, dies trifft auch auf die Faszien-Gesundheit zu. Denn das Muskel-Faszien-Gewebe besteht bis zu 75 Prozent aus Wasser. Besonders beim Bewegungstraining und bei SMT-Übungen, bei denen viel Flüssigkeit aus dem Gewebe gepresst und ausgeschwitzt wird, muss dieses Defizit wieder aufgefüllt werden. Ansonsten droht die Faszie zu verkleben – Sie erinnern sich an den Schwammeffekt von Seite 21. Das Wasser sorgt so für die so wichtige Elastizität und Gleitfähigkeit der Kollagenfasern. Ein Viertel des Gesamtkörperwassers ist in gewissen Zucker-Eiweiß-Verbindungen der Muskel-Faszien gebunden. Wenn jedoch die Flüssigkeits- und Nährstoffzufuhr ungenügend ist, der Schwamm sozusagen austrocknet, spröde und brüchig wird, dann wird unser Fasziennetz auch anfällig für Störungen und Verletzungen.

Weiterhin ist Wasser das Transportmittel für darin gelöste Nährstoffe und stellt so eine ausreichende Versorgung des Myofaszialgewebes sicher. Neben der Versorgung dient das Wasser ebenfalls dem Abtransport von Abfallprodukten aus dem myofaszialen Gewebe. Zu wenig Flüssigkeit kann das Transportsystem durch Eindickung einschränken, das Gewebe verschlackt und kann wiederum die Faszienfunktion negativ beeinflussen. Verstärkt wird dieser Vorgang durch eine Übersäuerung, die auf Seite 283 beschrieben wird.

Trinkempfehlung für den Tag

INFO

Täglich zwei bis drei Liter (30 bis 35 Milligramm pro Kilo Körpergewicht) über den Tag verteilt in kleineren Mengen trinken. Der Flüssigkeitsbedarf hängt jedoch von verschiedenen Faktoren wie Geschlecht und körperlicher Aktivität ab und kann sich durch zum Beispiel starkes Schwitzen noch weiter auf bis zu 4,5 Liter erhöhen. Die Deutsche Gesellschaft für Ernährung empfiehlt als Faustregel eine Gesamtwasserzufuhr (über Getränke und feste Nahrung) von einem Milliliter pro Kilokalorie Energieumsatz. Hören Sie auf Ihren Körper – spätestens das Durstgefühl zeigt rechtzeitig an, wann der Körper Flüssigkeit braucht. Um den Organismus nicht weiter durch Säuren oder Zucker zu belasten, sind stilles Quellwasser in Zimmertemperatur oder basische Kräutertees besonders geeignet.

Proteine – die Allrounder

Proteine in unterschiedlicher Form sind an zahlreichen, verschiedensten Funktionen im Körper beteiligt. Ein Drittel der Proteinmasse von Wirbeltieren, wozu der Mensch zählt, macht das Strukturprotein Kollagen aus und ist damit deren häufigstes Eiweiß. Wie in Kapitel »Wissenswerte Hintergrundinformationen« beschrieben, besteht auch Fasziengewebe zum Großteil aus Kollagen. Proteine sind generell aus verschiedenen Aminosäuren zusammengesetzt. Hier ist wichtig zu wissen, dass Protein nicht gleich Protein ist. Es kommt nämlich – wie so oft – nicht vorrangig auf die Menge an, sondern vielmehr darauf, wie viel unser Körper von der zugeführten Nahrung effektiv verwerten kann. Daher unterscheidet man hier auch nochmal die hochwertigen Proteine oder Aminosäuren. Zu den für das Muskel-

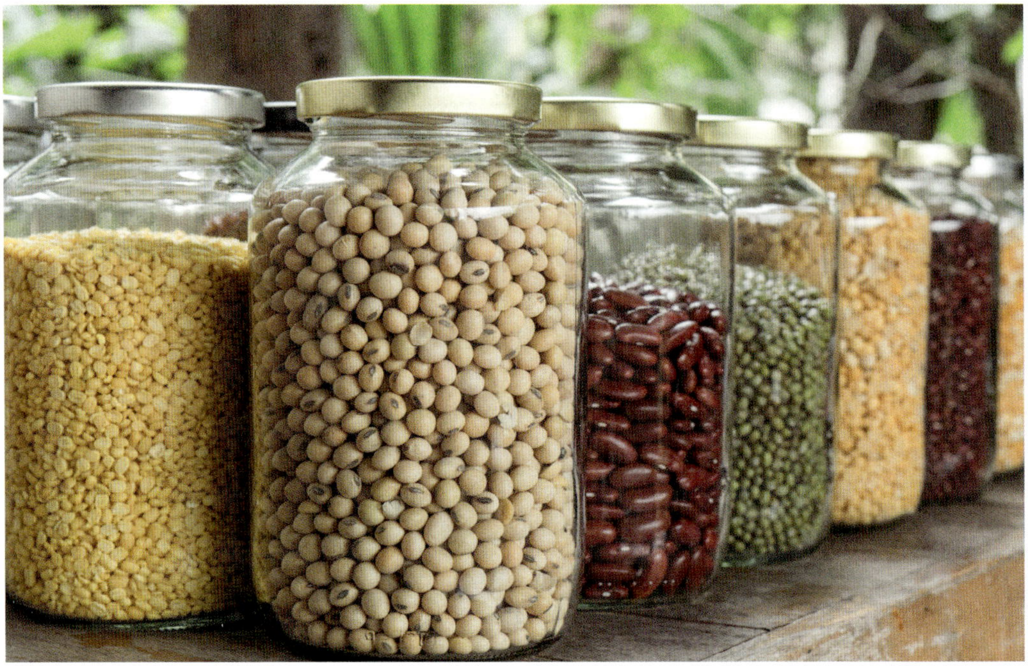

Mit einer guten Kombination verschiedener Pflanzenproteine ist es möglich, den Bedarf an Aminosäuren zu decken.

Faszien-Gewebe wichtigen Aminosäuren zählen Arginin, Glycin, Prolin, Lysin, Cystein und Methionin.

Für die Ernährungspraxis lässt sich sagen, dass alle tierischen Eiweiße wie beispielsweise in Fisch, Fleisch oder Eiern bei artgerechter Weidehaltung und biologischer Fütterung hochwertig sind. Allerdings enthalten die meisten tierischen Produkte – mit Ausnahme von Fisch aus Wildfang – wiederum »schlechte« Fette, die gesättigten Fettsäuren. Daher ist es gesundheitlich förderlich, diese ausschließlich in guter Qualität und vor allem maximal ein- bis zweimal wöchentlich auf den Speiseplan zu nehmen. Im Vergleich zu Kuhmilch können Produkte aus Ziegen- oder Schafsmilch aufgrund ihrer Proteinzusammensetzung meist nicht nur besser verwertet werden, sondern sind üblicherweise auch besser verträglich und weniger entzündungsfördernd. Wenn viele unterschiedliche Gemüsesorten die Ernährungsbasis bilden, haben Sie eine optimale Proteinversorgung – zwar enthalten die Gemüsesorten teilweise weniger hochwertige Aminosäuren, dafür sind sie jedoch leichter verdaulich. Einen besonders hohen pflanzlichen Proteingehalt haben die Hülsenfrüchte Bohnen, Linsen und Kichererbsen.

Der Getreidekleber Gluten

INFO

Einige wenige Worte seien hier auch zu dem Getreidekleber Gluten gesagt, der nicht zu verwechseln ist mit dem Geschmacksverstärker Glutamat in vielen Fertigprodukten. Gluten ist ein Eiweiß, das in so gut wie allen üblichen Getreidesorten wie Weizen, Roggen, Gerste, Dinkel, Hafer sowie deren Erzeugnissen vorkommt. Durch den bei uns üblichen übermäßigen Verzehr von Mehlwaren, kann Gluten mit der Zeit zu Resorptionsstörungen und entzündlichen Schäden der Darmschleimhaut führen. Wird die Darmschleimhaut dadurch löchrig – der sogenannte »Leaky Gut« – so gelangen Nahrungsmittelreste und Stoffe ins Blut, die dort nicht hingehören. Mögliche Folgen sind außer Verdauungsirritationen, Mangel wichtiger Vitalstoffe und Autoimmunerkrankungen auch myofasziale Schmerzen. Über verschiedene Schritte kommt es durch Übersäuerung, Mikroentzündungen und Ablagerung von Giftstoffkomplexen zu Verklebungen im Fasziengewebe (siehe auch Säure-Basen-Haushalt Seite 283). Der Darm ist und bleibt eben das Zentrum unserer Gesundheit. Glutenfreie Getreidearten werden auf Seite 283 genannt. Diese können die gängigen überzüchteten Getreidesorten in Ihrem Speise-, Koch- und Backplan ersetzen.

Kohlenhydrate – Energiespender Nummer eins

Kohlenhydrate sind jegliche Arten von Zucker und sind in fast jedem Nahrungsmittel enthalten. Neben schnell verfügbarer Energie liefern Kohlenhydrate nach ihrer Verstoffwechselung im Körper aber auch die Bausteine, die unsere Faszie benötigt, um Wasser zu binden und damit für die Gleitfähigkeit zu sorgen. Zudem verhindern Kohlenhydrate in Verbindung mit Proteinen einen Abbau des Kollagens und wirken Entzündungen entgegen.

Brot und anderes Gebäck, Müsli, Nudeln, Kartoffeln, Reis und Zucker in all seinen Formen – das sind wohl die typischen Kohlenhydratlieferanten, die auf deutschen Esstischen landen. Aber Vorsicht, wie beim Eiweiß kommt es auch bei den Kohlenhydraten auf die richtige Zusammensetzung und damit die Verwertbarkeit in unserem Körper an. Meist essen wir so genannte einfache und kurzkettige Zucker, die schnell ins Blut gehen und dem Körper über ungesunde Blutzuckerspitzen nur kurzfristig Energie liefern. Zum einen hält das Sättigungsgefühl nicht lange an, nach kurzer Zeit meldet sich der Heißhunger wieder. Experten sprechen sogar von einem ernst zu nehmenden Suchtmittel, da die gleichen Gehirnregionen stimuliert werden wie beispielsweise bei Kokain. Zum anderen entwickelt sich so über die

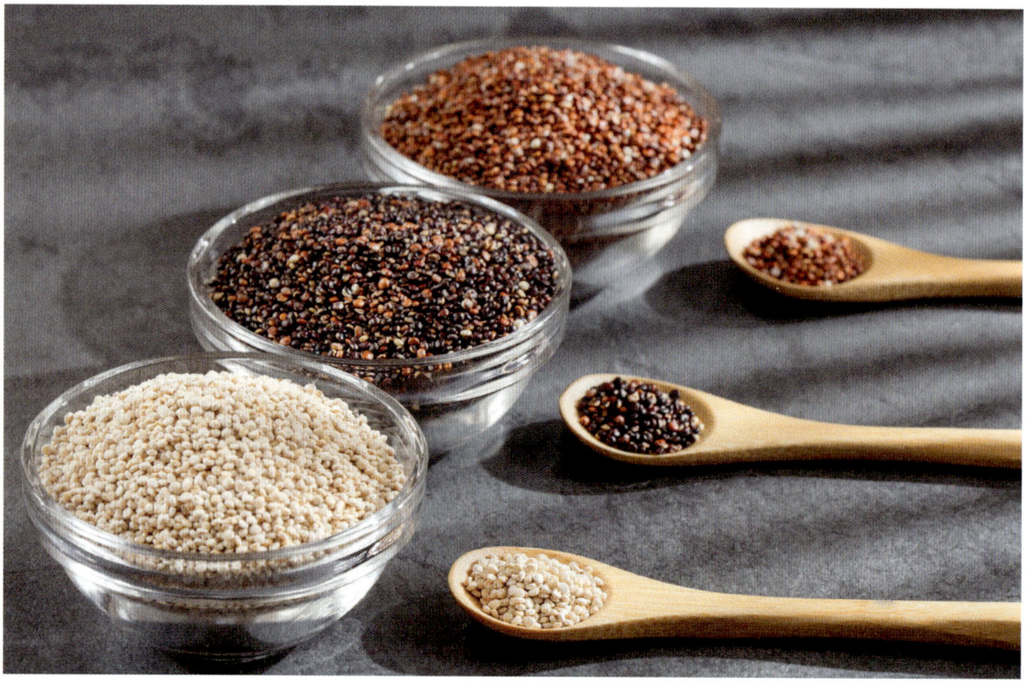

Sogenannte Pseudogetreide enthalten außer Kohlenhydraten meist auch Proteine und Mineralstoffe.

Zeit eine Insulinresistenz – das ist die Vorstufe zum Diabetes –, durch die die Kohlenhydrate dann auch nicht mehr in der Zelle ankommen, um Energie zu liefern. Der Zucker verbrennt sozusagen im Zwischenzellraum und kann hier zu Übersäuerung, Entzündungen und Verklebungen führen.

Wesentlich gesünder sind die so genannten langkettigen beziehungsweise komplexen Kohlenhydrate, die aus vielen verzweigten Zuckermolekülen zusammengesetzt sind. Für diese braucht unser Körper mehr Zeit, um sie nach und nach in verwertbare Bausteine zu zerlegen. Dadurch kommt es zu einer gesunden, kontinuierlichen und nachhaltigen Bereitstellung der Zuckermoleküle, die auch effektiv zur Energiebereitstellung für eine funktionale Muskel-Faszien-Arbeit genutzt werden können.

Generell kann man sagen, dass industriell gefertigte, also verarbeitete Produkte ungesunde Kohlenhydrate enthalten. Achtung, Zucker ist häufig »versteckt« und das Produkt muss nicht zwangsläufig süß schmecken wie die Beispiele Wurst und Ketchup zeigen. Der Zuckeranteil kann aber durch die Deklarierung der Inhaltsstoffe auf den Etiketten entlarvt werden. Zum Wohle Ihrer Faszien reduzieren Sie weißmehl- und zuckerhaltige Produkte. Greifen Sie dafür öfter zu verzweigten Kohlenhydraten wie den glutenfreien Pseudogetreiden Quinoa, Hirse, Buchweizen, Amaranth und Naturreis. Ebenso zu empfehlen sind die ballaststoffreichen Wurzelgemüse oder Kichererbsen, die zusätzlich Vitalstoffe wie Vitamine, Mineralstoffe und Spurenelemente enthalten, was die Zuckermoleküle besser verwertbar macht.

Auch zu viel konzentrierter Fruchtzucker, die Fruktose, ist nicht gesund – nur weil er vermeintlich aus der Natur stammt, nehmen viele das an. Vor allem gezüchtete Obstsorten enthalten große Mengen Fruchtzucker und sollten besser durch fruktosearme Wildfrüchte wie Heidelbeeren, Himbeeren und Brombeeren ersetzt werden. Ebenso verhält es sich mit der Laktose, dem Milchzucker. Er führt häufig zu Unverträglichkeiten wie Blähungen. Als direkter Zuckerersatz kann zum Beispiel Kokosblütenzucker, Xylit, Stevia oder auch Galaktose verwendet werden, die alle nur eine geringe oder gar keine Insulinausschüttung nach sich ziehen. Verwenden Sie jedoch keinen braunen Rohrzucker, keinen Agavendicksaft und erst recht keinen Süßstoff wie Aspartam. Dies sind alles »Mogelpackungen«.

Säure-Basen-Haushalt – das Gleichgewicht macht's

Unser Körper braucht, je nach Bereich, eine eher saure oder eher basische Umgebung, um optimal zu funktionieren. Muskeln und Faszien gehören zu den Geweben des Körpers, die ein nur leicht saures bis basisches Milieu benötigen. Durch zu viel sauer wirkende Lebensmittel kann es zur Übersäuerung dieser Gewebe kommen. Unser Körper wirkt dem mit einem ausgleichenden Mechanismus entgegen, indem er die Säuren mit basisch wirkenden Mineralstoffen wie beispielsweise Magnesium und Kalzium neutralisiert. Die Endprodukte sind »Schlacken«, die bei andauernder Übersäuerung aber nicht mehr über die Entgiftungsorgane ausgeschieden werden können, es sind dann einfach zu große Mengen vorhanden. Diese sammeln sich unter anderem im Muskel-Faszien-Gewebe an, »verkleben« dieses und sind somit häufige Gründe für Funktionseinschränkungen. Häufiges, intensives Training im anaeroben Bereich kann durch die Entwicklung von Milchsäure den Zustand noch verschärfen. Wissenschaftler nehmen zudem an, dass die Faszie unmittelbar durch die saure Umgebung ihre Wasserbindungsfähigkeit verliert – und damit ihre Elastizität.

Durch die heutzutage saison- und regionsunabhängige Verfügbarkeit fast aller Nahrungsmittel nehmen wir deutlich mehr säurebildende als basenspendende Lebensmittel sowie zu wenig Mineralstoffe zu uns – unsere schnelle Lebensweise tut ihr Übriges. Bei ungenügender Zufuhr von Mineralstoffen holt sich der Körper diese aus anderen Geweben, was zu Mangelerscheinungen führen kann. Zudem verstärkt eine Übersäuerung häufig latent ablaufende Entzündungsprozesse, die ihrerseits ein saures Milieu erzeugen. So kann eine chronische Übersäuerung im Laufe der Zeit zu weiteren chronischen Erkrankungen wie beispielsweise Osteoporose, Krämpfen und Schmerzzuständen führen. Nicht alle säurebildenden Nahrungsmittel sind generell ungesund und schlecht. Neben den ungesunden gibt es auch gesunde Säurebildner, die zum einen weniger stark sauer wirken und zum anderen zusätzlich ausgleichende gesunde Wirkungen haben. Wie immer kommt es eben auf die Menge sowie die anderen Nahrungsbestandteile an. Als Faustformel gilt: Reduzieren Sie ungesunde sauer wirkende Lebensmittel und ersetzen beziehungsweise kombinieren Sie diese möglichst mit basisch wirkenden, die neutralisierend sind und für das nötige Gleichgewicht sorgen.

Vom Ernährungswissenschaftler und Nobelpreisträger Ragnar Berg wurde bereits um 1900 ein Verhältnis von sauer zu basisch wirkenden Lebensmitteln von 20 zu 80 empfohlen. Heutzutage sieht das Verhältnis eher umgekehrt aus. Doch wie erkennt man nun die passenden Lebensmittel? Denn wenn ein Nahrungsmittel sauer schmeckt, sagt dies erstmal nichts darüber aus, ob es nach Verstoffwechslung im Körper sauer oder basisch wirkt. In folgender Tabelle sind zur Orientierung einige Lebensmittelgruppen der verschiedenen Kategorien aufgeführt.

Lebensmittel und ihre Wirkung im Körper	
Basisch wirkend	Die meisten Salate, Gemüse, Kräuter, Obstsorten wie beispielsweise Beeren, Aprikose, Ananas, Honigmelone und stilles Mineralwasser, Kräutertee
Säurebildend, aber gesund wirkend	Glutenfreie/-arme Getreidesorten (z. B. Reis, Hirse, Buchweizen, Amaranth, Quinoa, Mais), biologische tierische Produkte aus Weidehaltung, Hülsenfrüchte (v. a. Bohnen, Linsen, Kichererbsen), Nüsse
Ungesund, stark sauer wirkend	Stark verarbeitete und zuckerhaltige Lebensmittel, Softdrinks, glutenhaltige Getreideerzeugnisse, Milchprodukte, tierische Lebensmittel aus konventioneller Landwirtschaft, Alkohol, kohlensäurehaltige Getränke

Mikronährstoffe – kleine Menge, große Wirkung

An all den ständig ablaufenden Stoffwechselprozessen in unserem Körper sind neben den oben genannten Hauptakteuren viele kleine Helfer im Fasziengewebe beteiligt. Daher kann ein Mangel an bestimmten Mineralstoffen, Vitaminen, Spurenelementen oder Enzymen auch die myofasziale Funktion beeinflussen. Die meisten Mikronährstoffe müssen dem Körper über die Ernährung von außen zugeführt werden, da er sie nicht selbst herstellen kann. Faktoren wie zum Beispiel Stress, körperliches Training, Ernährungsgewohnheiten oder Medikamente (u. a. Schmerzmittel) können den Bedarf an Mikronährstoffen erhöhen oder deren Resorption im Darm einschränken – beides führt zu Strukturveränderungen und Funktionsstörungen des Muskel-Faszien-Gewebes.

Mineralstoffe

Wie unter Säure-Basen-Haushalt auf Seite 283 beschrieben, dienen Mineralstoffe, besonders Magnesium, Calcium, Kalium und Natrium zur Neutralisierung saurer Stoffwechselprodukte. Durch die zusätzliche Funktion der Regulierung des Wasser-Elektrolyt-Haushalts bleibt die Faszie frei von »Schlacken« und behält ihre Geschmeidigkeit. Calcium stärkt weiterhin die faszialen Gerüsteiweiße Kollagen und Elastin für eine optimale Zugfestigkeit bei gleichzeitiger Elastizität. Ein Mangel an Magnesium und Calcium führt über eine Steigerung der neuromuskulären Erregbarkeit zusätzlich zu Krampfneigung.

Vitamine

Vitamine haben je nach Gruppe die unterschiedlichsten lebenswichtigen Aufgaben. Einige Vitamine ermöglichen erst die Resorption der Mineralstoffe oder unterstützen Stoffwechselprozesse. So ist zum Beispiel Vitamin D notwendig für die Calciumaufnahme und manche B-Vitamine für die Magnesiumaufnahme. Eine ausreichende Versorgung an Vitamin B6 stellt einen optimalen Eiweißstoffwechsel sicher, beispielsweise für »Bauarbeiten« im myofaszialen Gewebe. Vitamin C (Ascorbinsäure) wird bei einem entscheidenden Schritt der Kollagen-Synthese benötigt und unterstützt die Ausbildung von funktionellen Quervernetzungen der kollagenen Fasern der Faszie. Des Weiteren entgiftet es, wie auch Vitamin E und Provitamin A, durch seine antioxidative Wirkung das Gewebe.

Spurenelemente

Wie der Name bereits verrät, ist der Bedarf an Spurenelementen nur gering, deshalb sind diese aber nicht weniger wichtig. Für die Bildung von Kollagen und Elastin, die für optimale Belastbarkeit des Fasziengewebes sorgen, wird Silicium (Kieselsäure) benötigt. Silicium kann zudem bis zum 300-Fachen seines eigenen Gewichtes an Wasser binden und trägt somit zur Gleitfähigkeit der Faszie bei. Gleichzeitig schützt es vor Gewebsgiften, den freien Radikalen. Selen, Zink, Mangan, Kupfer als starke Antioxidantien, unterstützen es bei dieser Entgiftungsarbeit.

Zumindest gewährleistet eine ausgewogene Ernährung, gemäß der in diesem Kapitel aufgezeigten Gesichtspunkte, in aller Regel eine gute Basisversorgung mit den notwendigen Mikronährstoffen. Da in Schmerzsituationen einerseits oft ein Mangel vorliegt und andererseits mehr Mikronährstoffe für den Heilungsprozess verbraucht werden, können hochwertige Nahrungsergänzungsmittel sinnvoll sein.

Abschließende Worte zur funktionellen Faszienernährung

Faszien-Übungen sind nur die halbe Miete! Ihre volle Regenerationsfähigkeit werden Sie entfalten, wenn Sie Ihr Fasziennetz neben den äußeren Reizen auch von innen her durch die richtige Ernährung mit den notwendigen Bausteinen versorgen.

Generell ist zu sagen, dass eine vielfältige, möglichst naturbelassene, pflanzenbasierte Ernährung immer die Basis sein sollte, um das Muskel-Faszien-Gewebe belastbar und gleitfähig zu halten. Die Naturbelassenheit der Nahrungsmittel ist so wichtig, da nur so das notwendige Zusammenwirken der einzelnen Nährstoffe gewährleistet ist. Ergänzt man die oben aufgeführten Empfehlungen noch durch gesunde Fette mit einem optimierten entzündungshemmenden Omega-6/Omega-3-Fettsäurenverhältnis von maximal 4 zu 1 (wie beispielsweise durch Leinsamen, Wildlachs, Walnüsse oder Mikroalgenöl) schafft man die perfekten Voraussetzungen, um sich von seinen Schmerzen zu befreien.

Die heutzutage weit verbreiteten Nahrungsergänzungsmittel können wegen ausgelaugter Böden und der Vielzahl auf uns einwirkender Stressfaktoren besonders bei bestimmten Belastungssituationen eine sinnvolle unterstützende Maßnahme darstellen – zum Beispiel bei Schmerzzuständen und anderen Erkrankungen. Statt blind zu konsumieren, ist in diesen Fällen dennoch eine Defizitanalyse und eine auf deren Ergebnis abgestimmte, kontrollierte und hochwertige Ergänzung unter professioneller Begleitung zu empfehlen.

Viel typischer für unsere heutige Konsumgesellschaft ist jedoch, dass wir eher bestimmte Nahrungsmittel weglassen oder zumindest reduzieren sollten. Das sind zum Beispiel Gluten, entzündungsfördernde Fette oder Zucker in all seinen vielfältigen und meist versteckten Formen. Wie schon bei den SMT-Übungen empfehle ich auch beim Essen, dass Sie in sich hineinspüren und sich fragen, wie Sie sich nach einem bestimmten Nahrungsmittel fühlen. Jeder ist letztendlich doch ein Individuum und reagiert unterschiedlich.

Und wie so oft kommt es nicht nur auf das Was an, sondern auch auf das Wie: Achten Sie auf schonende Zubereitung, kauen Sie gründlich circa 40-mal und nehmen Sie sich einfach mal wieder Zeit für die Mahlzeit. Bon Appetit!

Autorenvita

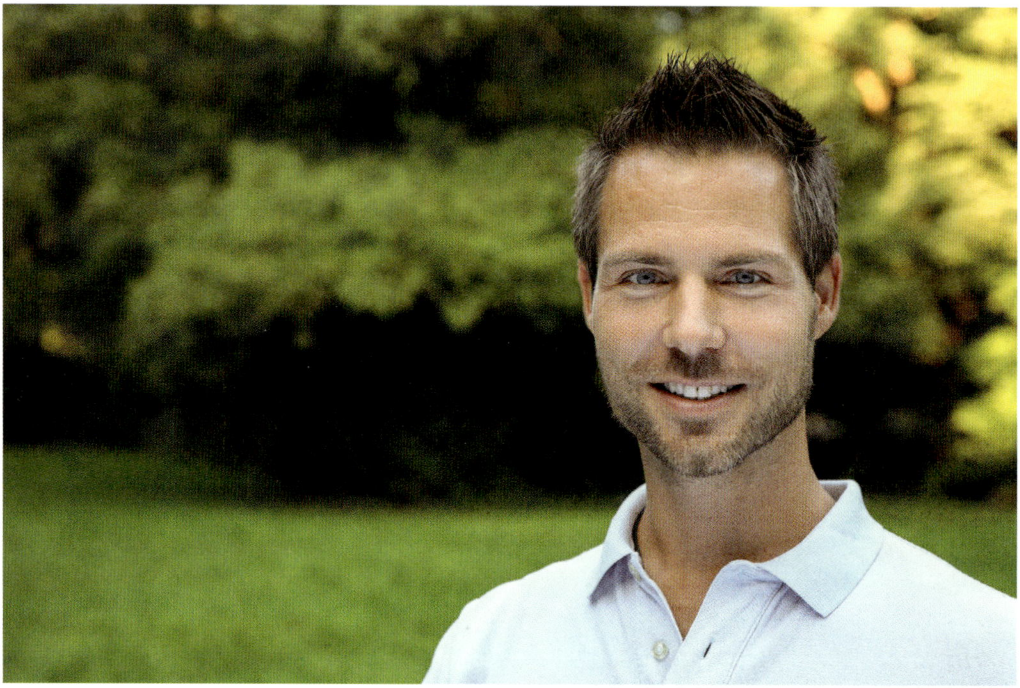

Dr. rer. nat. Torsten Pfitzer ist Heilpraktiker, zertifizierter BLACKROLL®-Mastertrainer und Experte für die ganzheitliche Behandlung von Schmerzen am Bewegungsapparat. In seiner Praxis in München kombiniert er verschiedene Ansätze wie Osteopathie, Myofaszial-Kinematik, Ernährungstherapie und psychoemotionale Kinesiologie. Seine Erfahrungen und sein Wissen gibt er auch in Vorträgen, Workshops und Büchern weiter. Als ehemals selbst Betroffener von chronischen Rückenschmerzen blickt er über den Tellerrand hinaus und sieht es als seine Berufung, seine Patienten auch mit Anleitungen zur Selbstbehandlung ursächlich und nachhaltig von ihren Schmerzen zu befreien. Beim riva Verlag ist von ihm 2018 das Buch *Kiefer gut, alles gut* erschienen, außerdem ist er Mitautor des Ratgebers *Funktionelles Faszientraining mit der BLACKROLL®*.

Dank

Zunächst danke ich von Herzen meinen eifrigen Patienten, Klienten, Lesern sowie den Teilnehmern meiner Workshops und Vorträge. Die spannenden Begegnungen und Inspirationen haben überhaupt erst zu dieser Buchidee geführt sowie diese im Laufe der Zeit immer mehr Form annehmen lassen. Für die Unterstützung der weiteren gesundheitlichen Entwicklung genau solcher Menschen habe ich das Buch geschrieben. Vielen Dank!

Ebenso richtet sich mein besonderer Dank an meine Familie und Freunde, die mich über die Monate des Schreibens begleitet und sich geduldig die Zeit für das Probelesen genommen haben. Vielen Dank für das ehrliche Feedback, die hilfreichen Anregungen und eure Mühe.

Kein geringerer Dank geht an den riva Verlag und die Firma BLACKROLL®, die mir durch ihre Bereitschaft zur Veröffentlichung diesen Ratgeber ermöglicht haben. Danke!

Im gleichen Atemzug möchte ich Birgit Dauenhauer beim riva Verlag für die Projektleitung und Melanie Schölzke für das Lektorat danken. Ohne deren Begleitung, kritische Reflexion und tollen Einsatz wäre das Buch sicherlich nicht so professionell erschienen, wie es nun vor Ihnen liegt.

Zuletzt, jedoch nicht weniger, danke ich meinen Kollegen, die mir die von ihren Kunden an sie herangetragenen Fragen zum Thema SMT-Übungen zur Verfügung gestellt haben.

Herzlichen Dank an alle – ich weiß die Unterstützung sehr zu schätzen!

Weiterführende Informationen

Bücher

Körperbewusstsein und Längenkraft-Übungen aus der Myofaszial-Kinematik:
Hübner, M.: *Die wahren Übungen gegen Bandscheibenvorfälle und andere Muskelschmerzen. Der Weg zu einem schmerzfreien Leben – Myofaszialkinematik*. BoD Verlag, 2012

Grundlagen Faszienwissen, BLACKROLL® Stabilitäts-, Kraft- und SMT-Basisübungen:
Graumann, L., Andrä, T., Pfitzer, T.: *Funktionelles Faszientraining mit der BLACKROLL®*, 10. Auflage, riva Verlag, 2019

Anatomie, Physiologie und insbesondere alle Faszienzugbahnen im Detail erklärt:
Myers, Thomas W.: *Anatomy Trains – Myofasziale Leitbahnen*. 3. Auflage, Urban & Fischer Verlag/Elsevier, 2015

Die Verbindung von Schmerzen am Bewegungsapparat mit dem Kiefer, inklusive zahlreicher Selbsthilfeübungen:
Pfitzer, T.: *Kiefer gut, alles gut. Das Übungsprogramm gegen CMD, die wahre Ursache von Zähneknirschen, Kopfschmerzen, Nackenverspannungen, Tinnitus und Co.* riva Verlag, 2018

Anatomie, Physiologie, Rezeptortypen einfach erklärt und weitere Faszienübungen wie federndes Hüpfen, dynamisches Schwingen, gehaltenes Dehnen:
Schleip, R., Bayer, J.: *Faszienfitness. Vital, elastisch, dynamisch in Alltag und Sport.* Erweiterte und überarbeitete Ausgabe, riva Verlag, 2018

Videos und Websites

Auf meiner Website **www.DrPfitzer.de** finden Sie einige Videos zu ausgewählten SMT-Übungen, zum Beispiel bei Rücken- und Nackenbeschwerden.

Möchten Sie bezüglich gesundheitlicher Themen auf dem aktuellen Stand bleiben, tragen Sie sich gern in den kostenlosen Newsletter ein und erhalten Sie als Dankeschön ein Geschenk **(www.DrPfitzer.de/newsletter)**.

Sie haben auch die Möglichkeit, sich für neueste Informationen mit mir auf Facebook zu verbinden **(www.DrPfitzer.de/facebook)**.

Symptom- und Diagnoseregister

Die folgenden Diagnosen und Beschwerdebilder finden Sie in Kapitel 3 »Schmerzbilder und deren Selbstbehandlung«. Sie sind alphabetisch sortiert.

Übergreifende Diagnosen

Arthrose 67
Bandscheibenvorfall und -vorwölbung 64
Fibromyalgie 69
Hyperostose 69
Lymphabflussstörungen 70
Morbus Bechterew 66
Morbus Sudeck 63
organische Erkrankungen 70
Osteomalazie 68
Osteonekrose verschiedener Formen 67
Osteoporose 68
periphere arterielle Verschlusskrankheit (pAVK) 69
Polymyalgia rheumatica 66
Psychosoziale Ursachen 70
Raynaud-Syndrom 69
Rheumatoide Arthritis 66
Schleimbeutelentzündung 65
Sehnenscheidenentzündung *(Tendovaginitis)* 65
Spinalkanalstenose 65
Stoffwechselstörungen 70
Veneninsuffizienz 70
Venenthrombose 70
Wirbelgleiten 65

Körperbereich Kopf 72

Kopfschmerzen 72
Migräne 72

Körperbereich Kiefer 82

craniomandibuläre Dysfunktion (CMD) 82
Kieferprobleme 82
Zahnschmerzen 83

Körperbereich Nacken 91

Hexenschuss 91
HWS-Syndrom 91
Nackenschmerzen/-verspannungen 91
Schiefhals 92

Körperbereich Schulter 108

Frozen Shoulder 109
Impingement-Syndrom 108
Kalkschulter 108
Schulter-Arm-Syndrom 108
Schulterengpass-Syndrom 108
Schulterschmerzen 108

Körperbereich Arm und Ellenbogen 118

Golferellenbogen *(Epicondylitis humeri ulnaris)* 118
Mausarm 118
Schulter-Arm-Syndrom 119
Tennisarm *(Epicondylitis humeri radialis)* 118
Tennisellenbogen *(Epicondylitis humeri radialis)* 118
Thoracic-outlet-Syndrom 119

Körperbereich Hand und Handgelenk 133
Guyontunnelsyndrom 134
Karpaltunnelsyndrom 134
Morbus Dupuytren 134
Schnellender Finger 133
Wartenberg-Syndrom *(Cheiralgia paraesthetica)* 134

Körperbereich Brustkorb 142
Interkostalneuralgie 142
Syndrom der vorderen Brustwand 143
Tietze-Syndrom 143
Xiphoidalgiesyndrom 143

Körperbereich oberer Rücken 155
Brustwirbelsäulenschmerzen 155
Morbus Scheuermann 155
Schmerzen im Bereich der Brustwirbelsäule 155

Körperbereich unterer Rücken 165
Blockaden in den Iliosakralgelenken 166
Hexenschuss 166
ISG-Blockade 166
Lumbago 166
Lumbalgie 166
Lumboischialgie 166
LWS-Syndrom 166
Rückenschmerzen 165

Körperbereich Gesäß, Hüfte und Leiste 177
Beckenschiefstand 177
Gesäßschmerzen 177
Hüftschmerzen 177
Koxalgie 177
Leistenschmerzen 178
Piriformis-Syndrom 177

Körperbereich Oberschenkel und Knie 191
Ischialgie 192
Jumpers Knee 192
Knieschmerzen 191
Läuferknie 192
Lumboischialgie 192
Oberschenkelschmerzen 192
Patellaspitzen-Syndrom 192
Patellofemoral-Syndrom 192
Piriformis-Syndrom 192
Schmerzen im vorderen und äußeren Oberschenkel 192
Überlastung der Oberschenkelrückseite 192

Körperbereich Unterschenkel und Sprunggelenk 214
Achillessehnenschmerzen 214
Krämpfe der Waden- oder Schienbeinmuskeln 214
Restless-Legs-Syndrom 215
Schmerzen in den Unterschenkeln und Sprunggelenken 214
Schienbeinkanten-Syndrom 214
Shin Splints 215
Sprunggelenksschmerzen 214

Unterschenkelschmerzen 214
Wadenschmerzen 214

Körperbereich Fuß **235**
Fersensporn 237
Fußschmerzen 236
Haglundferse 237
Hallux valgus 237
Morton-Syndrom 237
Plantarfasziitis 236
Tarsaltunnelsyndrom 237

Gesamtüberblick über alle Diagnosen und Beschwerdebilder

A
Achillessehnenschmerzen 214
Arthrose 67

B
Bandscheibenvorfall und -vorwölbung 64
Beckenschiefstand 177
Blockaden in den Iliosakralgelenken 166
Brustwirbelsäulenschmerzen 155

C
craniomandibuläre Dysfunktion (CMD) 82

F
Fersensporn 237
Fibromyalgie 69
Frozen Shoulder 109
Fußschmerzen 236

G
Gesäßschmerzen 177
Golferellenbogen *(Epicondylitis humeri ulnaris)* 118
Guyontunnelsyndrom 134

H
Haglundferse 237
Hallux valgus 237
Hexenschuss 166
Hexenschuss 91
Hüftschmerzen 177
HWS-Syndrom 91
Hyperostose 69

I
Impingement-Syndrom 108
Interkostalneuralgie 142
Ischialgie 192
ISG-Blockade 166

J
Jumpers Knee 192

K
Kalkschulter 108
Karpaltunnelsyndrom 134
Kieferprobleme 82
Knieschmerzen 191
Kopfschmerzen 72
Koxalgie 177
Krämpfe der Waden- oder Schienbeinmuskeln 214

L

Läuferknie 192
Leistenschmerzen 178
Lumbago 166
Lumbalgie 166
Lumboischialgie 166
Lumboischialgie 192
LWS-Syndrom 166
Lymphabflussstörungen 70

M

Mausarm 118
Migräne 72
Morbus Bechterew 66
Morbus Dupuytren 134
Morbus Scheuermann 155
Morbus Sudeck 63
Morton-Syndrom 237

N

Nackenschmerzen/-verspannungen 91

O

Oberschenkelschmerzen 192
organische Erkrankungen 70
Osteomalazie 68
Osteonekrose verschiedener Formen 67
Osteoporose 68

P

Patellaspitzen-Syndrom 192
Patellofemoral-Syndrom 192
periphere arterielle Verschlusskrankheit (pAVK) 69
Piriformis-Syndrom 177
Piriformis-Syndrom 192
Plantarfasziitis 236
Polymyalgia rheumatica 66
Psychosoziale Ursachen 70

R

Raynaud-Syndrom 69
Restless-Legs-Syndrom 215
Rheumatoide Arthritis 66
Rückenschmerzen 165

S

Schiefhals 92
Schienbeinkanten-Syndrom 214
Schleimbeutelentzündung 65
Schmerzen im Bereich der Brustwirbelsäule 155
Schmerzen im vorderen und äußeren Oberschenkel 192
Schmerzen in den Unterschenkeln und Sprunggelenken 214
Schnellender Finger 133
Schulter-Arm-Syndrom 108
Schulter-Arm-Syndrom 119
Schulterengpass-Syndrom 108
Schulterschmerzen 108
Sehnenscheidenentzündung *(Tendovaginitis)* 65
Shin Splints 215
Spinalkanalstenose 65
Sprunggelenksschmerzen 214
Stoffwechselstörungen 70
Syndrom der vorderen Brustwand 143

T

Tarsaltunnelsyndrom 237
Tennisarm *(Epicondylitis humeri radialis)* 118
Tennisellenbogen *(Epicondylitis humeri radialis)* 118
Thoracic-outlet-Syndrom 119
Tietze-Syndrom 143

Ü

Überlastung der Oberschenkelrückseite 192
Unterschenkelschmerzen 214

V

Veneninsuffizienz 70
Venenthrombose 70

W

Wadenschmerzen 214
Wartenberg-Syndrom *(Cheiralgia paraesthetica)* 134
Wirbelgleiten 65

X

Xiphoidalgiesyndrom 143

Z

Zahnschmerzen 83

Übungsregister

A

Armbeugemuskel verdrehen 124 f., 258

B

Beckenboden ausrollen 186, 260
Beinanzieherursprünge und Hüftbeugeransatz lösen 189, 260
Brustbein aufdehnen 150, 259
Brustbein ausrollen am Boden 147
Brustbein ausrollen 146, 259
Brustbein lösen 148 f., 259
Brustmuskel ausrollen 93 f., 258 f.
Brustmuskel verdrehen 95, 258
Brustwirbelsäule mobilisieren 163, 259 f.

E

Ellenbogen mobilisieren 121, 259

F

Finger aufweiten 138, 258
Fußrücken und Fußsohle gleichzeitig ausrollen 246, 260 f.
Fußsohle ausrollen 239 f., 260 f.
Fußsohle ausstreichen 243, 260 f.
Fußsohle und Zehen aufweiten 244, 260 f.
Fußsohle verdrehen 242, 260 f.

G

gerade Bauchmuskeln lösen 169 f., 259
Gesäßmuskeln ausrollen 179 ff., 259 f.
Gesäßmuskeln verdrehen 183, 259 f.

H

Halswender ausstreichen 98, 258
Halswender verdrehen 96 f., 258
Handballen aufweiten 139, 259
Handfläche ausrollen 136, 258
Handfläche verdrehen 137, 258
Handrücken und Handfläche gleichzeitig ausrollen 140, 259
hintere Oberschenkelursprünge lösen 203, 260 f.
hinteren Oberarm ausrollen 122 f., 259
Hinterkopf ausrollen 75, 258
Hüftbeuger und seitliche Bauchmuskeln lösen 167 f., 259

I

inneren Schulterblattmuskel lösen 113, 258

K

kleinen Brustmuskel lösen 114, 258
Kopfhaut stimulieren 73, 258
Kopf-Nacken-Übergang ausrollen 79, 258
Kreuzbein behandeln 184 f., 260

N

Nacken ausrollen 99, 258
Nacken mobilisieren 105 f., 258 f.
Nackenmuskeln ausstreichen 101, 258
Nackenmuskeln verdrehen 100, 258

O

obere Flanke ausrollen 111 f., 258
oberen Rücken ausrollen 156 f., 259
Oberschenkelaußenseite ausrollen 208 ff., 211, 259
Oberschenkelhinterseite ausrollen 200 ff., 260 f.
Oberschenkelinnenseite ausrollen 204 ff., 261
Oberschenkelinnenseite verdrehen 207, 261
Oberschenkelvorderseite verdrehen 197, 259
Oberschenkelvorderseiten ausrollen 194 ff., 259

R

Rippenköpfchen mobilisieren 162, 259 f.

S

Schläfenmuskel ausrollen 76, 258
Schläfenmuskel ausstreichen 78, 258
Schläfenmuskel verdrehen 77, 258
Schmerzpunkte im Gesäß lösen 182, 260
Schmerzpunkte im oberen Rücken lösen 158 f., 259 f.
Schmerzpunkte im unteren Rücken lösen 173, 259 f.
Schmerzpunkte in der Fußsohle lösen 241, 260 f.
Schmerzpunkte in der Unterschenkelaußenseite lösen 230, 260
Schmerzpunkte in der Unterschenkelhinterseite lösen 219 f., 261
Schmerzpunkte in der Unterschenkelvorderseite lösen 225
Schmerzpunkte um die Kniekehle lösen 221, 259, 261
Schulterblätter mobilisieren 160 f., 259 f.
Schultergürtel mobilisieren 115 f., 259
seitliche Halsmuskeln ausstreichen 88, 258
seitliche Halsmuskeln verdrehen 87, 258
seitliche Schulter ausrollen 110
seitlichen Brustkorb ausrollen 144 f., 258
seitlichen Oberarm ausrollen 120, 259
starken Kaumuskel ausrollen 84, 258
starken Kaumuskel ausstreichen 86, 258
starken Kaumuskel verdrehen 85, 258
Stirn und Oberkopf ausrollen 74, 258

T

tiefe Beckenbodenmuskeln regulieren 187 f., 260
Trapezmuskel von hinten ausrollen 102, 258
Trapezmuskel von oben ausrollen 103 f., 258

U

Unterarmmuskeln ausrollen am Boden 127
Unterarmmuskeln ausrollen 126
Unterarmmuskeln ausstreichen 130 f.
Unterarmmuskeln verdrehen 128 f.
untere Rückenmuskeln verdrehen 174, 259 f.
unteren Rücken ausrollen 171 f., 259
Unterschenkelaußenseite ausrollen 227 f., 260
Unterschenkelaußenseite verdrehen 229, 260

Unterschenkelhinterseite
ausrollen 216 ff., 260 f.
Unterschenkelhinterseite
verdrehen 222, 260 f.
Unterschenkelinnenseite
ausrollen 231 f., 261
Unterschenkelvorderseite
ausrollen 223 f., 259
Unterschenkelvorderseite
verdrehen 226, 259

V

vordere Oberschenkelursprünge
lösen 198 f., 259

Z

Zehen- und Fußrücken ausrollen 245, 260
Zwerchfell und Bauchmuskel-
ursprünge lösen 152 f., 258 f.
Zwischenrippenmuskeln
ausrollen 151, 258 f.

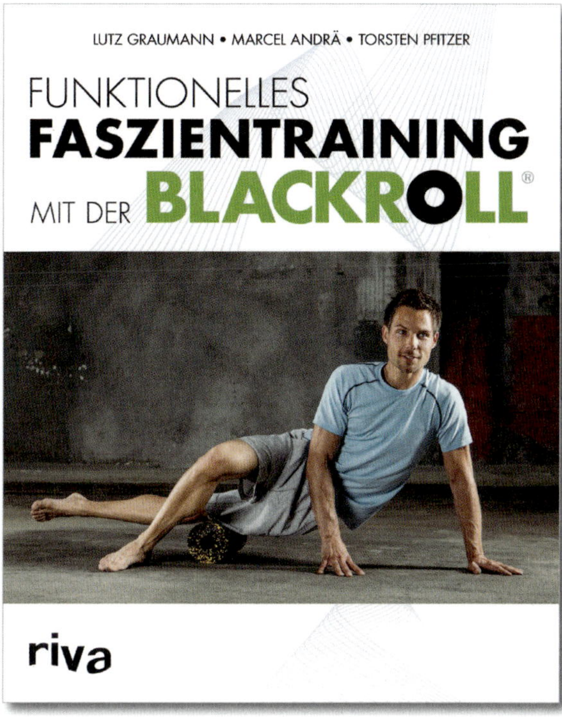

Auch als **E-Book** erhältlich

160 Seiten
14,99 € (D) | 15,90 € (A)
ISBN 978-3-86883-694-3

Torsten Pfitzer
Marcel Andrä
Lutz Graumann

Funktionelles Faszientraining mit der BLACKROLL®

Die BLACKROLL® hat im Sport und in der Physiotherapie eine enorme Bedeutung erlangt. Bei Verspannungen und Schmerzen kann sie kleine Wunder bewirken. Verkürzte oder verklebte Faszien werden durch Selbstmassagen mit der Rolle wieder lang und geschmeidig, verloren gegangene Beweglichkeit kehrt zurück und chronische Schmerzen verschwinden. Doch die Faszien lassen sich ähnlich wie Muskeln auch trainieren, um bessere sportliche Leistungen zu erzielen und Verletzungen zu vermeiden. Dieser farbig bebilderte Ratgeber verbindet funktionelles Training und Faszienfitness mit dem Ziel, den Körper ideal auf Belastungen vorzubereiten und langfristig gesund zu erhalten. Drei Faszienexperten mit Erfahrung in der Schmerzbehandlung und Sportmedizin erklären, wie man die BLACKROLL® optimal zur Faszienpflege einsetzt.

riva

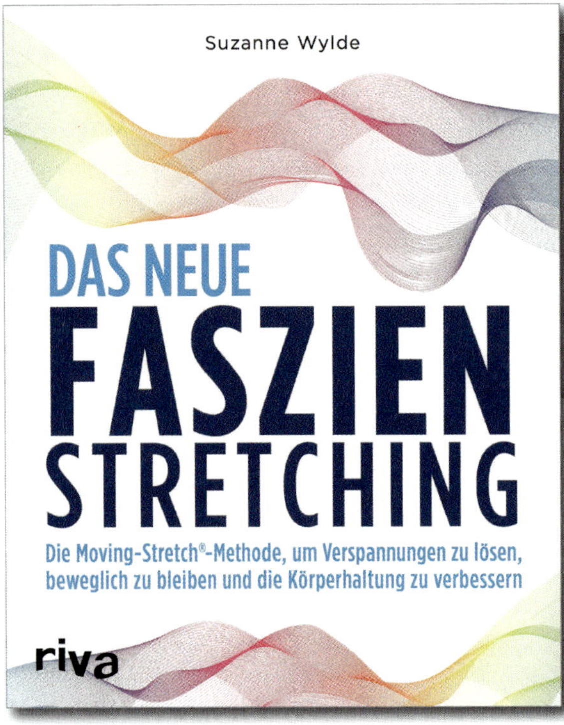

Auch als **E-Book** erhältlich

304 Seiten
19,99 € (D) | 20,60 € (A)
ISBN 978-3-7423-0258-8

Suzanne Wylde

Das neue Faszien-Stretching

Die Moving-Strech-Methode, um Verspannungen zu lösen, beweglich zu bleiben und die Körperhaltung zu verbessern

Dieses Buch stellt die effektive Moving-Stretch®-Methode vor, die Dehnung mit Kräftigung verbindet und die Faszien lockert, Verspannungen löst, Schmerzen lindert und die Beweglichkeit erhöht. Regelmäßige kurze Trainingseinheiten von nur 10 bis 20 Minuten täglich führen zu einer aufrechteren Körperhaltung, mehr Energie und einem besseren Wohlbefinden. Die insgesamt 95 Übungen sind durchgängig bebildert und nach Körperbereichen sortiert, sodass sich jeder sein eigenes Workout zusammenstellen kann. Zusätzlich zu den Übungen bietet Suzanne Wylde acht Programme für unterschiedliche Zielsetzungen, etwa um die Schreibtischarbeit auszugleichen, die Leistungsfähigkeit im Sport zu steigern oder gezielt die Rückengesundheit zu verbessern.

riva